医学护理技术与护理常规

主 编 魏晓莉 张元芬 杨 芳 等

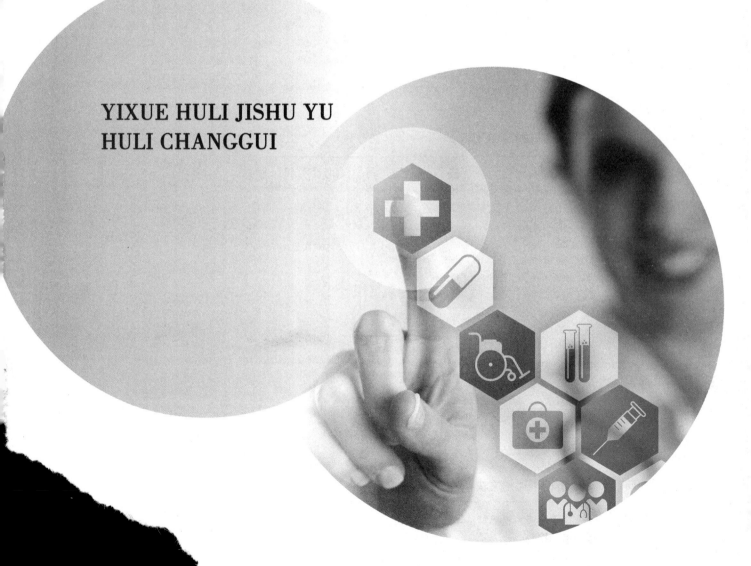

YIXUE HULI JISHU YU
HULI CHANGGUI

吉林出版集团
吉林科学技术出版社

图书在版编目（CIP）数据

医学护理技术与护理常规 / 魏晓莉等主编. -- 长春:
吉林科学技术出版社, 2018.6
ISBN 978-7-5578-4457-8

Ⅰ. ①医… Ⅱ. ①魏… Ⅲ. ①护理学 Ⅳ. ①R47

中国版本图书馆CIP数据核字(2018)第103173号

医学护理技术与护理常规

主　　编	魏晓莉　张元芬　杨　芳　张丹丹　吴书芹　符　娟
副 主 编	吴　璇　朱薇薇　余昌娥　杜　泓
	张建霞　王庆林　李珍莲　杨后华
出 版 人	李　梁
责任编辑	赵　兵　张　卓
装帧设计	雅卓图书
开　　本	880mm×1230mm　1/16
字　　数	442千字
印　　张	14
版　　次	2018年6月第1版
印　　次	2018年6月第1次印刷
出　　版	吉林出版集团
	吉林科学技术出版社
地　　址	长春市人民大街4646号
邮　　编	130021
编辑部电话	0431-85635185
网　　址	www.jlstp.net
印　　刷	济南大地图文快印有限公司
书　　号	ISBN 978-7-5578-4457-8
定　　价	88.00元

前　言

　　随着社会经济、文化提高，人民生活水平改善，人们对护理质量的要求越来越高。为更好地为患者提供高质量护理，缓解医患关系，减轻患者经济负担，提高患者生活质量，本书作者参考大量国内外文献资料，结合国内临床实际情况，编写了本书。

　　本书首先详细介绍了常规护理新技术；然后分别重点介绍了临床各系统常见疾病的护理，包括呼吸系统疾病的护理、循环系统疾病的护理、消化系统疾病的护理、泌尿系统疾病的护理、内分泌与代谢系统疾病的护理、血液系统疾病的护理、神经系统疾病的护理等内容。本书作者均具有丰富的临床经验和深厚的理论功底，希望本书能为广大护理医务工作者处理相关问题提供参考，也可作为医学院校学生学习之用。

　　在编写过程中，由于时间和篇幅有限，难免存在疏漏和不足之处，望广大读者提出宝贵的意见和建议，以便日臻完善，谢谢。

编　者

2018 年 6 月

目　录

第一章　常规护理新技术…………………………………………………………… 1
　　第一节　新型采血法………………………………………………………………… 1
　　第二节　注射新方法………………………………………………………………… 4
　　第三节　输血新技术………………………………………………………………… 9
　　第四节　吸引法……………………………………………………………………… 10
　　第五节　吸痰术……………………………………………………………………… 12
　　第六节　鼻胃管技术………………………………………………………………… 13
　　第七节　洗胃术……………………………………………………………………… 14
　　第八节　清洁肠道新方法…………………………………………………………… 17
　　第九节　导尿术……………………………………………………………………… 18
　　第十节　排尿异常护理新技术……………………………………………………… 21
第二章　呼吸系统疾病的护理……………………………………………………… 24
　　第一节　呼吸内科专科诊疗技术与护理…………………………………………… 24
　　第二节　呼吸内科常见症状的护理………………………………………………… 33
　　第三节　慢性支气管炎……………………………………………………………… 38
　　第四节　支气管哮喘………………………………………………………………… 41
　　第五节　支气管扩张………………………………………………………………… 45
　　第六节　肺炎………………………………………………………………………… 47
　　第七节　肺脓肿……………………………………………………………………… 51
第三章　循环系统疾病的护理……………………………………………………… 54
　　第一节　心内科专科诊疗技术与护理……………………………………………… 54
　　第二节　心内科常见症状的护理…………………………………………………… 58
　　第三节　心力衰竭…………………………………………………………………… 63
　　第四节　高血压……………………………………………………………………… 71
　　第五节　心绞痛……………………………………………………………………… 80
　　第六节　心肌梗死…………………………………………………………………… 85
　　第七节　感染性心内膜炎…………………………………………………………… 91
第四章　消化系统疾病的护理……………………………………………………… 97
　　第一节　消化系统常见症状的护理………………………………………………… 97
　　第二节　急性胃炎…………………………………………………………………… 102
　　第三节　慢性胃炎…………………………………………………………………… 105
　　第四节　上消化道大出血…………………………………………………………… 108
　　第五节　假膜性肠炎………………………………………………………………… 115
　　第六节　病毒性肝炎………………………………………………………………… 118
　　第七节　肝硬化……………………………………………………………………… 122

第八节　肝性脑病 ……………………………………………………………………… 128

第五章　泌尿系统疾病的护理 …………………………………………………… 132

　　第一节　急性肾小球肾炎 ………………………………………………………… 132

　　第二节　急进性肾小球肾炎 ……………………………………………………… 136

　　第三节　慢性肾小球肾炎 ………………………………………………………… 138

　　第四节　IgA 肾病 …………………………………………………………………… 141

　　第五节　尿毒症 …………………………………………………………………… 143

　　第六节　尿路感染 ………………………………………………………………… 147

第六章　内分泌与代谢系统疾病的护理 ………………………………………… 150

　　第一节　内分泌代谢性疾病常见症状的护理 …………………………………… 150

　　第二节　甲状腺功能亢进症 ……………………………………………………… 153

　　第三节　甲状腺功能减退症 ……………………………………………………… 157

　　第四节　亚急性甲状腺炎 ………………………………………………………… 160

　　第五节　原发性醛固酮增多症 …………………………………………………… 162

　　第六节　糖尿病 …………………………………………………………………… 165

　　第七节　糖尿病酮症酸中毒 ……………………………………………………… 166

　　第八节　腺垂体功能减退症 ……………………………………………………… 169

　　第九节　生长激素缺乏症 ………………………………………………………… 172

第七章　血液系统疾病的护理 …………………………………………………… 175

　　第一节　多发性骨髓瘤 …………………………………………………………… 175

　　第二节　再生障碍性贫血 ………………………………………………………… 178

　　第三节　急性白血病 ……………………………………………………………… 179

　　第四节　恶性组织细胞病 ………………………………………………………… 180

　　第五节　全血及血液成分输注 …………………………………………………… 183

　　第六节　造血干细胞移植 ………………………………………………………… 187

　　第七节　血液科疾病健康指导 …………………………………………………… 193

第八章　神经系统疾病的护理 …………………………………………………… 204

　　第一节　偏头痛 …………………………………………………………………… 204

　　第二节　帕金森病 ………………………………………………………………… 205

　　第三节　血管性痴呆 ……………………………………………………………… 209

　　第四节　重症肌无力 ……………………………………………………………… 212

第九章　感染性皮肤病护理 ……………………………………………………… 215

　　第一节　带状疱疹 ………………………………………………………………… 215

　　第二节　传染性软疣 ……………………………………………………………… 218

　　第三节　手足口病 ………………………………………………………………… 219

　　第四节　风疹 ……………………………………………………………………… 221

参考文献 …………………………………………………………………………… 223

第一章

常规护理新技术

第一节 新型采血法

一、一次性定量自动静脉采血器采血法

一次性定量自动静脉采血器，用于护理和医疗检测工作，与注射器采血相比较，可预防交叉感染，特别是有各种已配好试剂的采血管，这不仅减少了化验和护理人员配剂加药工作量，而且可避免差错发生。

（一）特点

1. 专用性 专供采集静脉血样标本用。血液可直接通过胶管吸入负压贮血管内。血液完全与外界隔离，避免了溶血和交叉感染，提高了检测的准确度。

2. 多功能 已配备各种抗凝剂、促凝剂，分别适用于各种检验工作。改变了长期以来存在的由于检验、护理人员相关知识不协调，导致试剂成分与剂量不规范，影响检测效果的现状。

3. 高效率 一次性定量自动静脉采血器不需人力拉引，不需另配试管、试剂和注射器，可一针多管采取血样标本，还可一针多用，采完血不必拔出针头又可输液，是注射器采血时间的三分之二。从而大大减轻了护理、检验人员的劳动强度和患者的痛苦，也不会因反复抽注造成溶血。

（二）系列采血管

1. 普通采血管 方法与应用如下。

（1）适应检测项目：①血清电解质钾、钠、氯、钙、磷、镁、铁、铜离子测定。②肝功能、肾功能、总蛋白、A/G 比值、蛋白电泳、尿素氮、肌酐、尿酸、血脂、葡萄糖、心肌酶、风湿系列等生化测定。③各种血清学、免疫学等项目测定。如：抗 "O"、RF、ALP、AFP、HCG、ANA、CEA、Ig、T_3、T_4、补体 C3、肥达试验、外斐试验及狼疮细胞检查等。

（2）采集方法：在接通双针头后至采血完毕，将贮血管平置、送检。

2. 3.8% 枸橼酸钠抗凝采血管 方法与应用如下。

（1）适用检测项目：魏氏法血细胞沉降率测定专用。

（2）在接通双针头后至采血完毕，将贮血管轻轻倒摇动 4~5 次，使抗凝剂充分与血液混匀，达到抗凝的目的后送检。

3. 肝素抗凝采血管 方法与应用如下。

（1）适用检测项目：血流变学测定（采血量不少于5ml），红细胞比，微量元素检测。

（2）采集方法：接通双针头后至采血完毕，将采血管轻轻抖动 4~5 次，使抗凝剂充分与血液混匀，达到抗凝的目的后送检。

注意：本采血管不适用作酶类测定。

4. EDTA（乙二胺四乙酸）抗凝采血管 方法与应用如下。

（1）适用检测项目：温氏法血沉及血细胞比容检查、全血或血浆生化分析，纤维蛋白原测定，各

种血细胞计数、分类及形态观察，贫血及溶血，红细胞病理、血红蛋白检查分析。

（2）采集方法：同肝素抗凝采血管。

5. 草酸钠抗凝采血管　方法与应用如下。

（1）适应检测项目：主要用于凝血现象的检查测定。

（2）采集方法：同肝素抗凝采血管。

（三）使用方法

（1）检查真空试管是否密封，观察试管密封胶塞的顶部是否凹平，如果凸出则说明密封不合格，需更换试管。

（2）按常规扎上止血带，局部皮肤消毒。

（3）取出小包装内双针头，持有柄针头，取下针头保护套，刺入静脉。

（4）见到小胶管内有回血时，立即将另端针头（不需取下针头套）刺入贮血管上橡胶塞中心进针处，即自动采血。

（5）待达到采血量时，先拔出静脉上针头，再拔掉橡皮塞上的针头，即采血完毕（如果需多管采血时，不需拔掉静脉上针头，只需将橡胶塞上针头拔出并刺入另一贮血管即可）。

（6）如需抗凝血，需将每支贮血管轻轻倒摇动 4~5 次，使血液与抗凝剂完全混匀后，平置送检。如不需抗凝的血，则不必倒摇动，平置送检即可。

（四）注意事项

（1）包装破损严禁使用。

（2）一次性使用后销毁。

（3）环氧乙烷灭菌，有效期两年。

二、小静脉逆行穿刺采血法

常规静脉取血，进针的方向与血流方向一致，在静脉管腔较大的情况下，取血针的刺入对血流影响不明显。如果穿刺的是小静脉，血流就会被取血穿刺针阻滞，针头部位就没有血流或血流不畅，不容易取出血来。小静脉逆行穿刺采血法的关键是逆行穿刺，也就是针头指向远心端，针头迎着血流穿刺，针体阻止血液回流，恰好使针头部位血流充盈，更有利于取血。

1. 操作方法　如下所述。

（1）选择手腕、手背、足腕、足背或身体其他部位充盈好的小静脉。

（2）常规消毒，可以不扎止血带。

（3）根据取血量选用适宜的一次性注射器和针头。

（4）针头指向远心端，逆行穿刺，针头刺入小静脉管腔 3~5mm，固定针管，轻拉针栓即有血液进入针管。

（5）采足需要血量后，拔出针头，消毒棉球按压穿刺部位。

2. 注意事项　如下所述。

（1）尽可能选择充盈好的小静脉。

（2）可通过按压小静脉两端仔细鉴别血液流向。

（3）注射器不能漏气。

（4）固定针管要牢，拉动针栓要轻，动作不可过大。

（5）本方法特别适用于肥胖者及婴幼儿静脉取血。

三、细小静脉直接滴入采血法

在临床护理中，对一些慢性病患者特别是消耗性疾病的患者进行常规静脉抽血采集血标本时，常因针管漏气、小静脉管腔等原因导致标本溶血，抽血不成功。给护理工作带来很大麻烦。而细小静脉直接滴入采血法，不仅能减轻患者的痛苦，而且还能为临床提供准确的检验数据。

1. 操作方法 如下所述。

（1）选择手指背静脉、足趾背浅静脉、掌侧指间小静脉。

（2）常规消毒：在所选用的细小静脉旁或上方缓慢进针，见回血后立即用胶布将针栓固定，暂不松开止血带。

（3）去掉与针栓相接的注射器，将试管接于针栓下方约 1cm 处，利用止血带的阻力和静脉本身的压力使血液自行缓缓沿试管壁滴入至所需量为止。

（4）为防凝血，可边接边轻轻旋转试管，使抗凝剂和血液充分混匀。

（5）操作完毕，松止血带，迅速拔出针头，用棉签压住穿刺点。

2. 注意事项 如下所述。

（1）选血管时，不要过分拍挤静脉或扎止血带过久，以免造成局部淤血和缺氧，致使血液成分遭破坏而致溶血。

（2）进针深浅度适宜，见回血后不要再进针。

（3）固定头皮针时，动作要轻柔，嘱患者不要活动，以达到滴血通畅。

（4）此方法适用于急慢性白血病、肾病综合征和消化道癌症等患者。

四、新生儿后囟采血法

在临床护理中，给新生儿特别是早产儿抽血采集血标本时，常因血管细小，管腔内血液含量相对较少而造成操作失败，以致延误诊断和抢救时机，后囟采血法是将新生儿或 2~3 个月以内未闭合的后囟作为采集血标本的部位，这种方法操作简便，成功率高，安全可靠。

1. 操作方法 如下所述。

（1）穿刺部位在后囟中央点，此处为窦汇，是头颈部较大的静脉腔隙。

（2）患儿右侧卧位，面向操作者，右耳下方稍垫高，助手固定患儿头及肩部。

（3）将后囟毛发剃净，面积为 5~8cm²，用 2.5% 碘酒消毒皮肤，75% 酒精脱碘。用同样的方法消毒操作者左手示指，并在后囟中央点固定皮肤。

（4）右手持注射器，中指固定针栓，针头斜面向上，手及腕部紧靠患儿头（作为固定支点），针头向患儿口鼻方向由后囟中央点垂直刺入进针约 0.5cm，略有落空感后松开左手，试抽注射器活塞见回血，抽取所需血量后拔针，用消毒干棉签按压 3~5 分钟，不出血即可。

2. 注意事项 如下所述。

（1）严格无菌操作，消毒皮肤范围应广泛，避免细菌进入血液循环及颅内引起感染。

（2）对严重呼吸衰竭，有出血倾向，特别是颅内出血的患儿禁用此方法。

（3）进针时右手及胸部应紧靠患儿头部以固定针头，避免用力过度进针太深而刺伤脑组织。

（4）进针后抽不到回血时，可将针头稍进或稍退，也可将针头退至皮下稍移位后再刺入，切忌针头反复穿刺，以防感染或损伤脑组织。

（5）操作过程中，严密观察患儿的面色、呼吸，如有变化立即停止操作。

五、脐带血采集方法

人类脐带血含有丰富的造血细胞，具有不同于骨髓及外周血的许多特点，这种通常被废弃的血源，可提供相当数量的造血细胞，用于造血细胞移植。脐带血还可提供免疫球蛋白，提高机体免疫力，因而近年来，人脐带血已开始应用于临床并显示出广泛的应用前景。

1. 操作方法 如下所述。

（1）在胎儿着冠前，按无菌操作规程的要求准备好血袋和回输器，同时做好采血的消毒准备。

（2）选择最佳采集时间，在避免胎儿窘迫的前提下，缩短第二产程时间，胎盘剥离之前是理想的采集时机。

（3）胎儿娩出后立即用碘酒、酒精消毒脐轮端以上脐带约 10cm，然后用两把止血钳夹住脐带，其中一把止血钳用钳带圈套好，距脐轮 1cm 处夹住脐带，另一把钳与此相距 2cm，并立即用脐带剪断脐。

（4）迅速选择母体端脐带血管暴起处作为穿刺部位，采血，收集脐带血适量后，再用常规消毒方法严格消毒回输器与血袋连接处，立即封口形成无菌血袋。

（5）采集后留好血交叉标本，立即送检、储存，冷藏温度为 -4℃，保存期 10 天。

2. 注意事项　如下所述。

（1）采集的对象应是各项检验和检查指标均在正常范围的产妇。

（2）凡甲肝、乙肝、丙肝患者，不得采集：羊水 Ⅲ°污染及羊水中有胎粪者，脐带被胎粪污染者不采集。早产、胎盘早剥、前置胎盘、孕妇贫血或娩出呼吸窘迫新生儿的产妇不采集。

（3）脐带血的采集，应选择素质好、责任心强、操作技术熟练的护士专人负责，未经培训者不得上岗。

（4）严格把好使用检查关，脐带血收集后，须由检验科鉴定脐带血型。使用时须与受血者做交叉配血试验，血型相同者方可使用。

（魏晓莉）

第二节　注射新方法

各种药物进行肌内注射时，都可采用乙型注射法。此法简便易行，可减少患者注射时疼痛，特别是可显著减轻其注射后疼痛，尤其适用于需长时间接受肌内注射者。

一、常规操作

1. 操作方法　如下所述。

（1）常规吸药后更换一无菌针头。

（2）选取注射部位，常规消毒皮肤，用左手将注射部位皮肤、皮下组织向一侧牵拉或向下牵拉，用左手拇指和食指拔掉针头帽，其余各指继续牵拉皮肤。

（3）右手将注射器内空气排尽后，刺入注射部位，抽吸无回血后注入药液，注射完毕立即拔针，放松皮肤，使得药液封闭在肌肉组织内。

2. 注意事项　如下所述。

（1）如注射右旋糖酐铁时，注药完毕后需停留 10 秒后拔出针头，放松皮肤及皮下组织。

（2）禁止按摩注射部位，以避免药物进入皮下组织产生刺激而引起疼痛。

二、水肿患者的静脉穿刺方法

临床工作中，水肿患者由于明显的水肿，肢体肿胀，看不到也触及不到静脉血管，患者需要静脉注射或滴注治疗时，就会遇到困难，现介绍一种简便方法。

用两条止血带，上下相距约 15cm，捆扎患者的肢体，肢体远端一条最好选用较宽的止血带，捆在患者的腕部、肘部或踝部。捆扎 1 分钟后，松开下面一条止血带，便在此部位看到靛蓝色的静脉，行静脉穿刺。

该方法亦适用于因肥胖而难以进行静脉穿刺的患者。

三、小静脉穿刺新法

患者因长期输液或输入各种抗癌药物，血管壁弹性越来越差，血管充盈不良，给静脉穿刺带来很大困难。此时如能有效利用小静脉，既可减轻患者痛苦，又能使较大血管壁弹性逐渐恢复。

其方法是：用棉签蘸 1% 硝酸甘油均匀涂在患者手背上，然后用湿热小毛巾置于拟输液部位 3 分钟左右，表浅小静脉迅速充盈，此时可进行静脉穿刺。因湿热毛巾外敷促使血管扩张，并可增加硝酸甘油的渗透作用,而硝酸甘油具有扩张局部静脉作用。

此方法适用于慢性衰竭及末梢循环不良者,静脉不清晰的小儿患者,长期静脉输液或输入刺激性药物后血管硬化者,休克患者,术前需紧急输入液体但静脉穿刺困难而局部热敷按摩无效者。

四、氦氖激光静脉穿刺新方法

氦氖激光治疗仪是采用特定波长的激光束,通过光导纤维置入人体血管内对血液进行净化照射的仪器。氦氖激光在治疗时是通过静脉穿刺来完成的。如采用激光套管针进行静脉穿刺,易造成穿刺失败,如改用9号头皮针进行静脉穿刺,取代套管针,不仅节省原材料,还能减轻患者痛苦。

1. 操作方法　如下所述。

(1) 首先接通电源,打开机器开关,根据需要调节功率,一般在 $1.5 \sim 2.2mV$,每次照射 $60 \sim 90$ 分钟。

(2) 将激光针用2%戊二醛溶液浸泡30分钟后取出,用0.1%肝素盐水冲洗,以免戊二醛溶液损伤组织细胞。

(3) 将9号头皮针末端硅胶管部分拔掉,留下带有约1cm长塑料部分的针头。将激光针插入头皮针腔内,安置于纤维管前端的针柄上拧紧螺帽。

(4) 选择较粗直的肘正中静脉、头静脉或手背静脉、大隐静脉,将脉枕放在穿刺部位下于穿刺点上方约6cm处,扎紧止血带。

(5) 常规消毒,针尖斜面向上使穿刺针与皮肤成15°角,刺入皮下再沿静脉走向潜行刺入静脉将激光针稍向外拉,见头皮针末端的塑料腔内有回血后,再轻轻送回原处。

(6) 松止血带,胶布固定,将复位键打开使定时键为0并计时。

2. 注意事项　如下所述。

(1) 每次治疗应随时观察病情变化,如患者出现兴奋、烦躁不安,心慌等可适当调节输出功率,缩短照射时间。

(2) 为防止突然断电不能准确计时,应采用定时键与其他计时器同时计时。

(3) 治疗结束后关闭电源,将头皮针和激光针一起拔出。将激光针用清水清洗干净后浸泡于2%戊二醛溶液中待用。

五、冷光乳腺检查仪用于小儿静脉穿刺

小儿静脉穿刺一直沿用着凭肉眼及手感来寻找静脉的方法。由于小儿皮下脂肪厚,皮下静脉细小,尤其伴有肥胖、水肿、脱水时常给静脉穿刺带来困难。冷光乳腺检查仪不仅能把乳腺肿物的大小、透光度显示出来,还能清晰地显示出皮下静脉的分布走行。应用乳腺检查仪,可大大加快寻找静脉的速度,尤其能将肉眼看不到、手摸不清的静脉清晰地显示出来,提高了穿刺成功率。特别是为危重病儿赢得了抢救时间,提高了护士的工作效率,可减轻患儿不必要的痛苦,取得家长的信任和支持,密切护患关系。

1. 操作方法　如下所述。

(1) 四肢静脉的选择:按常规选择好穿刺部位,以手背静脉为例,操作者左手固定患儿手部,右手将冷光乳腺检查仪探头垂直置于患儿掌心,让光束透射手掌,推动探头手柄上的滑动开关,调节光的强度,便可把手背部静脉清晰地显示出来,选择较大的静脉行常规消毒穿刺。

(2) 头皮静脉的选择:按常用穿刺部位,以颞静脉为例,首先在颞部备皮,操作者以左手固定患儿头部,右手将探头垂直抵于颞部皮肤,移动探头并调节光的强度,可在探头周围形成的透射区内寻找较粗大的静脉,常规消毒穿刺。

2. 注意事项　如下所述。

(1) 调节光的强度应由弱到强,直到显示清晰。

(2) 四肢静脉以手背静脉、足背静脉效果最佳。

六、普通头皮针直接锁骨下静脉穿刺法

在临床危重患者的抢救中，静脉给药是抢救成功的最可靠的保证，特别是危重婴幼儿患者，静脉通道能否尽快建立成为抢救成功与否的关键。对于浅表静脉穿刺特别困难者，以往大多采用传统的静脉切开法或较为先进的锁骨下静脉穿刺法，但这两种方法难度较高，且又多用于成年患者，用普通头皮针直接锁骨下静脉穿刺，便可以解决这一难题。

1. 操作方法　如下所述。

（1）定位：①体位：患者取仰卧位，枕垫于肩下，使颈部充分暴露。②定点：取锁骨的肩峰端与胸锁关节连线的内 1/3 作为进针点。③定向：取胸骨上端与喉结连线的 1/2 处与进针点连线，此线为进针方向。

（2）进针：将穿刺部位做常规消毒，在定点上沿锁骨下缘进针，针尖朝进针方向，进针深度视患儿年龄的大小、体质的胖瘦而定，一般为 2.0～2.5cm 左右，见回血后再继续进针 2～3mm 即可。

（3）固定：针进入血管后保持 45°角左右的斜度立于皮肤上，所以固定前应先在针柄下方支垫少许棉球，再将胶布交叉贴于针柄及皮肤上以防针头左右摆动，将部分输液管固定在皮肤上，以防牵拉输液管时引起针头移位或脱落。

2. 注意事项　如下所述。

（1）输液期间尽量减少活动，若行检查、治疗及护理时应注意保护穿刺部位。

（2）经常检查穿刺部位是否漏液，特别是穿刺初期，按压穿刺部位周围有无皮下气肿及血肿。

（3）在排除原发性疾病引起的呼吸改变后，应注意观察患儿的呼吸频率、节律是否有改变，口唇是否有发绀现象。因锁骨下静脉的后壁与胸膜之间的距离仅为 5～7mm，以防针尖透过血管，穿破胸膜，造成血胸、气胸。

（4）拔针时，用无菌棉球用力按压局部 3～5 分钟以上，以免因局部渗血而形成皮下血肿，影响患儿的呼吸及再次注射。若需保留针头，其方法与常规浅表静脉穿刺保留法相同。

七、高压氧舱内静脉输液法

高压氧舱内静脉输液，必须保持输液瓶内外压力一致，如果产生压差，则会出现气、液体均流向低压区，而发生气泡、液体外溢等严重后果。若将密闭式输液原通气方向改变，能较好地解决高压氧舱内静脉输液的排气，保持气体通畅，使输液瓶内与舱内压力一致，从而避免压差现象。

1. 操作方法　如下所述。

（1）患者静脉输液时，全部使用塑料瓶装，容量为 500ml 的静脉用液体。

（2）取一次输液器，按常规操作为患者静脉输液，操作完毕，将输液瓶倒挂于输液架。

（3）用碘酒消毒该输液瓶底部或侧面（距液面 5cm 以上）。

（4）将密闭式输液瓶的通气针头从下面的瓶口处拔出，迅速插入输液瓶底部或侧面已消毒好的部位，使通气针头从瓶口移至瓶底，改变原来的通气方向。

（5）调节墨菲滴管内液面至 1/2 高度，全部操作完成，此时患者方可进入高压氧舱接受治疗。

2. 注意事项　如下所述。

（1）舱内禁止使用玻璃装密闭式静脉输液。

（2）使用三通式静脉输液器时，需关闭通气孔，按上述操作方法，在瓶底或瓶侧插入一个 18 号粗针头即可。

（3）使用软塑料袋装静脉输液时，需夹闭原通气孔，按上述操作方法，在塑料袋顶端刺入一个 18 号粗针头，即可接受高压氧治疗。

八、静脉穿刺后新型拔针法

在临床中静脉穿刺拔针时，通常采用左凤林、王艳兰、韩斗玲主编的《基础护理学》（第 2 版）教

材中所介绍的"用干棉签按压穿刺点，迅速拔出针头"的方法（下称旧法），运用此法操作，患者血管损伤和疼痛明显。如果将操作顺序调换为"迅速拔出针头，立即用干棉签按压穿刺点"（下称新法），可使患者的血管损伤和疼痛大为减轻。

经病理学研究和临床实验观察，由于旧法拔针是先用干棉签按压穿刺点，后迅速拔出针头，锋利的针刃是在压力作用下退出血管，这样针刃势必会对血管造成机械性的切割损伤，致血管壁受损甚至破裂。在这种伤害性刺激作用下，可释放某些致痛物质并作用于血管壁上的神经末梢而产生痛觉冲动。由于血管受损，红细胞及其他血浆成分漏出管周，故出现管周淤血。由于血管内皮损伤，胶原暴露，继发血栓形成和血栓机化而阻塞管腔。由于血管壁损伤液体及细胞漏出，引起管周大量结缔组织增生，致使管壁增厚变硬，管腔缩小或闭塞，引起较重的病理变化。

新法拔针是先拔出针头，再立即用干棉签按压穿刺点。针头在没有压力的情况下退出管腔，因而减轻甚至去除了针刃对血管造成的机械性切割损伤，各种病理变化均较旧法拔针轻微。

九、动脉穿刺点压迫止血新方法

目前，介入性检查及治疗已广泛地应用于临床，术后并发皮下血肿者时有发生，尤以动脉穿刺后多见。其原因主要是压迫止血方法不当，又无直观的效果判断指标。如果采用压迫止血新方法，可有效地预防该并发症的发生。

其方法是，当动脉导管及其鞘拔出后，立即以左手食、中二指并拢重压皮肤穿刺口靠近心端2cm左右处即动脉穿刺口处，保持皮肤穿刺口的开放，使皮下积血能及时排出，用无菌纱布及时擦拭皮肤穿刺口的出血（以防凝血块形成而过早被堵住）。同时调整指压力量直至皮肤穿刺口无持续性出血则证明指压有效，继续压迫15～20分钟，先抬起两指少许，观察皮肤穿刺口无出血可终止压迫，再以弹性绷带加压包扎。

十、动、静脉留置针输液法

动、静脉留置针输液是近几年兴起的一种新的输液方法。它选择血管广泛，不易引起刺破血管形成血肿，能多次使用同一血管，维持输液时间长，短时间内可输入大量液体，是烧伤休克期、烧伤手术期及术后维持输液的理想方法。

1. 操作方法　如下所述。

（1）血管及留置针的选择：应选择较粗且较直的血管。血管的直径在1cm左右，前端有一定弯曲者也可。一般选择股静脉、颈外静脉、头静脉、肘正中静脉、前臂浅表静脉、大隐静脉，也可选择颞浅静脉、额正中静脉、手背静脉等。留置针选择按血管粗细、长度而定。股静脉选择16G留置针，颈外静脉、头静脉、肘正中静脉、前臂浅表静脉、大隐静脉可选用14～20G留置针，其他部位宜选用18～24G留置针。

（2）穿刺方法：进针部位用1%普鲁卡因或利多卡因0.2ml行局部浸润麻醉约30秒后进针，进针方法同一般静脉穿刺，回血后将留置针外管沿血管方向推进，外留0.5～2.0cm。左手按压留置针管尖部上方血管，以免出血或空气进入，退出针芯、接通输液。股静脉穿刺在腹股沟韧带股动脉内侧采用45°角斜刺进针，见回血后同上述穿刺方法输液，但股静脉穿刺因其选择针体较长，操作时应戴无菌手套。

（3）固定方法：①用3M系列透明粘胶纸5cm×10cm规格贴于穿刺部位，以固定针体及保护针眼，此法固定牢固、简便，且粘胶纸有一定的伸缩性，用于正常皮肤关节部位的输液，效果较好。②缝合固定：将留置针缝合于局部皮肤上，针眼处用棉球加以保护，此方法多用于通过创面穿刺的针体固定或躁动不安的患者。③采用普通医用胶布同一般静脉输液，多用于前臂、手背等处小静脉。

2. 注意事项　如下所述。

（1）行股静脉穿刺输液时应注意以下几点：①因股静脉所处部位较隐蔽，输液过程中要注意观察局部有无肿胀，防止留置针管脱出致液体输入皮下。②因血管粗大，输液速度很快，应防止输液过快或液体走空发生肺水肿或空气栓塞。③若回血凝固，管道内所形成的血凝块较大，应用 5 ~ 10ml 无菌注射器接于留置针局部将血凝块抽出，回血通畅后接通输液，若抽吸不出，应拔除留置针，避免加压冲洗管道，防止血凝块脱落导致血栓栓塞。④连续输液期间每日应更换输液器 1 次，针眼周围皮肤每日用碘酒、酒精消毒后针眼处再盖以酒精棉球和无菌纱布予以保护。

（2）通过创面穿刺者，针眼局部每日用 0.2% 氯己定液清洗 2 次，用油纱布及无菌纱布覆盖保护，若局部为焦痂每日可用 2% 碘酒涂擦 3 次 ~ 4 次，针眼处用碘酒棉球及无菌纱布保护。

（3）对前端血管发红或局部液体外渗肿胀者应立即予以拔除。

（4）留置针管同硅胶导管，其尖端易形成血栓，为侵入的细菌提供繁殖条件，故一般保留 3 ~ 7 天。若行痂下静脉穿刺输液，保留时间不超过 3 天。

十一、骨髓内输注技术

骨髓内输注是目前欧美一些国家小儿急救的一项常规技术。小儿急救时，常因中央静脉插管困难及静脉切开浪费时间，休克导致外周血管塌陷等原因而无法建立静脉通道，采用骨髓内输注法进行急救，安全、省时、高效。因长骨有丰富的血管网，髓内静脉系统较为完善，髓腔由海绵状的静脉窦隙网组成，髓窦的血液经中央静脉管回流入全身循环。若将髓腔视为坚硬的静脉通道，即使在严重休克时或心脏停搏时亦不塌陷。当然，骨髓内输注技术并不能完全取代血管内输注，只不过为血管内输注技术一项有效的补充替代方法，仅局限于急救治疗中静脉通路建立失败而且适时建立通路可以明显改善预后的患者。

1. 适应证和禁忌证　心脏停搏、休克、广泛性烧伤、严重创伤以及危及生命的癫痫持续状态的患者，可选择骨髓内输注技术。患有骨硬化症、骨发育不良症、同侧肢体骨折的患者，不宜采用此技术，若穿刺部位出现蜂窝织炎，烧伤感染或皮肤严重撕脱则应另选它处。

2. 操作方法　如下所述。

（1）骨髓穿刺针的选择：骨髓内输注穿刺针采用骨髓穿刺针、15 ~ 18 号伊利诺斯骨髓穿刺针或 Sur - Fast（美国产）骨髓穿刺针。18 ~ 20 号骨髓穿刺针适用于 18 个月以下婴幼儿、稍大一些小儿可采用 13 ~ 16 号针。

（2）穿刺部位的选择：最常用的穿刺部位是股骨远端和胫骨远、近端，多数首选胫骨近端，因其有较宽的平面，软组织少，骨性标志明显，但 6 岁以上小儿或成人常因该部位厚硬，穿刺难而选择胫骨远端（内踝）。胫骨近端为胫骨粗隆至胫骨内侧中点下方 1 ~ 3cm，胫骨远端为胫骨内侧内踝与胫骨干交界处，股骨远端为外髁上方 2 ~ 3cm。

（3）穿刺部位常规消毒，固定皮肤，将穿刺针旋转钻入骨内，穿过皮质后，有落空感，即进入了髓腔。确定针入髓腔的方法为，接注射器抽吸有骨髓或缓慢注入 2 ~ 3ml 无菌盐水，若有明显阻力则表示针未穿过皮质或进入对侧皮质。

（4）针入髓腔后，先以肝素盐水冲洗针，以免堵塞，然后接输液装置。

（5）输注速度：液体从髓腔给药的速度应少于静脉给药。内踝部常压下 13 号针头输注速度为 10ml/min，加压 40kPa 为 41ml/min。胫骨近端输注速度 1 130ml/h，加压情况下可达常压下 2 ~ 3 倍。

（6）待建立血管通路后，及时中断骨髓内输注，拔针后穿刺部位以无菌纱布及绷带加压压迫 5 分钟。

3. 注意事项　如下所述。

（1）操作过程应严格无菌，且骨髓输注留置时间不宜超过 24 小时，尽快建立血管通路后应及时中断骨髓内输注，以防骨髓炎发生。

（2）为预防穿刺部位渗漏，应选择好穿刺部位，避开骨折骨，减少穿刺次数。确定好针头位于髓腔内，必要时可摄片。为防止针移位，应固定肢体，减少搬动。定时观察远端血供及软组织情况。

（3）婴幼儿穿刺时，若采用大号穿刺针，穿刺点偏向胫骨干，易引起医源性胫骨骨折。因此，应选择合适穿刺针，胫骨近端以选在胫骨粗隆水平或略远一点为宜。

（魏晓莉）

第三节 输血新技术

一、成功输血 12 步骤

（1）获取患者输血史。

（2）选择大口径针头的输血器，同时选择大静脉，保证输血速度，防止溶血。输血、输液可在不同部位同时进行。

（3）选择合适的过滤网，170μm 网眼口径的过滤网即可去除血液中肉眼可见的碎屑和小凝块。20～40μm 网眼口径的过滤网可过滤出更小的杂质和血凝块，此过滤网仅用于心肺分流术患者，而不用于常规输血。

（4）输血时最好使用 T 型管，特别是在输入大量血液时，更应采用 T 型管。可以既容易又安全地输入血制品，减少微生物进入管道的机会。

（5）做好输血准备后再到血库取血。

（6）做好核对工作，认真核对献血者和受血者的姓名、血型和交叉配血试验结果。

（7）观察生命体征，在输血后的 15 分钟内应多注意观察患者有无异常症状，有无输血反应。

（8）输血前后输少量 0.9% NaCl。

（9）缓慢输血，第一个 5 分钟速度不超过 2ml/min，如果此期间出现输血反应，应立即停止输血。

（10）保持输血速度，如果输血速度减慢，可提高压力，最简单的方法是将血袋轻轻用手翻转数次或将压力袖带系在血袋上（勿使用血压计袖带）。若采用中心静脉导管输血，需将血液加温 37℃ 以下，防止输入大量冷血引起心律失常。

（11）密切监测整个输血过程。

（12）完成必要的护理记录。

二、成分输血

成分输血是通过血细胞分离和将血液中各有效成分进行分离，加工成高浓度、高纯度的各种血液制品，然后根据患者病情需要有针对性输注，以达到治疗目的。它具有疗效高，输血反应少，一血多用和节约血源等优点。

1. 浓集细胞 新鲜全血经离心或沉淀后移去血浆所得。红细胞浓度高，血浆蛋白少，可减少血浆内抗体引起的发热、过敏反应。适用于携氧功能缺陷和血容量正常或接近正常的慢性贫血。

2. 洗涤红细胞 浓集红细胞经 0.9% NaCl 洗涤数次，加 0.9% NaCl 或羟乙基淀粉制成。去除血浆中及红细胞表面吸附的抗体和补体、白细胞及红细胞代谢产物等。适用于免疫性溶血性贫血、阵发血红蛋白尿等以及发生过原因不明的过敏反应或发热者。

3. 红细胞悬液 提取血浆后的红细胞加入等量红细胞保养液制成的悬液，可以保持红细胞的生理功能，适用于中、小手术，战地急救等。

4. 冰冻红细胞 对 IgA 缺陷而血浆中存有抗 IgA 抗体患者，输注冰冻红细胞反应率较低。

5. 白细胞悬液 新鲜全血经离心后取其白膜层的白细胞，或用尼龙滤过吸附器而取得，适用于各种原因引起的粒细胞缺乏（小于 $0.5 \times 10^9/L$）伴严重感染者（抗生素治疗在 48 小时内无反应的患者）。

6. 血小板悬液 从已采集的全血中离心所得，或用连续和间断血液细胞分离机从供血者获取。适用于血小板减少或功能障碍所致的严重自发性出血者。

7. 新鲜或冰冻血浆 含有正常血浆中所有凝血因子，适用于血浆蛋白及凝血因子减少的患者。

三、自体输血法

自体输血法是指采集患者体内血或回收自体失血，再回输给同一患者的方法。开展自体输血将有利于开拓血源，减少贮存血量，并且有效地预防输血感染和并发症（如肝炎、艾滋病）的发生。自体输血分为预存和术中自体输血两种方法。

1. 预存自体输血　即在输血前数周分期采血，逐次增加采血量，将前次采血输回患者体内，最后采集的血贮备后于术中或术后使用。预存自体血的采集与一般供血采集法相同。

2. 术中自体输血　对手术过程中出血量较多者，如宫外孕、脾切除等手术，应事先做好准备，进行自体血采集和输入。

（1）操作方法：①将经高压灭菌后的电动吸引器装置一套（按医嘱在负压吸引瓶内加入抗凝剂和抗生素），乳胶管（硅胶管）两根，玻璃或金属吸引头一根，闭式引流装置一套以及剪有侧孔的 14 号导尿管，无菌注射器，针头和试管备好。②连接全套吸引装置，在负压瓶内加入抗凝剂，一般每 100ml 血液加入 10~20ml 抗凝剂。③术中切开患者腹腔后立即用吸引头吸引，将血液引流至负压瓶内，边吸边摇瓶，使血液与抗凝剂充分混匀。如收集胸血时，将插入胸腔的导管连接无菌闭式引流装置，在水封瓶内加入抗凝剂。④收集的自体血经 4~6 层无菌纱布过滤以及肉眼观察无凝血块后，即可回输给患者。

（2）注意事项：①用电动吸引器收集自体血时，负压吸引力不宜超过 13.3kPa，以免红细胞破裂。②收集脾血时，脾蒂血管内的血液可自然流入引流瓶内，切忌挤压脾脏而引起溶血。③回输自体血中的凝血因子和血小板已被耗损，可引起患者凝血功能的改变，故输血以后需要密切观察有无鼻出血，伤口渗血和血性引流液等出血症状，并做好应急准备。④如果收集的自体血量多，可用 500ml 0.9% NaCl 输液空瓶收集保存。

四、血压计袖带加压输血法

危重或急诊患者手术时，常常需要大量快速输血，由于库血温度低，血管受到刺激容易发生痉挛，影响输血速度。其次，一次性输血器管径小，弹性差，应用手摇式和电动式加压输血器效果也不理想。如采用血压计袖带加压输血，既方便经济，效果又好。

其方法是：输血时，应用一次性输血器，固定好穿刺部位，针头处衔接严密，防止加压输血时脱落。输血前将血压计袖带稍用力横向全部缠绕于血袋上，末端用胶布固定，再用一长胶布将血压计袖带与血袋纵向缠绕一圈粘贴妥当。袖带连接血压计的胶管用止血钳夹紧，然后将血袋连接一次性输血器，悬挂在输液架上，经输气球注气入袖带，即可产生压力，挤压血袋，加快输血速度。注入袖带内的气体量和压力根据输血滴速要求而定，袖带内注入 300ml 气体，压力可达 12kPa，此时血液直线注入血管，一般输入 350ml 血液，中途须充气 2~3 次，8 分钟内即可输完，若需改变滴速可随时调节注入袖带内的气体量。

此方法为一般输血速度的 3~3.5 倍，红细胞不易被破坏，从而减少输血反应机会，还可随意调节滴速。

（魏晓莉）

第四节　吸引法

一、安全吸引法

吸引法是通过负压装置将管腔器官内的分泌物、浸出物或内容物吸出的一种治疗方法。如吸痰、胃肠减压以及术中腹腔、胸腔出血的吸引等。在负压吸引时，无论操作时怎样小心，都可能对患者造成损害，如吸痰时将一定量的氧气带走，胃肠吸引时可能损伤胃黏膜等。因此，为了减少吸引给患者造成的损伤，应采用安全吸引法。

1. 控制流量　根据吸引的目的决定流量的大小。在吸引时，如果增加负压，可能损伤组织，因此在不增加负压的前提下可采取增加流量的有效方法，一是使用大口径吸引导管，二是缩短吸引管道的长度。如术中动脉出血，使术野不清时，则应选用较大流量的大口径导管，以减少吸引阻力。当进行气管内吸引时，大口径导管不能插入气管内，则可在导管和引流装置之间连接大口径管道，同样可以减少吸引阻力。吸引管道的长度是影响流量的因素之一，过长的管道可以增加不必要的阻力，因此长短要适度，不宜过长。引流物的黏稠度也对流量有影响，如果掌握上述基本原理，可以为患者做各种负压吸引。

2. 使用二腔管间断吸引　在进行鼻胃管负压吸引时，采用二腔管间断吸引并将贮液瓶放在高于患者处，可预防黏膜损伤及管腔阻塞。其原理是，二腔管中一管腔用于吸引，另一管腔与外界相通，使空气进入胃内，流动的气体保证了管端与胃黏膜分离，减少了由于吸引管末端与胃黏膜接触而导致的胃黏膜损伤及管道堵塞现象。间断吸引时，管内压力恢复到大气压水平，也有助于使黏膜或胃内容物与管端分离。将贮液瓶放在高于患者水平处，可防止吸引并发症的发生。其机制是，如传统的贮液瓶低于患者水平处，当吸引停止时，则导管与黏膜很可能紧密接触。而将贮液瓶移高于患者，吸引中断时，管内液体可反流入胃，有助于分离胃黏膜与导管，一般反流量不足 7ml（标准鼻管容积为 7ml），进入胃内无害，同时也防止了侧管反流现象发生。

3. 气道吸引法　进行气道吸引时，负压调节在 6～9kPa，切忌增加吸引压力，从而损伤气道黏膜。如痰液黏稠时，应多湿化多饮水，以促进其稀释。由于气道吸引的同时，常因吸走部分氧气而引起低氧血症，所以吸引前后应加大给氧量或嘱患者深呼吸。另外，还应选择合适吸痰管，一般吸痰管外径以不超过气道内径的 1/2 为宜，以防引起肺不张。

二、气管内吸引法

临床护理中，对于各种原因引起的肌无力致使无力咳痰者或咳嗽反射消失以及昏迷患者不能将痰液自行排出者，常常采取气管内吸引，以解除呼吸道阻塞。在气管内吸引中，使用正确的操作方法，不仅可以缓解呼吸困难，而且还可以减少吸引不良反应。

1. 操作方法　如下所述。

（1）吸引压力：吸引的负压不宜过高，一般选择在 10.64～15.96kPa，因较高负压可加重肺不张、低氧血症及气道黏膜损伤。早产儿和婴儿吸引时，负压应控制在 7.98～10.64kPa。

（2）吸引时间：应限于 10 秒或更少，每次操作插管最多不超过 2 次，尤其对头部闭合伤伴颅内压增高的患者更应如此。因吸引导管插入次数越多，对黏膜损伤越大，必须加以限制。当给予高充气时，吸引导管如多次通过气管插管，可增高平均动脉压，加重颅内压增高。

（3）吸引管的选择及插入深度：吸引管外径不能超过气管内插管内径的 1/2，使吸引时被吸出氧气的同时，空气可进入两肺，以防肺不张。吸引管的长度应以吸引管插至气管插管末端超出 1cm 为宜，对隆突处吸引比深吸引效果好，可以减少损伤。

（4）吸引前后吸入高浓度氧或高充气：吸引前后给予高浓度氧气吸入，可以预防因气管内吸引所致的低氧血症。高充气是将潮气量增至正常的 1.5 倍，易引起平均动脉压升高，增加肺损伤的危险，一般不宜作为常规使用。当高浓度氧气吸入后，患者血氧饱和度能保持稳定，可不必高充气。

2. 注意事项　如下所述。

（1）气管内吸引不能作为常规，只能在必需时进行：因吸痰可引起气道损伤，刺激气道产生分泌物，只有当患者咳嗽或呼吸抑制，听诊有啰音，通气机压力升高，血氧饱和度或氧分压突然下降时进行吸引。还应根据患者的症状和体征将吸引频率减少到最低限度，以避免气道不必要的损伤。

（2）盐水不能稀释气道分泌物：以往认为气管插管内滴入盐水可稀释分泌物，使其易于吸出，一些医院以此作为吸引前常规。但实验研究证明，盐水与呼吸道分泌物在试管内没能混合，也未必能在气道内混合而被吸出。另外，盐水还影响氧合作用，并因灌洗将细菌转入下呼吸道而增加感染机会，因此，盐水对分泌物的移动和变稀是无效的。

（3）注意监测心律、心率、血氧饱和度、氧分压等指标，吸引时患者出现心动过缓、期前收缩、血压下降、意识减退应停止吸引。

（魏晓莉）

第五节 吸痰术

一、适应证

吸除气道内沉积的分泌物；获取痰标本，以利培养或涂片确定肺炎或其他肺部感染，或送痰液做细胞病理学检查；维持人工气道通畅；对不能有效咳嗽导致精神变化的患者，通过吸痰刺激患者咳嗽，或吸除痰液，缓解痰液刺激诱导的咳嗽；因气道分泌物潴积导致肺不张或实变者，吸痰可促进肺复张。

二、禁忌证

气管内吸痰术对人工气道患者是必要的常规操作，无绝对禁忌证。

三、主要器械

1. 必要器械　负压源、集痰器、连接管、无菌手套、无菌水和杯、无菌生理盐水、护目镜、面罩和其他保护装置、氧源、带活瓣和氧源的人工气囊、听诊器、心电监护仪、脉氧监测仪、无菌痰标本收集装置等。

2. 吸痰管　吸痰管直径不超过气管插管内径的1/2。

四、吸痰操作

1. 患者准备　如条件允许，吸痰前应先予100% O_2 >30s（最好吸纯氧2min）；可适当增加呼吸频率和（或）潮气量，使患者稍微过度通气，吸痰前可调节呼吸机"叹息（sigh）"呼吸1~2次，或用呼吸球囊通气数次（3~5次）；机械通气患者最好在不中断通气的情况下吸痰或密闭式吸痰；吸痰前后最好有脉搏氧饱和度监测，以观察患者有无缺氧；吸痰时可向气道内注入少许生理盐水以稀释痰液或促使气内道的痰液移动，以利吸除。

2. 吸引负压　吸引管负压一般按新生儿60~80mmHg，婴儿80~100mmHg，儿童100~120mmHg，成人100~150mmHg。吸引负压不超过150mmHg，否则可能因吸引导致气道损伤、低氧血症和肺膨胀不全等。

3. 吸痰目的至少达到下列之一　①呼吸音改善。②机械通气患者的吸气峰压（PIP）与平台压间距缩小，气道阻力下降或顺应性增加，压力控制型通气患者的潮气量增加。③PaO_2或经皮氧饱和度（SPO_2）改善。④吸除了肺内分泌物。⑤患者症状改善，如咳嗽减少或消失等。

4. 吸痰前、中、后应做好以下监测　呼吸音变化，血氧饱和度或经皮氧饱和度，肤色变化，呼吸频率和模式，血流动力学参数如脉搏、血压、心电，痰液特征如颜色、量、黏稠度、气味，咳嗽有无及强度，颅内压（必要时），通气机参数如PIP、平台压、潮气量、FiO_2，动脉血气，以及吸痰前后气管导管位置有无移动等。

5. 吸痰　吸痰时遵守无菌操作原则，术者戴无菌手套，如有需要可戴防护眼镜、隔离衣等。吸痰管经人工气道插入气管/支气管时应关闭负压源，待吸痰管插入到气管/支气管深部后，再开放负压吸引，边吸引边退出吸痰管，吸痰管宜旋转式返出，而非反复抽插式吸痰。每次吸痰的吸引时间约10~15s，如痰液较多，可在一次吸引后通气/吸氧至少10s（最好能吸氧1min左右）再吸引，避免连续吸引，以防产生低氧血症和肺膨胀不全等。吸痰完成后，应继续给予纯氧约2min，待血氧饱和度恢复正常或超过94%后，再将吸氧浓度调至吸痰前水平。目前不少多功能呼吸机有专用的吸纯氧键，按压该键后，会自动提供纯氧约2min（具体时间因厂品不同而异）。吸除气道内的痰后，再吸除患者口鼻中的分泌物（特别是经口气管插管或吞咽功能受影响者）。

五、并发症

气管内吸引主要并发症包括低氧血症或缺氧、气管/支气管黏膜组织损伤、心搏骤停、呼吸骤停、心律失常、肺膨胀不全、支气管收缩/痉挛、感染、支气管/肺出血、引起颅内压增高、影响机械通气疗效、高血压、低血压。这些并发症大多是吸引不当所致，规范的操作，可大大降低有关并发症的风险。

（张元芬）

第六节　鼻胃管技术

一、昏迷患者的鼻饲新法

昏迷患者意识丧失，吞咽反射迟钝或消失，不能主动配合插胃管行鼻饲治疗，因此改进昏迷患者的胃管插入法，对保证患者的营养，维持其生命活动，预防鼻饲并发症至关重要。

1. 导尿管代替胃管法　适用于无躁动的昏迷患者。

操作方法：将消毒导尿管插入患者食管上1/3～1/2处，使之与食管平行，用注射器抽吸1ml温开水缓慢注入管内，然后给患者翻身1次，观察有无恶心、呕吐、呛咳等症状。若无，可缓注100ml鼻饲液，再仔细观察，无异常者方可固定行鼻饲。

2. 气管导管引导插胃管法　适用于气管切开后或插管困难的昏迷患者。

操作方法：先向鼻孔内滴入数滴1%普鲁卡因及呋麻滴鼻液，然后插入16号消毒导尿管并从口腔引出，再将柔软的28～30号鼻腔气管涂以润滑油插入导尿管中慢慢插入鼻腔，让患者头后仰，提起导尿管两端后，缓慢送管，然后拔导尿管将鼻腔气管导管缓慢向食管方向推进，同时使患者头前屈，当气管导管进入15cm左右（成人）时，即已达食管口，可将气管导管继续推入鼻腔5cm，接着将适宜的胃管涂以润滑油插入气管导管内，通过导管将胃管插入约45cm时，抽吸胃液，有胃液后可将气管导管退出，保留胃管并加以固定。

3. 表面麻醉下插胃管法　适用于小儿和不合作的昏迷患者。

操作方法：插入胃管前行表面喷雾麻醉，患者取平卧位，头后仰25°～35°，于患者深吸气末，将盛有1%丁卡因或1%利多卡因的喷雾器，喷射患者喉部，每次0.5～0.8ml。约喷3～5分钟，共2～3次，然后插入胃管。

二、冷冻插胃管法

临床上为昏迷患者和不合作的患者插胃管有一定的困难，利用冷冻麻醉的原理，用冰块先将口腔黏膜进行冷冻，然后再行插管，效果较满意。

具体做法是：在正常插管的用物中加开口器1个，备2cm×3cm×2cm大小的冰块2～3块（用水冲融棱角），大棉球数个。患者取仰卧位，用开口器帮助患者开口，将冰块放入口腔黏膜处。待冰块融化时，用大棉球或吸引器将水及时吸出，以免呛入气管引起窒息。5～6分钟后，由于黏膜遇冷血管收缩，且感觉消失，即可行插管术。

三、食管癌术后吻合瘘患者的鼻饲插管法

吻合口瘘是食管癌术后极严重的并发症之一，病死率较高，而营养的及时供给则是配合治疗，促进康复的关键。为吻合口瘘的患者采用此种鼻饲插管法，不仅避免了空肠造瘘术给患者机体造成的损伤，而且能保证营养的及时补充。

操作方法：取得患者合作后，护士将患者推至造影室。嘱患者吞服钡剂20ml，在X线下显示吻合口瘘的部位。将导丝插入鼻饲管内，用胶布将两者固定牢固，以防导丝突出鼻饲管外，患者平卧位，由造影室医生操纵X线机，同时护士在X线下将鼻饲管缓缓插入患者食管，接近瘘口时，动作应缓慢轻柔，慢慢通过瘘口。再将鼻饲管继续插入约15cm，缓慢将导丝退出，此时用注射器抽取20ml钡剂注入鼻饲管内，在X线下证实鼻饲管确在十二指肠内，便可将鼻饲管固定在鼻翼上，同时在鼻饲管上做一个标记，以便日后验证鼻饲管有无脱出。

此方法的优点为患者愿意接受，且活动自如，可免除造瘘的痛苦，并及时补充营养。带管期间不得更换导管，置管时间最长达31天鼻饲管无变质。由此管灌食，患者有饱腹感，无须额外补液，可灌注多种流质食物，达到营养需要，从而减少费用。

四、胃管舒适剂的配制与应用

放置胃管是腹部手术前及腹部外科常用的一项护理操作。在插管过程中胃管对咽喉部刺激较大，出现恶心呕吐等反应，甚至插管不成功，使用胃管舒适剂可以解除上述烦恼，起到了快速麻醉和良好的润滑作用。

1. 处方配制　达克罗宁10g，西黄芪胶18g，甘油120ml，单糖浆100ml，5%对羟基苯甲酸乙酯醇溶液10ml，食用香精适量，蒸馏水加至1 000ml。

取西黄芪胶置乳钵内，加入甘油和5%对羟基苯甲酸乙酯醇溶液研磨均匀，使其充分湿润，然后少量分次加入溶有达克罗宁的蒸馏水约600ml，摇匀加入单糖浆及食用香精，充分研磨均匀，最后加蒸馏水至1 000ml，移于玻璃瓶中，强振摇均匀即可。

2. 用法与用量　每次4～5ml，儿童酌减，于插管前嘱患者徐徐咽下，1～2分钟后患者感口舌麻木时即可插管。

3. 作用与优点　如下所述。

（1）本品处方中的达克罗宁为一种较理想的表面麻醉药，不但具有毒性低、穿透力强、麻醉显效快及作用时间长的特点，还兼有止痛、止痒及杀菌作用。西黄芪胶和甘油则可使本品保持适宜的流动性和黏稠度，使之具有良好的润滑性能，起到保护上消化道黏膜，防止插管损伤的作用。加入单糖浆既可配合西黄芪胶和甘油调节黏稠度，又可起到矫味和增强口感的作用。食用香精则可使本品气味芳香，对羟基苯甲酸乙酯为防腐剂。

（2）本品具有麻醉作用快，黏度适中，能较好地黏附于咽喉壁，服用后即可产生表面黏膜麻醉作用，并能抑制唾液分泌，有利操作。

（3）润滑性能好，服用后能附着于咽喉及食管壁，使胃管与食管保持良好的润滑性，故阻力小，缩短了插管时间，消除了患者的不适感。

（4）用量小，使用方便，只需嘱患者自行服用即可。

（5）无不良反应，且气味香甜，口感好，患者乐于接受。

五、小儿胃管留置长度新论

小儿胃管留置长度，长期以来常规的测量方法是以耳垂－鼻尖－剑突体表标志来计算的。但是在临床实践中发现按此测量方法留置的胃管，仅达贲门附近而起不到胃管的胃肠减压作用。

近年来有人研究了小儿胃管留置长度的测量方法，提出了不能将成人胃管留置长度的测量方法用于小儿，在插管技术上也不能将成人操作方法按比例缩小应用于小儿的观点。进一步的研究表明，小儿胃管留置长度的测量应以发际－脐的体表标志测量，但随着小儿年龄的增长，实际胃管留置长度又接近常规体表测量长度。

临床实践表明，应用新的测量方法，胃管可到达胃体部，胃肠减压效果令人满意，值得推广。

（张元芬）

第七节　洗胃术

洗胃（gastric lavage）是一种清除胃内物方法，主要是消除胃内摄入过多的药物或毒物。

一、适应证

洗胃主要是在摄入过量药物或毒物后1～2小时内、在无禁忌的情况下清除胃内容物，已知或疑有胃排空延迟如摄入抗胆碱能药或鸦片类摄入时或毒物为片剂尚未完全溶解或排空时，超过 2 小时仍可考虑洗胃。

具体来说，洗胃主要适于以下情况：

（1）农药中毒：有机磷酸酯类、有机氯类或氨基甲酸酯类农药等，这仍是我国最常见的毒物中毒。

（2）明显或高危病死率的药物：β 阻滞剂、钙通道阻滞剂、氯喹、秋水仙碱、氰化物、重金属、杂环类抗抑郁药、铁、百草枯、水杨酸盐、亚硒酸。

（3）活性炭难吸收的物质：重金属、铁、锂、有毒醇类。

（4）形成凝结块：肠溶制剂、铁、酚噻嗪类、水杨酸盐。

（5）无抗毒剂或治疗无效者：钙通道阻滞剂、秋水仙碱、百草枯、亚硒酸。

（6）其他不明原因摄入中毒又无洗胃禁忌者。

二、禁忌证

意识进行性恶化且无气道保护性反射者是绝对禁忌证，如必须洗胃者，应在洗胃前先作气管插管做好气道保护和通气，而后再考虑洗胃。腐蚀性物质摄入者禁忌洗胃；局部黏膜损害可能引起插管穿孔，应权衡利弊后进行；较大片剂、大块异物、有锐利边缘的异物禁忌洗胃；烃类如苯、N 己烷、杀虫剂等摄入是洗胃的相对禁忌；少数情况下有严重上气道或上胃肠道异常如狭窄、畸形或新近完成移植等限制进行插胃管。呕吐可排出胃内毒物，反复呕吐已排出大量毒物者，洗胃应权衡利弊；其他相对禁忌包括凝血功能障碍者、摄入无毒或低毒物质者等。

三、洗胃器械

洗胃器械包括：脉氧仪、心电监护仪、无创血压监测仪、防毒服装、开口器或牙垫、经口气道、呕吐盆、吸引源、吸引管、大注射器（50～100ml）、清水或生理盐水、球形吸引装置或自动洗胃机、水溶性润滑剂、经口洗胃管、必要的复苏装置和药物。

1. 胃管插入深度估算方法 如下所述。

（1）根据不同身高估算经鼻或经口胃管插入的长度（cm）方法见图 1-1。

（2）根据体表标志估算胃管插管深度：①传统的也是临床上最常用的估算方法采用图 1-2 中 A 的方法，即经鼻插入胃管的深度为"耳垂经鼻翼至剑突的距离"。②或按照图 1-2 中 B 的方法，即经鼻插入胃管的深度为"左口角或鼻翼经耳郭至肋缘的距离"。③按照耳垂经剑突至脐的距离来估算。

通常经口插入胃管的深度比经鼻胃管插入更短些，插入深度具体估算方法可参照上述四种方法，并根据不同患者的实际情况和临床医生个人经验综合确定，不宜完全教条。

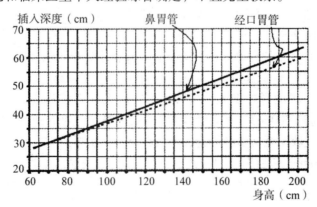

图 1-1　身高-胃管插入深度估算图

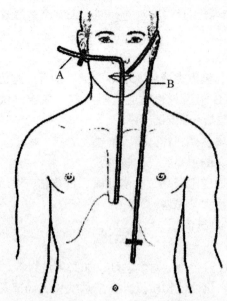

A.耳垂经鼻翼至剑突的距离；B.左口角或鼻翼经耳廓至肋缘的距离

图1-2 体表标志估算胃管插入深度

2. 胃管选择 成人一般选择法氏 30～50 号胃管，青少年选择法氏 30～34 号胃管，儿童可选择法氏 24 号胃管，新生儿和婴儿一般禁忌洗胃或充分权衡利弊后请儿科专家指导处理。值得注意的是，如拟洗出胃内容物，应经口插入大口径胃管，经鼻插入胃管仅适于向胃内灌溶液或吸出稀薄胃内容物，很难吸出胃内残渣类物质，更不可能吸出未溶解的药片或药丸等。

3. 洗胃液 通常用清水或生理盐水洗胃，但儿童避免使用清水洗胃，否则易导致电解质紊乱。某些特殊物质可能需要特定的洗胃液，如氟化物摄入宜用 15～30mg/L 的葡萄糖酸钙溶液（可产生不溶性的氟化钙而起解毒作用）；甲醛摄入宜用 10mg/L 的醋酸铵水溶液；铁剂摄入宜用 2% 的碳酸氢钠生理盐水溶液（可产生碳酸亚铁）；草酸摄入宜用 5～30g/L 的葡萄糖酸钙溶液（可产生不溶性的草酸钙）；碘摄入宜用 75g/L 的淀粉溶液等。但无特殊洗胃液时，仍考虑使用清水或生理盐水进行洗胃。

四、洗胃操作

1. 胃管插入 患者取 Trendelenburg 位（垂头仰卧位），头低 15°～20°，这种体位有利于最大限度地排出胃内容物，仰卧位或侧卧位增加误吸风险。胃管插入和确认方法参见"经鼻胃管插入"。插入胃管后应常规地抽吸有无胃内容物，而后再注入 50ml 气体听诊左上腹部有无吹气音或气过水声，只有完全确认胃管在位后才可开始洗胃。虽然 X 线是最可靠的确认方法，但由于条件限制，有时无法在洗胃时拍摄 X 线片。另外，插管和洗胃时最好行心电监护、脉氧监测和无创血压监测。

2. 洗胃 灌洗液温度最好与体温相当，但临床上很难做到，灌洗液温度与室温一样是合适的。洗胃前应尽量抽空胃内容物，再向胃内灌入洗胃液。每次最大灌入液量为 300ml 左右（儿童可按 10～15ml/kg 计算，最大也不超过 300ml）。灌入量过大会导致呕吐、误吸，促进胃内容物向下进入十二指肠或空肠，加快毒物进一步吸收。至洗出液澄清、无颗粒物或无明显药物气味方可停止洗胃，洗胃液总量一般需数升，有时需 10 000ml 或更多。必要时洗胃后可向胃管内灌入活性炭（30g + 240ml 生理盐水或清水）。

五、并发症

从插胃管开始直至洗胃后 6～8 小时均应监测有无并发症。一般很少发生严重并发症，但如未经认真确认或插管者操作不熟练，并发症的发生风险大大增加。

洗胃相关性并发症包括：心律失常、电解质异常、脓胸、食管撕裂或穿孔、胃穿孔、低体温、喉痉挛、鼻或口或咽喉损伤、气胸、误吸、梨状隐窝穿孔、误插入气管内、胃管阻塞等。

为防误吸，洗胃液量不宜过大，通常每次不超过300ml；由于经口胃管较粗且弹性差，插管时不应过大用力插入或粗暴插管。一旦发现严重并发症如气管内插管、穿孔等应立即拔管并给予机械通气或请外科专家会诊处理。

（张元芬）

第八节　清洁肠道新方法

传统的肠道准备效果虽满意，但需限制饮食，进流质饮食，口服泻药及清洁灌肠等。一般从术前1~2天即开始准备，且影响患者休息。全肠道灌洗法不仅可以减少饮食的限制，缩短肠道准备时间，而且还避免了灌肠的不适，清洁肠道效果更为满意。

一、常规操作

1. 操作方法　如下所述。

（1）术前1天午餐后禁食。

（2）给患者留置胃管后，嘱其坐在靠椅上，椅座有一个直径为22cm的圆孔，下置便桶。

（3）灌肠液准备，每升灌肠液含 NaCl 6.3g、NaHCO$_3$ 2.5、KCl 0.75g，pH 在8.4左右，渗透压为294mOsm/L，温度为39~41℃。

（4）将灌洗液流入胃管，速度为3 000~4 000ml/h，倘若用输入泵可调节在70~75滴/分钟。

（5）当灌洗至40~60分钟时，患者出现强烈的排便感，可自行排便。90分钟后排出液已近乎无色，此后再持续1小时，总共需2~3小时，总灌入量为8~12L。

2. 注意事项　如下所述。

（1）灌洗过程中如出现恶心、呕吐，可用甲氧氯普胺肌内注射，以促使胃排空，同时应稍减慢灌洗速度。

（2）灌肠后可发生水、钠潴留，表现为体重增加，血容量增加和血细胞比容下降。水分大多在32小时内全部排出。灌洗前后测体重，血电解质，以了解水钠潴留情况。灌洗液内不应加入葡萄糖，因其可增加水分及钠的吸收。必要时可给予呋塞米以排出潴留的水与钠。

（3）全肠道灌洗准备的肠道，清洁度高，利于手术操作，术后无腹胀和排便时间延迟，并可减少创面感染机会。如果在灌洗至最后7 000~8 000ml液体中，每1 000ml加入新霉素1g和甲硝唑0.5g，可明显减少肠腔内细菌数目。

（4）灌洗也可口服进行，但速度难以控制。

（5）全肠灌洗适用于年龄小于65岁，无充血性心力衰竭，无水、钠潴留表现，无高血压病史，无消化道梗阻，无肾功能衰竭者。精神障碍与体质过度衰弱者不宜采用。

二、甘露醇溶液清洁肠道法

口服甘露醇溶液代替清洁灌肠法，是利用甘露醇溶液在肠道内不被吸收，形成高渗的特点，从而使肠腔内水分增加，有利于软化粪便，增大肠内容物的容积，刺激肠壁，促进蠕动，从而加速排便，起到清洁肠道的作用。口服甘露醇清洁肠道法，简单方便，患者痛苦小，临床效果理想。但由于其清洁肠道的效果与使用方法及患者胃肠道情况有密切关系，在选用时要慎重。

1. 方法　如下所述。

（1）一般患者宜用7%甘露醇溶液1 000ml，温度为10~20℃，10分钟内服完，服后15~30分钟，即可自行排便。1~3小时内排便2~5次，可达到肠道的清洁。

（2）对药物作用或对寒冷较敏感的患者，宜用5%甘露醇溶液600ml，温度30℃。

（3）对大便干燥或使用过解痉药物的患者，宜用10%甘露醇溶液850ml，温度10~20℃。

2. 注意事项　如下所述。

（1）以上患者在服药时均需注意控制饮食，服药前 2 小时禁食。

（2）服药速度不宜过快，避免引起呕吐。

（3）服药后应散步，活动（卧床者应多翻身）。

（4）排便前尽量少讲话，以避免吞咽气体。

三、几种特殊患者灌肠法

1. 直肠癌、肠管下端狭窄患者灌肠法　护士应首先了解癌肿部位及大小方能插管。插管动作要轻柔，避免穿破肿瘤。患者取侧卧位，护士戴手套后用右手示指轻轻插入患者肛门找到狭窄处的空隙，左手取肛管顺右手示指方向慢慢插入 10～15cm，然后慢慢退出右手指。从肛管注入液状石蜡，边灌注边向肠腔内探索性送管至肿瘤上方。灌肠毕拔出肛管，擦净肛门，患者平卧 5～10 分钟后排便。

2. 会阴陈旧性Ⅲ度撕裂修补术前灌肠法　会阴Ⅲ度撕裂患者，其肛门括约肌也受到损伤，所以当灌入液体后即自行流出，为保障术前清洗肠道顺利，故对此种患者取平卧位，臀部适度抬高，操作者用戴上手套的左手食、中指同时插入阴道，并紧贴直肠后壁，然后右手将肛管插入直肠内，其深度比一般灌肠深 3～5cm，左手食、中指压紧肛管，起到肛门括约肌作用，采用低压力灌注，灌肠袋距离肛门约 30cm，采用此方法可取得较满意的效果。

3. 先天性巨结肠症的灌肠法　先天性巨结肠症大多由于腰骶部副交感神经在发育过程中停止，造成直肠与乙状结肠交界处或降结肠以上肠壁肌间神经丛的神经节细胞缺如或减少，致使该段肠管失去正常蠕动，只能收缩，经常处于痉挛状态形成机械性狭窄，以致粪便通过困难淤积而成。

操作方法：患者取左侧卧位，用戴手套的手持肛管，涂油后插入肛门，向左上后方缓慢插入，经直肠达乙状结肠上段，距肛门约 30cm，如有气体与粪便溢出，表明插管已越过痉挛段。用冲洗器注入 50ml 液体，待 1～2 分钟后抽出，依次反复地缓慢冲洗。注意冲洗时压力勿高，以免引起肠腔过度扩张，导致肠穿孔。同时用左手按摩腹部，使结肠内残存粪便及气体尽量排出，直到腹部柔软后，再拔出肛管。

4. 腹部人造肛门灌肠法　腹部人造肛门的灌肠不同于普通患者经肛门的灌肠方法。

操作方法：患者取平卧位，身体偏向人工肛门侧 35°，铺橡胶单，置便盆于人造肛门下方，若腹及会阴部刀口未愈，用敷料加以保护隔离，防止肠内容物污染创口。戴口罩、手套，配制灌肠液 0.1% 肥皂水，选 18 号肛管外涂液状石蜡，排出灌肠器内气体后用止血钳夹紧肛管。左小手指或示指涂液状石蜡后，轻轻插入人造肛门口内待肠痉挛波过后，将肛管慢慢插入肠管内，插入时如遇阻力可先灌入少量流体，予以润滑，然后边旋转边轻轻插入。当插入 10cm 后打开止血钳进行灌洗，一次量为 600～1 000ml。灌洗完毕后不可将肛管立即取出，相对固定肛管于肠内，同时反复上下移动肛管，刺激肠蠕动，使肠内容物不流出。在灌肠过程中，若流动中的肠内容物突然中断，说明肛管被粪便阻塞，应挤压肛管或用 50ml 注射器抽吸灌肠液进行加压通肛管，如果仍不通畅，应重新更换肛管或用小手指插入人造肛门口进行扩张，诱导肠内容物排出。

（张元芬）

第九节　导尿术

一、适应证

导尿是临床上最常用的泌尿外科和非泌尿道疾病的诊断和治疗措施之一。其适应证包括：外科手术、急诊和危重患者，常需导尿观察尿量变化；急慢性阻塞性尿潴留或神经性膀胱，需导尿缓解症状；膀胱功能不全者，导尿用作排尿后残余尿量评估；导尿留取非污染尿标本检查作为泌尿系感染的重要诊断手段（多为女性患者）；其他如利用导尿作为逆行性膀胱造影和尿动力学检查的方法。

二、禁忌证

导尿唯一的绝对禁忌证是确定性或疑似下尿道损伤或断裂者，主要见于骨盆骨折或盆腔创伤者，多表现为会阴部血肿、尿道口出血或前列腺高位骑跨（high - riding）。只有尿道连续性得到确认后，方可进行导尿术，非创伤者镜下或肉眼血尿并非导尿的禁忌证。相对禁忌证如尿道狭窄、近期尿道或膀胱手术、狂躁或不合作者等。

三、主要器械

消毒剂如聚维酮碘，水溶性润滑剂如甘油，无菌巾，无菌棉球及纱布，无菌手套，连接管，无菌盐水，10ml 注射器，尿量计，接尿器（或接尿袋），固定胶带等。

四、导尿管选择

成人常用 Foley - 16 或 18 号导尿管，儿童多用 5~8 号导尿管。尿道狭窄者宜选择较小导尿管如 Foley - 12 或 14 号，而有血尿者应选择相对较大的导尿管如 Foley - 20 至 24 号，以免导尿管被血块阻塞。多数导尿管为乳胶管，如条件允许，对乳胶过高敏或过敏者可选用硅胶管，有高危感染风险者，可选用银合金涂层的抗菌导尿管。

五、操作前准备

操作前先向患者作适当解释，消除顾虑，取得其充分合作。患者多取仰卧位或半卧位，双大腿可略外展。男性包茎者应翻开包皮暴露尿道口，清除包皮垢。然后用浸有消毒液的棉球或海绵块消毒，注意，在消毒时，应以尿道口为中心向外消毒。消毒后常规铺无菌巾或洞巾，导尿管外涂润滑剂备用。

六、导尿操作

（一）男性患者导尿术

术者戴无菌手套，消毒铺巾后，一手握阴茎，使之垂直向上，另一手持带有滑润剂的导尿管，自尿道口插入，导尿管至少插入大部分或见尿液流出，见有尿液自导尿管流出后仍应继续推入导尿管数厘米，而后将导尿管外端接上接尿袋，用 10ml 注射器抽取无菌生理盐水注入球囊管，再将向外牵拉导尿管，直到遇到阻力，固定导尿管于一侧大腿上，完成导尿（图 1 - 3）。

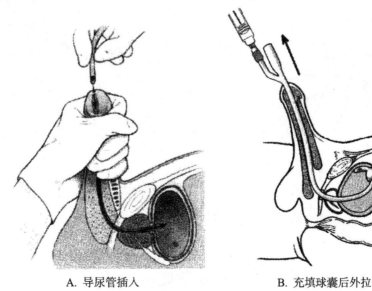

A. 导尿管插入　　　　　　　　　　B. 充填球囊后外拉

图 1 - 3　男患者导尿管插入方法示意图

有时导尿管插入阻力较大，可能是在前列腺膜部狭窄或尿导尿管硬度较大，致使导管前端阻于前列腺膜部前方的尿道后皱襞处，此时可用手指在前列腺下方轻托尿道或适当旋转导尿管方向，便于导尿管前端顺利进入尿道前列腺部（图1-4）。

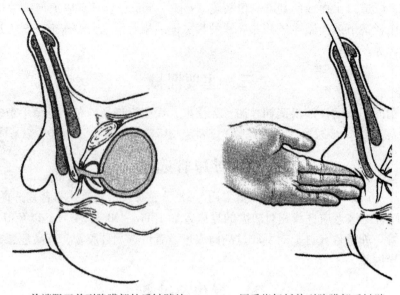

A.前端阻于前列腺膜部的后皱襞处　　B.用手指轻托前列腺膜部后皱襞

图1-4　男患者导尿管插入遇阻解决方法示意图

（二）女患者导尿术

患者取仰卧位，双大腿略向外展或呈膀胱截石位，用手指撑开阴唇后自尿道口向周围消毒并常规铺无菌巾。术者用一手拇、示指分别撑开两侧小阴唇，另一手持导尿管自尿道口插入导尿管（图1-5），见尿液处导尿管外流时，继续向内插入导尿管数厘米，用注射器抽取10ml无菌生理盐水，向球囊导管内注入生理盐水，而后向外牵拉导尿管，直到遇到阻力即可，而后固定导尿管于一侧大腿根部即完成导尿。

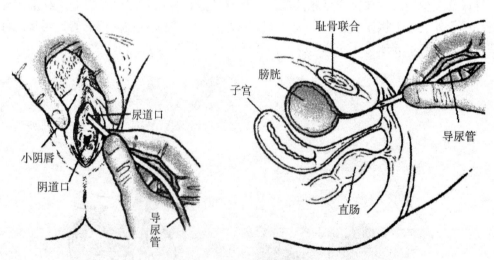

拇、食指分别撑开两侧小阴唇，自尿道口插入导尿管

图1-5　女性导尿方法示意图

七、并发症

导尿的主要并发症包括造成假通道、尿道穿孔、出血、感染。尿道炎是最常见的并发症，发生率达

3% ~10% 。每个导尿管留置口，特别多见于尿道狭窄或前列腺肥大者，主要是无症状性菌尿；附睾炎、膀胱炎和肾盂肾炎是少见并发症，多见于长期留置导尿管并发感染者。减少感染的最有效方法是尽可能减少导尿管的留置时间，严格无菌操作。导尿者无需常规预防性使用抗生素，但感染高危风险者如免疫功能受抑、经尿道前列腺切除术、肾移植者等，需要预防性使用抗生素。医源性创伤可导致尿道狭窄、出血和血尿，少量出血大多是自限性的，无需特殊处理，但出血较多者，应给予止血药如立止血 1KU 肌内注射或静脉注射，凝血功能障碍者应处理原发病。包茎者导尿后包皮未复原易致包皮嵌顿。

（杨　芳）

第十节　排尿异常护理新技术

一、成人尿失禁的护理

排尿失去了控制，尿液不由自主地流出或排出，称尿失禁。当膀胱的神经传导受阻或神经功能受损，均可使膀胱括约肌失去作用，而出现尿失禁。

1. 尿失禁的种类　包括以下几种。

（1）紧迫性尿失禁：是一种与突然和强烈排尿欲有关的不随意尿失禁。

（2）张力性尿失禁：是一种在咳嗽、打喷嚏、大笑或做其他可增加腹压的生理活动时出现的不随意尿失禁。

（3）充盈性尿失禁：是一种因膀胱过度扩张而引起的不随意尿失禁。

（4）功能性尿失禁：是由下尿道以外的因素所致，如生理和功能性的慢性损伤。

2. 尿失禁的护理　如下所述。

（1）行为疗法：①膀胱训练，嘱患者抑制紧迫排尿的感觉，力争延迟排尿，制定排尿时间表，训练定时排尿，开始间歇为 2 ~ 3 小时，夜间可不做硬性规定，以后逐渐延长排尿间歇时间，直至排尿正常。此训练需持续数日，适用于不稳定膀胱所致尿失禁，对张力性尿失禁也有效。②行为训练，根据患者自然排尿规律来定时排尿。与膀胱训练不同的是，训练不要求患者延迟排尿和抑制紧迫感。③鼓励排尿，护理人员定时检查、询问并鼓励患者到卫生间排尿。④骨盆训练，使阴道周围肌和肛门括约肌作"吸入"动作，但要避免腹肌、臀肌及大腿内侧肌收缩，收缩和松弛交替进行各占 10 秒，每日作 30 ~ 90 次，持续 6 周。主要用于张力性尿失禁。⑤阴道圆锥训练，将一定重量的圆锥物顶部塞入阴道，然后收缩会阴肌，将其保留在阴道内 15 分钟以上，每日 2 次。

（2）药物疗法：普鲁苯辛、双环维林治疗，经上述行为疗法无效的，其病因明确的尿失禁者。苯丙醇胺、雌激素可治疗张力性尿失禁。

（3）器械疗法：①导尿，采用留置尿管持续导尿或定时放尿。②阴茎夹，对短期括约肌失调患者可使用阴茎夹，每 3 小时放松排尿 1 次。③阴道环，适用于其他疗法无效的年老体弱者，使用时须经常检查并在专业人员指导下使用。

二、前列腺肥大患者的导尿方法

前列腺肥大患者伴急性尿潴留，在行常规导尿术中由于前列腺近尿道段弯曲、伸长，在导尿时需强制插管，尿道因受到强烈刺激引起反射性平滑肌痉挛，加重尿道狭窄，常致导尿失败而行膀胱造瘘术。为了减轻患者痛苦，介绍几种导尿方法。

1. 第一种方法　患者取侧卧位，垫高臀部成 30°角，用前列腺尿管常规方法导尿即可。

2. 第二种方法　个别患者用上法仍不能插入，可行耻骨上膀胱穿刺抽尽尿液后即可顺利插入导尿管。前列腺肥大尿潴留插导尿管困难是由于平卧时高度充盈的膀胱向腹腔下陷，后尿道被扭曲，致正常男性尿道呈反"S"形方向改变，插入的导尿管头部顶住前列腺膜部的前壁，不能前进所致。

3. 第三种方法　物品准备同男患者导尿术用物。另加灭菌液状石蜡 1 瓶，5ml 注射器一具及 0.1%

丁卡因药液 4~5ml。其操作方法是按男患者常规导尿术消毒后铺孔巾，左手用消毒纱布将阴茎向上提起与腹壁成 60°角，伸直尿道有利于药液顺利通过。在助手的协助下用注射器抽吸 4~5ml 0.1% 丁卡因药液，取下针头，直接从尿道外口缓慢推入，左手不放，再用原空针直接抽吸 3~4ml 液状石蜡直接从尿道外口缓慢推入尿道，然后按常规导尿术进行插管导尿。

三、高龄女患者导尿术

女患者导尿因尿道短直，插管比较容易，但对一些老年尤其是高龄女患者导尿，往往会遇到寻找尿道口困难的问题。这里要讲的从阴道前壁中寻找尿道口的方法既准确可靠又无痛苦。

操作方法：常规消毒外阴后戴无菌手套，左手示指、中指并拢，轻轻伸入阴道 1.5~2cm 时，屈曲指端关节将阴道前壁拉紧外翻，即在外翻的黏膜中找到尿道口。变异的尿道口一般陷入不深，手指无须伸入阴道过深。导尿管置入方向不是直进，顺翻转阴道前壁所造成的尿道弧度慢慢插入即可。

四、处女膜异常患者的导尿术

由于处女膜肥厚或新婚后处女膜破裂时方向特殊改变，其中的一块处女膜破裂后上翘到尿道口下方或尿道口发生粘连，使之扯拉变形，或者破裂后处女膜堵在尿道口下方，宛如门槛遮盖尿道口，阻碍排尿，引起尿频、尿急及尿路感染，故又有处女膜伞病之称。因此，这种患者导尿时往往直接看不到尿道口，须戴无菌手套，消毒后于前庭中将正常位置尿道口处的处女膜往上翻，或将"隆起"的前庭黏膜上、下、左、右轻轻拨开，即可见尿道口而顺利导尿。

五、尿道处女膜融合症患者的导尿术

正常尿道口与阴道口之间距离应在 0.5~1.0cm 以上，如两者之间距离先天较近或无前庭组织隔开，尿道开口于阴道内，称之为尿道处女膜融合症。这类患者导尿时也应将前庭组织往上推，阴道前壁往外拉，才能正确辨认尿道口而顺利导尿。

六、膀胱灌注新方法

干扰素膀胱灌注方法是近几年来治疗浅表性膀胱癌采用的一种新方法。膀胱灌注方法的正确实施，是保证和提高干扰素疗效的重要因素之一。

1. 膀胱灌洗前的准备　如下所述。

（1）灌洗时间最好是上午，当日早晨少饮水或禁水，使尿量减少以防止膀胱内干扰素灌注液过早地被尿液稀释，保证药物对癌细胞有效的治疗浓度。

（2）在膀胱灌注前应使膀胱排空。

（3）尿道外口常规消毒。

2. 灌洗方法　如下所述。

（1）干扰素灌注液的配制：干扰素 200 万 U，用注射用水 40ml 溶解，现用现配，不可放置过久。

（2）先用注射器经尿道外口向膀胱内注入空气 50ml，使膀胱膨胀，膀胱黏膜皱襞扩展，以使干扰素灌注液充分与黏膜上皮接触。

（3）采用膀胱冲洗器或注射器，直接经尿道外注入法，将配制干扰素灌注液注入膀胱。因干扰素尿道黏膜无刺激性，避免采用导尿管对尿道黏膜造成机械性损伤。

（4）灌注液注入后，立即用左手示指、中指和拇指夹住尿道外口，再用注射器或膀胱冲洗器经尿道外口注入 5~10ml 空气，使残留在尿道内的灌注液进入膀胱内，防止尿道内的干扰素灌注液外溢流失。

3. 注意事项　如下所述。

（1）灌注后尽量让患者延长排尿时间以增加干扰素对膀胱黏膜的作用。

（2）嘱患者多变动体位，使干扰素能充分与膀胱黏膜接触。

（3）为了使膀胱内肿瘤部位能充分与干扰素接触，让患者采取下述相应体位：①肿瘤位于膀胱前壁者多采用俯卧位。②肿瘤位于膀胱顶部者采取仰卧位，臀部垫高。③肿瘤位于膀胱后壁者采用平卧位或半卧位。④肿瘤位于膀胱左侧或右侧壁者则采用左侧或右侧卧位。⑤肿瘤位于膀胱颈部尿道内口部位者采用站立体位。

七、气囊导尿管导尿法

应用气囊导尿管经尿道持续留置导尿这一技术已经取代一般导尿管，具有操作简单，患者痛苦少，固定简单，不易脱落的特点。气囊导尿管多系天然胶精制而成，具有结构合理、导管柔顺、性能良好、弹性适中、表面光滑的特点。

（一）结构

气囊导尿管尖端2.5~4cm处，设有气囊1~2个，管腔末端由2~3个腔组成，以供向气囊内注气、注水、冲洗、引流之用。加之气囊强度高，密封性好，腔囊气体不泄漏、安全、可靠且具有多种功能。

1. 种类　如下所述。

（1）双腔单囊导尿管，又称止血双腔导尿管、氟莱导尿管。

（2）双腔单囊女性导尿管。

（3）三腔单囊，尖端弯头导尿管，又称前列腺导尿管。

（4）三腔单囊导尿管。

（5）三腔双囊导尿管。

2. 型号　气囊导尿管分大小不等型号，以供临床不同年龄、性别以及不同病种选用。

（二）按照男女常规导尿术准备用物

另备气囊导尿管1条，无菌注射水或生理盐水250ml，10~30ml注射器1具。

（三）操作方法

（1）按照男女常规导尿术中的操作步骤进行。

（2）插管时将导尿包内的一般导尿管改为气囊导尿管，注气或水检查气囊有无漏气，而后轻轻插入20cm见尿后再插入4cm，即根据需要注气或注水3ml、5ml、10ml、15ml、30ml。临床实践成人5~10ml，小儿3~5ml为宜，如成人系压迫止血作用，则10~15ml为宜，最多不超过30ml，注气或注水后轻轻向外拉至有阻力感为止，连接储尿袋，观察引流情况，整理用物。

（四）注意事项

（1）严格无菌技术操作。

（2）要根据患者病情、性别、年龄的不同，选择合适的导尿管型号。

（3）操作时（插管前）应检查尿管管腔是否通畅，气囊有无漏气，注入气、液体量充盈情况。

（4）对长期留置导尿管的患者应注意观察尿量、性质、尿液排出是否通畅等。

（5）注意导管有无受压、扭曲、尿液外漏、气囊充盈情况，阻力感有无减少等。

（6）保持尿道口的清洁，每日清洁1次，膀胱冲洗1周后开始每日1次，以防尿道隐形感染，注意倾听患者主诉。

（7）留置导尿管每周更换1次，但更换新导尿管前与下次插管时，中间应间停4小时为宜。

（8）注意患者主诉，如出现下腹部灼热感，不适感，排尿感发热等应注意膀胱炎的发生。

（杨　芳）

第二章

呼吸系统疾病的护理

第一节　呼吸内科专科诊疗技术与护理

呼吸是人的基本需要。无论是急性突发性呼吸困难，还是慢性持续性呼吸困难，都会导致机体缺氧而危及生命和健康。护士有责任采取有效措施，掌握改善呼吸功能的护理技术，以解除患者的痛苦，满足患者的需要。

一、吸痰法

吸痰法（aspiration）是指经口、鼻腔、人工气道将呼吸道的分泌物吸出，以保持呼吸道通畅，预防吸入性肺炎、肺不张、窒息等并发症的一种方法。临床上主要用于年老体弱、危重、昏迷及麻醉未清醒前等各种原因引起的不能有效咳嗽排痰者。

临床有电动负压吸引器吸痰法和中心吸引装置吸痰法。

（一）电动负压吸引器

1. 构造及作用原理

（1）构造：主要由马达、偏心轮、气体过滤器、压力表及安全瓶和储液瓶组成。安全瓶和储液瓶是两个容器，容量为 1 000ml，瓶塞上有 2 根玻璃管，并有橡胶管相互连接。

（2）原理：接通电源后，马达带动偏心轮，从吸气孔吸出瓶内的空气，并由排气孔排出，这样不断地循环转动，使瓶内产生负压，将痰吸出。

2. 用物

（1）电动吸引器 1 台，多头电源插板。

（2）无菌治疗盘内放有盖容器 2 只（分别盛有无菌生理盐水和消毒吸痰管数根，成年人使用 12 ～ 14 号吸痰管，小儿使用 8 ～ 12 号吸痰管，气管插管患者使用 6 号吸痰管），无菌纱布，无菌止血钳或镊子，无菌持物钳置于盛有消毒液瓶内，弯盘。

（3）必要时备压舌板，开口器，拉舌钳，盛有消毒液的玻璃瓶（系于床栏）。

3. 操作方法

（1）检查吸引器各部连接是否完善，有无漏气：接通电源，打开开关，检查吸引器性能，调节负压。一般成年人吸痰负压 0.3 ～ 0.4mmHg（0.040 ～ 0.053kPa），小儿吸痰 0.25 ～ 0.3mmHg（0.033 ～ 0.040kPa），将吸痰管置于水中，试验吸引力，并冲洗皮管。

（2）将患者头部转向护士，并略有后仰：夹取纱布，吸痰管与玻璃接管另一侧连接。

（3）插入吸痰管，其顺序是由口腔前庭→颊部→咽部，将各部吸尽。如口腔吸痰有困难时，可由鼻腔插入（颅底骨折患者禁用），其顺序由鼻腔前庭→下鼻道→鼻后孔→咽部→气管（20 ～ 25cm），将分泌物逐段吸尽。若有气管插管或气管切开时，可由插管或套管内插入，将痰液吸出。昏迷患者可用压舌板或开口器先将口启开，再行吸引。

（4）吸痰时：吸痰管应自下向上，并左右旋转，以吸尽痰液，防止固定一处吸引而损伤黏膜，吸痰管取出后，吸水冲洗管内痰液，以免阻塞。

（5）吸痰中：随时擦净喷出的分泌物，注意观察患者呼吸频率的改变。在吸引过程中，如患者咳嗽厉害，应稍等片刻后再行吸出。

（6）吸毕：关闭吸引器开关，弃吸痰导管于小桶内，吸引胶管玻璃接头插入床栏上盛有消毒液瓶内备用，将患者口腔周围擦净。观察吸出液的量、颜色及性状，必要时做好记录。

4. 注意事项

（1）吸痰前，检查电动吸引器性能是否良好，连接是否正确。

（2）严格执行无菌操作：需分别由鼻、口腔、气管插管或气管套管内吸痰时，应各用 1 根吸痰管，防止上呼吸道感染播散到下呼吸道。每吸痰 1 次，更换 1 次吸痰管。

（3）插管时不可带负压，即反折吸痰管，吸痰动作轻柔，不可上下提插，避免损伤呼吸道黏膜。

（4）一次吸痰时间不应超过 15s，吸引器连续使用时间不超过 3min。

（5）痰液黏稠时，可使用蒸汽吸入，也可向气管插管或气管套管内滴入生理盐水或化痰药物，使痰稀释便于吸出。所用的吸痰管，其外径不得超过套管口径的 1/2。

（6）储液瓶内的吸出液应及时倾倒，不应超过瓶的 2/3，以免痰液吸入马达，损坏机器。储液瓶洗净后，应盛少量的水，以防痰液黏附于瓶底，妨碍清洗。

（二）中心吸引装置

利用管道通路到达各病室床单位，替代电动吸引器，较为普遍。中心吸引装置吸痰法操作方法如下。

1. 用物

（1）壁挂式吸引器。

（2）治疗盘内放：一次性带盖治疗碗 3 个（分别盛放试吸液、冲管液和无菌纱布），一次性 PE 手套，一次性吸痰管。

2. 操作方法

（1）备齐用物，携至床旁，检查壁挂式吸引器各管连接是否正确，吸气管和排气管是否接错。

（2）将吸引器后盖的两个挂孔对准固定在墙上的真空管路插孔挂牢，玻璃接管与吸引器导管连接。

（3）按增加的方向旋动调节手轮，仪器即可接通真空管路的负压。调节负压，一般成人吸痰负压 0.04~0.05kPa，小儿 0.03~0.04kPa。

（4）向患者解释，以取得合作，将患者的头侧转，面向护士，并略有后仰。戴上 PE 手套，吸痰管与玻璃接管另一侧连接。

（5）抽吸生理盐水润滑导管前端检查是否通畅，有无漏气，左手反折导管，右手拿取导管前端缓慢插入口、鼻腔，由深部向上提拉，左右旋转，吸净痰液。每次吸痰时间不超过 15s，痰多者应间隔 3~5min 再吸。

（6）每次吸痰完毕，应用无菌生理盐水抽吸冲洗，以防导管被痰液阻塞。

（7）吸毕，关吸引管，按减少的方向把调节手柄旋转，切断瓶内及吸管的负压。

3. 注意事项

（1）吸痰前应检查吸引器效能是否良好，各种连接管连接是否严密、正确。

（2）吸痰时要遵守无菌操作的原则，各种无菌物、导管及无菌水均应定时更换，以防污染呼吸道。

（3）插入导管动作应轻稳，不可用力，减少导管在呼吸道黏膜上拖、拉，采取间断吸引，以保护呼吸道黏膜。

（4）两次吸引之间应重新给患者吸氧，以防血氧过低。发现阵发性咳嗽及心律失常应立即停止吸引。

二、氧气吸入疗法

氧是生命活动所必需的物质，如果组织得不到足够的氧或不能充分利用氧，组织的代谢、功能，甚至形态结构都有可能发生异常改变，这一过程称为缺氧。

氧气吸入疗法（oxygen therapy）是指通过给氧，提高动脉氧分压（PaO_2）和动脉血氧饱和度（SaO_2），增加动脉血氧含量（CaO_2），纠正各种原因造成的缺氧状态，促进组织的新陈代谢，维持机体生命活动的一种治疗方法。

（一）供氧装置

现在临床常用的供氧装置是中心供氧装置。供应站总开关控制，各用氧单位配氧气表，打开流量表即可使用。此法迅速、方便。

目前，也有一些基层医院或室外临时救护所不具备中心供氧的条件，可以选择氧气筒供氧，配备氧气压力装置表。

（二）供氧方法

1. 双侧鼻导管给氧法　将双侧鼻导管插入鼻孔内约 1cm，导管环固定稳妥即可。此法比较简单，患者感觉比较舒服，容易接受，因而是目前临床上常用的给氧方法之一。

2. 面罩法　将面罩置于患者的口鼻部供氧，用松紧带固定，再将氧气接管连接于面罩的氧气进孔上，呼出的气体从面罩两侧孔排出。由于口、鼻部都能吸入氧气，效果较好。调节氧流量每分钟 6 ~ 8L。可用于病情较重、氧分压明显下降者。

3. 头罩法　将患者头部置于头罩里，罩面上有多个孔，可以保持罩内一定的氧浓度、温度和湿度。头罩与颈部之间要保持适当的空隙，防止二氧化碳潴留及重复吸入。此法主要用于小儿。

4. 氧气枕法　氧气枕是一长方形橡胶枕，枕的一角有一橡胶管，上有调节器可调节氧流量，氧气枕充入氧气，接上湿化瓶即可使用。此法可用于家庭氧疗、危重患者的抢救或转运途中，以枕代替氧气装置。

（三）供氧浓度

空气中的氧含量为 20.93%，为达到治疗效果，吸入氧气的浓度必须高于空气中的氧气浓度。吸氧浓度可通过以下公式换算：

吸入氧浓度% = 21 + 4 × 氧流量（L/min）

氧气用量依病情而定，给氧浓度取决于缺氧状态，用鼻导管，成人轻度缺氧者，一般每分钟 1 ~ 2L；中度缺氧者每分钟 2 ~ 4L；重度缺氧者每分钟 4 ~ 6L。对于缺氧伴有二氧化碳潴留的患者，应控制氧流量每分钟 1 ~ 2L，以改善缺氧，同时又可避免二氧化碳潴留加重。对重度缺氧，不伴有二氧化碳潴留的患者，吸入氧浓度不需加以控制，通常达 35% 以上。高浓度吸氧时，常用间断给氧，如持续给氧的时间超过 24h，则浓度不超过 60% 为宜，以防发生氧中毒。

（四）注意事项

（1）用氧前，检查氧气装置有无漏气，是否通畅。

（2）严格遵守操作规程，注意用氧安全，切实做好"四防"，即防震、防火、防热、防油。

（3）使用氧气时，应先调节流量后应用。停用氧时，应先拔出导管，再关闭氧气开关。中途改变流量，先分离鼻导管与湿化瓶连接处，调节好流量再接上。以免一旦开关出错，大量氧气进入呼吸道而损伤肺部组织。

（4）用氧过程中，注意观察患者脉搏、血压、精神状态、皮肤颜色、呼吸方式等情况有无改善，衡量氧疗效果，同时可监测动脉血气分析判断疗效，根据变化及时调整用氧浓度。

（5）常用湿化液有蒸馏水：急性肺水肿用 20% ~ 30% 酒精，具有降低肺泡内泡沫的表面张力，使肺泡泡沫破裂、消散，改善肺部气体交换，减轻缺氧症状的作用。

三、吸入疗法

（一）氧气驱动雾化吸入

氧气驱动雾化吸入疗法是临床上一种较好的祛痰、消炎、局部用药手段。具有操作简单、药物直达病灶、局部病灶药物浓度高、安全性好、不良反应小等优点。

1. 原理　基本原理是利用高速氧气流通过毛细管口并在管口产生负压，将药液由相邻的管口吸出，所吸出的药液又被毛细管口高速的氧气流撞击成细小的雾滴，成气雾状喷出，随患者呼吸进入呼吸道而达到治疗的作用。

2. 目的

（1）治疗呼吸道感染，消除炎症，稀释痰液以有利于痰液的排出，治疗急、慢性呼吸道炎症。

（2）解痉平喘，改善通气功能，用于治疗哮喘。

3. 用物准备

（1）必备物品

1）雾化吸入器1套。

2）吸氧装置1套：吸氧装置和湿化瓶（不装水）。

3）10ml注射器：用于抽吸药液。

4）药品：按医嘱备药。

（2）常用药物及其作用

1）湿化祛痰药：如 α - 糜蛋白酶2.5～5.0mg加生理盐水10ml稀释后应用。

2）支气管扩张药：如异丙肾上腺素0.25～0.50mg加生理盐水5～10ml；0.5%非布丙醇加生理盐水10ml；地塞米松2～5mg加生理盐水5～10ml。

3）抗生素类药：常用药物有青霉素和庆大霉素。青霉素每次5万～10万IU，加生理盐水5～10ml，注意应在皮试阴性的情况下应用；庆大霉素每次4万～8万IU，加生理盐水10ml，以达到控制炎症的功效。

4. 操作方法

（1）按医嘱抽取药液，用蒸馏水稀释或溶解药物在10ml以内，注入雾化器的储液罐内。

（2）将雾化器储液罐与入管口旋紧连接，然后下端再与氧气装置的延长导管相连，注意连接应紧密，防止漏气。

（3）将洁净的口含嘴取出，与雾化器的吸入管口相连。

（4）调节氧气装置，储液罐有雾化液气体出现，下端无药液漏出，即雾化器安装完毕。

5. 注意事项

（1）在治疗前护士应详细介绍雾化吸入疗法的意义和方法、时间、效果及如何正确地配合，以达到最佳的治疗效果。

（2）操作时先检查雾化器各部件连接是否良好，有雾气出现时再让患者吸入。初次做此治疗，应教会患者使用方法：嘱患者漱口以清洁口腔，取舒适体位，最好采用半坐位或坐位，患者手持雾化器，用口完全含住雾化器吸嘴，紧闭口唇，用持雾化器的手堵住雾化器的开放端口，同时深吸气，可使药液充分达到支气管和肺内，吸入雾化液气后再屏气1～2s，效果更好。

（3）吸入时间不宜过长，一般为15～20min，氧流量不宜过大。

（4）治疗完毕，取下雾化器，关闭氧气，清理用物，协助患者漱口。每次要将储液罐、吸入管口、口含嘴冲洗干净，消毒后再用冷开水洗净，使患者能得到更好的休息。

（二）超声雾化吸入

超声波雾化器是应用超声波声能，将药液变成细微的气雾，由呼吸道吸入，达到治疗目的，其特点是雾量大小可以调节，雾滴小而均匀，药液随着深而慢的吸气被吸入终末支气管及肺泡。又因雾化器电子部分能产热，对雾化液有加温作用，使患者吸入温暖、舒适的气雾。

1. 超声波雾化器的结构

（1）超声波发生器：通电后输出高频电能。雾化器面板上操纵调节器有电源开关、雾化开关、雾量调节旋钮、指示灯及定时器。

（2）水槽与晶体换能器：水槽盛冷蒸馏水，其底部有一晶体换能器，接收发生器输出的高频电能，将其转化为超声波声能。

（3）雾化罐（杯）与透声膜：雾化罐盛药液，其底部是一半透明的透声膜，声能可透过此膜与罐内药液作用，产生雾滴喷出。

（4）螺纹管和口含嘴（或面罩）。

2. 原理　当超声波发生器输出高频电能，使水槽底部晶体换能器转换为超声波声能，声能振动并透过雾化罐底部的透声膜，作用于雾化罐内的液体，破坏了药液的表面张力和惯性，使药液成为微细的雾滴，通过导管随患者吸气而进入呼吸道。

3. 目的

（1）消炎、镇咳、祛痰。

（2）解除支气管痉挛，使气道通畅，改善通气功能。

（3）在胸部手术前后，预防呼吸道感染。

（4）配合人工呼吸做呼吸道湿化或间歇雾化吸入药物。

（5）应用抗癌药物治疗肺癌。

4. 使用方法

（1）接上电源，雾化储液罐与雾化器连接。

（2）将待吸入的药物放入储液罐。

（3）打开雾化器上的开关，嘱患者深呼气至残气位，张开口腔，张口咬住喷嘴，缓慢深吸气到肺总量时可屏气 4~10s，注意吸气时盖住储液罐上端开口，呼气时打开。

（4）持续雾化时间 10~15min。

5. 注意事项

（1）使用前，先检查机器各部有无松动、脱落等异常情况。机器和雾化罐编号要一致。

（2）水槽底部的晶体换能器和雾化罐底部的透声膜薄而质脆，易破碎，应轻按，不能用力过猛。

（3）水槽和雾化罐切忌加温水或热水。

（4）特殊情况需连续使用，中间须间歇 30min。

（5）每次使用完毕，将雾化罐和"口含嘴"浸泡于消毒溶液内 60min。

四、胸腔穿刺术

胸腔穿刺的目的是抽取胸腔积液送检，明确胸腔积液的性质，协助诊断；排除胸腔积液或积气，缓解压迫症状，避免胸膜粘连增厚；胸腔内注射药物，辅助治疗。适用于胸腔积液性质不明者；大量胸腔积液或气胸者；脓胸抽脓灌洗治疗或恶性胸腔积液者。

（一）术前准备

1. 患者准备　向患者解释操作的目的、术中可能产生的不适及注意事项。消除患者的紧张情绪，使其积极配合。穿刺部位经直接叩诊，或结合 X 线、超声检查确定。胸腔积液者，其穿刺点在患侧肩胛下第 7~9 肋间隙或腋中线 6~7 肋间隙；气胸者，取患侧锁骨中线第 2 肋间隙进针。

2. 用物准备　常规消毒治疗盘一套，无菌胸腔穿刺包（内有胸腔穿刺针或气胸针和与之相连的胶管、5ml 和 50ml 的注射器、7 号针头、血管钳、洞巾、纱布），1% 普鲁卡因或 20% 利多卡因针剂，1:1 000肾上腺素，无菌手套，无菌试管，量杯等。

（二）术中配合

1. 体位　协助患者反坐靠背椅上，双臂平放于椅背上缘；危重患者取半卧位，上臂支撑头颈部，使肋间隙增宽。

2. 方法　常规消毒穿刺点皮肤，术者戴手套、铺洞巾，护士用胶布固定洞巾两上角，以防滑脱；打开利多卡因，供医生抽吸药液，进行逐层浸润麻醉直达胸膜。术者左手示指和拇指固定穿刺部位的皮肤和肋间，右手持穿刺针（将与之相连的胶管用血管钳夹紧），沿局麻处肋骨上缘缓慢刺入胸壁直到胸膜，将50ml注射器接上胶管，松开止血钳，抽取胸腔积液或气体，针筒抽满后再次用血管钳夹紧胶管，然后取下注射器，将液体注入弯盘中。术毕拔出穿刺针，穿刺点消毒后覆盖无菌纱布，稍用力压迫穿刺部位片刻，用胶布固定。

3. 术中的护理要点　操作中密切观察患者的脉搏、面色等变化，以判断患者对穿刺的耐受性。注意询问患者有无异常的感觉，如患者有任何不适，应减慢或立即停止抽吸。抽吸时，若患者突觉头晕、心悸、面色苍白、脉细、四肢发凉，提示患者可能出现"胸膜反应"，应立即停止抽吸，协助患者平卧，密切观察血压，防止休克。

（三）术后护理

（1）嘱患者半卧位或平卧位休息，观察呼吸、脉搏、血压等；注意观察穿刺点有无渗血或液体流出；注入药物者，嘱患者转动体位，以便药液在胸腔内混匀，并观察患者对注入药物的反应。

（2）记录抽出液体的色、质、量，及时送检标本。

（四）注意事项

（1）每次抽液、抽气时不宜过快、过多，以防胸腔内压骤然下降，发生肺水肿、循环障碍或纵隔移位等意外。首次抽液量不宜超过600ml，之后每次抽液量不宜超过1 000ml，诊断性抽液50～100ml即可。

（2）按需要留取胸腔积液标本，如需要，再注射药物。

（3）严格无菌操作。

五、胸腔闭式引流术

胸腔闭式引流指将胸膜腔内的气体或液体引流到体外，且引流系统与大气不相通。其主要目的是将胸膜腔内的气体或液体排出；重建胸膜腔内负压，促使肺复张；平衡胸腔两侧压力，预防纵隔移位及肺萎陷。

（一）适应证

无严格量化指标，近年来指征已放宽，其适应原则主要有：

（1）自发性气胸，肺压缩＞50%者。

（2）外伤性血、气胸，尤其外伤较重者便于连续观察引流情况，以便及时处理。

（3）大量或持续胸腔积液，需要彻底引流，便于诊断治疗者。

（4）脓胸早期彻底引流，以利于炎症消散、肺复张。

（5）胸内手术后的引流。

（二）禁忌证

（1）非胸腔内积气或积液肺大疱、肺囊肿等。

（2）出血性疾病、接受抗凝治疗者。

（3）精神疾病或不合作者。

（4）局部皮肤感染者。

（三）并发症

（1）麻醉药过敏严重时可引起休克。

（2）胸膜反应头晕、面色苍白、出汗、心悸、胸部压迫感或剧痛、昏厥等。

（3）切口感染可导致胸腔感染。

（4）出血可能导致血胸。

（四）胸腔引流管的安置部位

插管部位通常选择在患侧胸部锁骨中线第2肋间或腋前线第4～5肋间。可依据体征及胸部X线检查结果确定。如果为局限性气胸则需经X线检查定位后选择最佳插管部位。对于并发胸腔积液较多的气胸，插管的部位应选择在气液交界面，以利于排气同时排液。

（五）胸腔引流的装置

传统的胸腔闭式引流装置有 3 种，即单瓶、双瓶、三瓶。目前，各种一次性使用的塑料胸腔引流装置已被临床广泛应用。

单瓶水封系统：胸腔闭式引流瓶内装无菌生理盐水 500ml。"水封"是指瓶内的水封绝了空气，使空气不能穿透水面，只能将空气从胸膜腔内引出而不能使空气由长管进入胸膜腔。瓶盖上有 2 个孔，其中一个插有长管上连胸腔引流管、下端插至水面下 1~2cm，将胸膜腔压力维持在 10~20Pa 以下；另一个孔保持瓶内空间与大气相通作为空气通路，由胸膜腔引流出的气体浮出水面后经此孔排出。一般情况下，瓶内长管中的水柱高出水平面 8~10cm，并随呼吸上下波动。

（六）护理

1. 引流　如下所述。

（1）用物准备：治疗盘 1 套、胸腔穿刺包、胸腔穿刺针、引流瓶、无菌手套、5ml 注射器 1 支、垫巾、缝线、碘伏、药品（2% 利多卡因 10ml，0.9% 盐水 500ml，遵医嘱准备药物）、止血钳 2 把。

（2）操作过程

1）向患者解释引流的目的和注意事项。

2）配合医生，严格执行无菌操作。

3）皮肤切口处要求缝合严密并固定，以免发生漏气或引流管脱出。

4）打开无菌胸腔引流瓶，倒入无菌生理盐水，使长管在液面下 3~4cm，妥善固定。并在引流瓶的水位线上注明日期、时间和液量。

5）完善护理记录：核对患者→说明目的→备齐用物→摆好体位→置入胸管→连接引流瓶→保持通畅→妥善固定→注意观察。

（3）注意事项

1）保持管道密闭，任何一处有空气进入胸膜腔都会产生正压导致肺萎陷或纵隔移位，因此要确保引流系统的密闭性。胸腔置管处以无菌敷料包盖严密。

2）引流系统所有接头要连接紧密、固定妥善，随时检查引流装置是否密闭及引流管有无脱落，患者每一次改变体位时都要查看。

3）若引流管自胸腔滑脱，立即用手封闭伤处皮肤，消毒处理后以凡士林纱布封闭伤口，并协助医师进一步处理。

4）若引流管连接处脱落或引流瓶损坏，应立即用两把止血钳双重夹闭胸腔闭式引流管，更换引流装置。

5）搬动患者或更换引流瓶时，双重夹闭引流管以防空气进入胸腔。

6）瓶内长管浸入水下 3~4cm，引流瓶始终保持直立。

7）自胸膜腔内引流出的气体进入引流瓶会产生气泡，间歇性气泡是正常的，若呼气及吸气时均产生持续性气泡，提示可能有空气渗入引流系统或胸膜腔，应立即找出渗漏点并修补，若引流系统无渗漏点但却有快速的气泡，提示发生了相当大的空气漏失（如支气管胸膜瘘），立即通知医师采取措施预防肺萎陷、纵隔偏移及皮下气肿。

2. 保持引流管通畅　胸腔闭式引流主要靠重力引流，有效保持引流通畅的方法有以下几种。

（1）患者通常取半卧位，使胸腔容积增大，有利于呼吸及引流。若患者能躺向插管一侧，应密切观察勿躺在引流管上，以防压迫或扭曲胸管；侧躺时可在胸管两侧垫以折叠的毛巾以防胸管受压。

（2）经常查看引流管路是否通畅，保证胸管无扭曲或受到压迫、无血凝块堵塞等情况。观察引流管是否通畅的最简单方法是观察引流瓶内是否有气体排出及水封瓶中水柱波动情况。术后初期，水柱波动范围较大，但随着胸膜腔内气体或液体的排出，残腔缩小，水封瓶中水柱波动范围也逐渐缩小。当水封瓶中水柱停止波动时，应根据患者情况及体征，必要时可行胸透和胸部拍摄 X 线片，以确定引流管是否被血块、脓块等堵塞，是否被胸带、敷料或缝线压迫扭曲。怀疑引流管有梗阻时，可通过挤压、旋转等方法解除梗阻，并嘱患者咳嗽、深呼吸，如以上方法均不能恢复其波动，应及时通知医师处理。

（3）使用胸腔闭式引流时，应鼓励患者深呼吸和咳嗽，不仅能清除支气管分泌物，还能促进肺扩张、促使胸膜腔内气体或液体排出。患者早期下床活动时，要妥善携带胸腔闭式引流装置。

3. 严格无菌操作，防止逆行感染 如下所述。

（1）引流装置应保持无菌，水封瓶内装无菌生理盐水，更换引流瓶或其他连接管时应遵守无菌原则。

（2）保持胸壁引流口处敷料清洁、干燥，一旦渗湿，及时更换。

（3）引流瓶应低于胸壁引流口平面60~100cm，搬运患者时应夹闭管路，以防瓶内液体反流回胸膜腔。

（4）按规定时间更换引流瓶及引流瓶内的液体（液体最长不超过24h），更换时严格无菌操作。

4. 观察记录 如下所述。

（1）注意观察长管中水柱波动，因为水柱波动的幅度反映无效腔及胸膜腔内负压的大小。一般情况下，水柱上下波动4~6cm。若波动过高可能存在肺不张；若无波动提示引流管不畅或肺已完全扩张；若患者出现胸闷气促、气管向健侧偏移等肺受压的症状，应怀疑为引流管被血块阻塞，立即通知医生处理。

（2）观察引流液体的量、性质、颜色等，准确记录：胸腔手术后第一个24h的引流量通常为200~500ml。术后引流液多为血性，但若数小时后引流液仍为血性或血性引流液停止后再次出现，应考虑患者胸腔内可能发生快速的出血，要立即通知医师处理。

5. 拔管 如下所述。

（1）一般置管引流48~72h后，临床观察无气体溢出或引流量明显减少且颜色变浅，24h引流液<50ml，脓液<10ml，患者无呼吸困难，听诊患侧呼吸音正常（肺叶切除术后例外），X线胸片示肺膨胀良好、胸膜腔内无积液积气，即可拔管。

（2）拔管时患者可坐在床边或躺在健侧，嘱患者先深吸一口气，在吸气末迅速拔除引流管，立即用凡士林纱布和厚敷料封闭胸部伤口，外加包扎固定。

（3）拔管后观察患者有无胸闷、呼吸困难、伤口漏气、渗液、出血、皮下气肿等，如有异常及时通知医师处理。

六、纤维支气管镜检查

纤维支气管镜是一种由光导玻璃纤维束制成的可以弯曲的支气管内镜，它具有管径细、视镜弯曲度可调节和视野范围大等优点，能够直接观察气管、支气管、肺段及亚肺段支气管，便于做支气管黏膜的刷检和活检、经支气管肺活检和肺泡灌洗，目前已成为呼吸系统疾病诊断及治疗的重要工具。

纤维支气管镜检查的目的是为了确定侵犯气管、支气管病变的部位和范围，明确肺部疾病的病理和细胞学诊断；清除阻塞气道的分泌物或气管内异物，也可进行气管、支气管内的介入治疗等。

（一）术前准备

1. 患者准备 向患者说明检查的目的，操作过程及有关配合注意事项，消除紧张情绪，取得配合。拍摄胸片，检测肝功能、血小板出凝血时间，行心电图检查。术前禁食水4h，术前30min肌内注射阿托品0.5mg，地西泮10mg。有活动义齿者应取下。检查前要询问有无药物过敏史。

2. 用物准备 纤维支气管镜、冷光源、活检钳、细胞刷、负压吸引器、吸氧装置、氧气、鼻导管、注射器、纱布、治疗巾、防护眼罩、防护服、无菌手套、标本瓶、玻璃刷片、2%利多卡因、肾上腺素、生理盐水。

（二）术中配合

（1）麻醉：先以2%利多卡因5ml雾化吸入和咽喉部喷雾局麻。以2%利多卡因喷入一侧鼻孔，然后以1%～2%麻黄素溶液浸泡的棉签收缩该侧的鼻甲黏膜，充分麻醉鼻腔黏膜和收缩鼻黏膜血管。

（2）嘱患者全身放松，平静呼吸，检查者在直视下循腔插入，先检查健侧，后检查患侧。

（3）根据需要配合医生做好吸引、活检、治疗等，标本采集后立即固定送检。

（4）术中严密观察病情变化。

（三）术后护理

（1）术后禁食水2h，2h后进温凉流质或半流质饮食为宜。

（2）术后0.5h内减少说话，使声带得到休息。鼓励患者咳出痰液或血液，术后少量咯血属正常现象，应向患者解释勿使其产生紧张心理。

（3）检查后如有声嘶或咽喉部疼痛，给予雾化吸入。

（4）密切观察患者有无发热、胸痛，观察呼吸道出血情况，若为痰中带血丝，不需特殊处理，当出血较多时，及时通知医生，发生大咯血时配合抢救。

（5）及时留取痰标本送检。

（四）注意事项

（1）患者因麻醉术后咽喉部可能有不适感，2h后如需进食水，应逐渐尝试进行，可先小口饮水，吞咽顺利、无呛咳方能进食。

（2）经气管镜活检的患者应注意咯血及气胸等并发症出现，如咯血不止或有胸闷、气短、呼吸困难等症状，应及时报告医生，立即处理。

（3）少数患者在做完纤维支气管镜后，可能出现继发感染、发热、咳嗽、痰多等情况，可酌情应用抗生素治疗。

（4）严格无菌操作。

七、动脉血气分析

动脉血气分析能客观反映呼吸衰竭的性质和程度，是判断有无缺氧和二氧化碳潴留的最可靠方法。对指导氧疗、机械通气各种参数的调节以及酸碱和电解质失衡均有重要意义。适用于各种疾病、创伤或手术发生呼吸功能衰竭、心肺复苏后、急慢性呼吸衰竭，以及机械通气的患者。

（一）术前准备

1. 患者准备　向患者说明穿刺的目的和注意事项。让患者取坐位或卧位，以方便采血和舒适为宜。充分暴露采血部位。

2. 物品准备　一次性血气针（无需备肝素溶液）或2ml无菌注射器，皮肤消毒液，无菌消毒棉签，橡皮塞，肝素钠稀释液等。

（二）术中配合

（1）用2ml无菌注射器抽吸肝素钠稀释溶液1～2ml，来回抽动针芯，使肝素钠溶液与注射器充分接触，然后排净注射器内的肝素钠溶液和空气（如一次性血气针则无需抽吸肝素钠溶液）。

（2）选择动脉血管，一般选择股动脉、桡动脉或肱动脉为穿刺部位，先用手指摸清动脉的搏动、走向和深度；常规消毒穿刺部位皮肤及操作者触摸动脉的手指（一般为左手中指和示指）；用左手示指和中指固定动脉，右手持注射器与皮肤呈30°～45°角穿刺为宜，若取股动脉等深动脉穿刺，则需垂直进针，当见有血液自动流入针管内则穿刺成功，采血1～2ml即可。

（3）拔出针头后，立即用消毒干棉签压迫穿刺处，操作者迅速将针头斜面刺入橡皮塞，用手旋转注射器数次，使血液和肝素钠溶液充分混匀。

（三）术后护理

（1）采集后立即送检，详细填写化验单，注明采血时间、吸氧方法及浓度、患者体温、机械通气参数等。

（2）拔出针头后，立即用消毒干棉签压迫穿刺处，请第二人继续按压5min以上。

（四）注意事项

（1）采血前了解患者诊断，如有经血液传染的传染病患者，操作人员要做好保护措施。

（2）尽量保持患者情绪稳定，因为患者紧张、恐惧、剧烈活动或明显气喘均可影响检查结果。

（3）防止空气进入标本中，如有气泡立即排出，以免影响检查结果。

（4）避免反复穿刺引起局部皮下瘀血。如抽出血液为暗红色，应警惕为静脉血。

（5）如有凝血机制障碍者，应延长按压时间。

（6）严格无菌操作。

（杨　芳）

第二节　呼吸内科常见症状的护理

一、咳嗽与咳痰（cough，expectoration）

（一）定义

咳嗽是呼吸系统最常见的症状之一。咳嗽是一种反射性防御动作，通过咳嗽可以有效清除呼吸道内分泌物和进入气道内的异物。咳嗽是由于延髓咳嗽中枢受刺激引起的。但咳嗽也有不利的一面，它可使呼吸道内感染扩散，剧烈的咳嗽可导致呼吸道出血，甚至诱发自发性气胸等。因此若长期、频繁、剧烈咳嗽影响工作、休息，则为病理状态。

咳痰是气管、支气管的分泌物或肺泡内的渗出液，借助咳嗽将其排出称为咳痰。

（二）护理评估

1. 病因评估

（1）呼吸道疾病：从鼻咽部至小支气管整个呼吸道黏膜受到刺激时，可引起咳嗽。咽喉炎、喉结核、喉癌等可引起干咳，气管 - 支气管炎、支气管扩张、支气管哮喘、支气管内膜结核及各种物理（包括异物）、化学、过敏因素对气管、支气管的刺激以及肺部细菌、结核菌、真菌、病毒、支原体或寄生虫感染以及肺部肿瘤均可引起咳嗽和（或）咳痰。呼吸道感染是引起咳嗽、咳痰最常见的原因。

（2）胸膜疾病：如各种原因所致的胸膜炎、胸膜间皮瘤、自发性气胸或胸腔穿刺等均可引起咳嗽。

（3）心血管疾病：当二尖瓣狭窄或其他原因所致左心衰竭引起肺淤血、肺水肿，或因右心及体循环静脉栓子脱落引起肺栓塞时，肺泡及支气管内漏出物或血性渗出物，刺激肺泡壁及支气管黏膜，引起咳嗽。

（4）中枢神经因素：从大脑皮质发出冲动传至延髓咳嗽中枢，可随意引致咳嗽或抑制咳嗽反射，脑炎、脑膜炎时也可出现咳嗽。

2. 症状评估

（1）咳嗽的性质：咳嗽无痰或痰量甚少，称干性咳嗽，见于急性或慢性咽喉炎、急性支气管炎初期、喉癌、气管受压、支气管异物、支气管肿瘤、原发性肺动脉高压、二尖瓣狭窄以及胸膜炎等；咳嗽伴有痰液称湿性咳嗽，见于慢性支气管炎、肺炎、支气管扩张、肺脓肿和空洞型肺结核等。

（2）咳嗽的时间和节律：突然出现的发作性咳嗽，常见于吸入刺激性气体所致急性咽喉炎、气管与支气管异物、百日咳、气管或支气管分叉部受压迫等，少数支气管哮喘也可表现为发作性咳嗽。长期慢性咳嗽，多见于慢性呼吸道疾病，如慢性支气管炎、支气管扩张、慢性肺脓肿、肺结核等。此外，慢性支气管炎、支气管扩张和肺脓肿等病，咳嗽往往于清晨或夜间变动体位时加剧，并伴咳痰。左心衰竭、肺结核夜间咳嗽明显。

（3）咳嗽的音色：指咳嗽声音的特点。咳嗽声音嘶哑，多见于声带炎、喉炎、喉结核、喉癌和喉返神经麻痹等；金属音调咳嗽，见于纵隔肿瘤、主动脉瘤或支气管癌压迫气管；鸡鸣样咳嗽，表现为连续阵发性剧咳伴有高调吸气回声，多见于百日咳、会厌、喉部疾患或气管受压；咳嗽声音低微或无声，见于严重肺气肿、极度衰弱或声带麻痹患者。

（4）痰的性质和量：痰的性质可分为黏液性、浆液性、脓性和血性等。黏液性痰多见于急性支气管炎、支气管哮喘及大叶性肺炎的初期，也可见于慢性支气管炎、肺结核等。浆液性痰见于肺水肿。脓性痰见于化脓性细菌性下呼吸道感染。血性痰是由于呼吸道黏膜受侵害、损害毛细血管或血液渗入肺泡所致。急性呼吸道炎症时痰量较少，痰量增多常见于支气管扩张、肺脓肿和支气管胸膜瘘，且排痰与体位有关，痰量多时静置后出现分层现象：上层为泡沫、中层为浆液或浆液脓性、下层为坏死组织。恶臭痰提示有厌氧菌感染。铁锈色痰为典型肺炎球菌肺炎的特征；黄绿色或翠绿色痰，提示铜绿假单胞菌感染；痰白黏稠且牵拉成丝难以咳出，提示有真菌感染；大量稀薄浆液性痰中含粉皮样物，提示棘球蚴病（包虫病）；粉红色泡沫痰是肺水肿的特征。日咳数百或上千毫升浆液泡沫样痰，应考虑弥漫性肺泡癌的可能。

3. 心理 – 社会状况　评估患者的精神状况、情绪状态，有无疲乏、失眠、焦虑、抑郁、情绪不稳、注意力不集中等，以及患病以来对生活、学习、工作的影响及程度。

（三）护理措施

1. 环境　提供整洁、舒适的病房环境，减少不良刺激，尤其避免尘埃和烟雾的刺激。保持室内空气新鲜、洁净，经常开窗通风，保持室内适宜的温度（18~22℃）和湿度（50%~70%）。

2. 饮食　给予高蛋白、高维生素饮食，避免油腻辛辣等刺激性食物。适当补充水分，一般饮水1 500ml/d 以上，使呼吸道黏膜湿润和修复，利于痰液稀释和排出。

3. 促进有效排痰

（1）指导患者有效咳嗽：适用于神志清醒能咳嗽的患者，有效咳嗽的方法为患者取舒适的坐位或卧位，先行 5~6 次深而慢的呼吸，于深吸气末屏气，身体前倾，做 2~3 次短促咳嗽，将痰液咳至咽部，再迅速用力将痰咳出。或用自己的手按压上腹部，帮助咳嗽。或患者取仰卧屈膝位，可借助膈肌、腹肌收缩增加腹压，有效咳出痰液。

（2）湿化和雾化疗法：适用于痰液黏稠不易咳出者，目的是湿化气道、稀释痰液。常用的湿化剂有蒸馏水、生理盐水、低渗盐水。临床上常在湿化剂中加入药物（如痰溶解剂、支气管舒张剂、激素等）以雾化的方式吸入，以达到祛痰、消炎、止咳、平喘的作用。但在气道湿化时应注意：

1）防止窒息：干结的分泌物湿化后膨胀易阻塞支气管，应帮助患者翻身、拍背、及时排痰，尤其是体弱、无力咳嗽者。

2）避免湿化过度：过度湿化有利于细菌生长，加重呼吸道感染，还可引起气道黏膜水肿、狭窄、阻力增加，甚至诱发支气管痉挛，严重时可导致体内水潴留，加重心脏负荷。要注意观察患者的情况，湿化时间不宜过长，一般以 10~20min 为宜。

3）控制湿化温度：温度过高引起呼吸道灼伤，温度过低可致气道痉挛、寒战反应，一般应控制湿化温度在 35~37℃。

4）防止感染：定期进行装置、病房环境消毒，严格无菌操作。

5）观察各种吸入药物的不良反应，激素类药物吸入后应指导患者漱口，避免霉菌性口腔炎发生。

（3）胸部叩击与胸壁震荡：适用于久病体弱、长期卧床、排痰无力的患者，禁用于未经引流的气胸、肋骨骨折及有病理性骨折史、咯血、低血压及肺水肿等患者。

1）胸壁叩击法：患者取侧卧位或在他人协助下取坐位，叩击者右手的手指指腹并拢，使掌侧呈杯状，以手腕力量，由肺底自下向上、由外向内、迅速而有节律的叩击胸壁，震动气道，每一肺叶叩击 1~3min，120~180 次/min，叩击时发出一种空而深的拍击音则表明手法正确。

2）胸壁震荡法：操作者双手掌重叠，并将手掌置于欲引流的胸廓部位，吸气时，手掌随胸廓扩张慢慢抬起，不施加任何压力，从吸气末开始，在整个呼气期手掌紧贴胸壁，施加一定压力并做轻柔的上下抖动即快速收缩和松弛手臂和肩膀（肘部伸直），以震荡患者胸壁 5~7 次，每一部位重复 6~7 个呼吸周期。震荡法只在呼气末进行，且紧跟叩击后进行。

操作力度、时间和病情观察：力量适中，以患者不感到疼痛为宜，每次叩击和（或）震荡时间以5～15min为宜，应安排在餐后2h至餐前30min完成，操作时要注意观察患者的反应。

操作后护理：在患者休息时，协助患者排痰；做好口腔护理，祛除痰液气味；询问患者的感受，观察痰液情况，复查生命体征、肺部呼吸音及湿啰音变化。

（4）体位引流：是利用重力作用使肺、支气管内分泌物排出体外，又称重力引流。适用于支气管扩张、肺脓肿、慢性支气管炎等痰液较多者。禁用于呼吸衰竭、有明显呼吸困难和发绀者、近1～2周内曾有大咯血史、严重心血管疾病或年老体弱不能耐受者。具体方法见支气管扩张患者的护理。

（5）机械吸痰：适用于无力咳出黏稠痰液、意识不清或排痰困难者。经患者的口、鼻腔、气管插管或气管切开处进行负压吸痰。注意事项：每次吸引时间少于15s，两次抽吸间隔时间大于3min；吸痰动作要迅速、轻柔，将不适感降至最低；在吸痰前、中、后适当提高吸入氧的浓度，避免吸痰引起低氧血症；严格无菌操作，避免呼吸道交叉感染。

4. 正确留取痰标本

（1）一般检查应以清晨第一口痰为宜，采集时应先漱口，然后用力咳出气管深处痰液，盛于清洁容器内送检。

（2）细菌培养，需用无菌容器留取并及时送检。

（3）做24h痰量和分层检查时，应嘱患者将痰吐在无色广口瓶内，需要时可加少许石炭酸以防腐。

（4）做浓集结核杆菌检查时，需留12～24h痰液送检。

5. 健康教育

（1）病情缓解、咳嗽症状消失后，应向患者讲解预防原发病复发的具体措施。

（2）指导患者加强身体锻炼，增加机体所需营养，提高自身的抗病能力，预防疾病。

（3）如原发病复发应及时就诊治疗。

二、咯血（hemoptysis）

（一）定义

咯血是指喉及喉以下呼吸道任何部位的出血，经口腔排出。咯血须与口腔、鼻、咽部出血及上消化道出血引起的呕血相鉴别（表2-1）。

表2-1　咯血与呕血的鉴别

鉴别点	咯血	呕血
病因	肺结核、支气管扩张症、肺炎、肺脓肿、肺癌、心脏病等	消化性溃疡、肝硬化、急性胃黏膜病变、胆道出血、胃癌等
出血前症状	喉部痒感、胸闷、咳嗽等	上腹不适、恶心、呕吐等
出血方式	咯出	呕出，可为喷射状
血色	鲜红	棕红、暗红，有时为鲜红色
血中混有物	痰、泡沫	食物残渣、胃液
反应	碱性	酸性
黑便	无、若咽下血液量较多时可有	有，可为柏油样便，呕血停止后仍持续数日
出血后痰液性状	常有血痰数日	无痰

（二）护理评估

1. 病因评估

（1）支气管疾病：常见的有支气管扩张症、支气管肺癌、支气管结核和慢性支气管炎等；较少见的有支气管结石、支气管腺瘤、支气管非特异性溃疡等。

（2）肺部疾病：常见的有肺结核、肺炎、肺脓肿；较少见的有肺淤血、肺梗死、肺真菌病、肺吸虫病、肺泡炎等。

（3）心血管疾病：较常见的是二尖瓣狭窄。某些先天性心脏病如房间隔缺损、动脉导管未闭等引起的肺动脉高压时，亦可发生咯血。

（4）其他：血液病（如血小板减少性紫癜、白血病、血友病、再生障碍性贫血等），急性传染病（如流行性出血热、肺出血型钩端螺旋体病等），风湿病（如结节性动脉周围炎、系统性红斑狼疮、Wegener 肉芽肿、白塞病）或气管、支气管子宫内膜异位症等均可引起咯血。

2. 症状评估

（1）年龄：青壮年咯血多见于肺结核、支气管扩张症、风湿性心瓣膜病（二尖瓣狭窄）等。40 岁以上，有长期吸烟史者，要高度警惕支气管肺癌。

（2）咯血量：每天咯血量在 100ml 以内为小量，100～500ml 为中等量，500ml 以上（或一次咯血 100～500ml）为大量。大量咯血主要见于空洞性肺结核、支气管扩张症和慢性肺脓肿。支气管肺癌咯血主要表现为持续或间断痰中带血，少有大咯血。慢性支气管炎和支原体肺炎咳嗽剧烈时，可偶见痰中带血或血性痰。

（3）颜色和性状：肺结核、支气管扩张症、肺脓肿、支气管结核、出血性疾病，咯血颜色鲜红；铁锈色血痰主要见于肺炎球菌（大叶）性肺炎、肺吸虫病和肺泡出血；砖红色胶冻样血痰主要见于克雷白杆菌肺炎。二尖瓣狭窄肺淤血咯血一般为暗红色，左心衰竭肺水肿时咯浆液性粉红色泡沫样血痰，并发肺梗死时常咯黏稠暗红色血痰。

（4）伴随症状：常伴有发热、胸痛、咳嗽、脓痰、皮肤黏膜出血、黄疸等。

（5）大咯血窒息先兆：患者出现情绪紧张、面色灰暗、喉头痰鸣、咯血不畅。

（6）大咯血窒息的表现：患者表情恐怖、张口瞠目、大汗淋漓、唇指发绀、意识丧失等。

3. 心理–社会状况　患者一旦咯血，不论咯血量多少，都会情绪紧张、呼吸心跳加快，反复咯血者常有烦躁不安、焦虑、恐惧等心理反应。

（三）护理措施

1. 环境　保持病室安静，减少不良刺激。

2. 休息　避免不必要的谈话，减少肺部活动。小量咯血者静卧休息，大量咯血者绝对卧床休息，不宜随意搬动。协助患者取患侧卧位或平卧位头偏向一侧，嘱其尽量将血轻轻咯出，绝对不要屏气，以免诱发喉头痉挛，造成呼吸道阻塞而发生窒息。

3. 饮食　大量咯血者暂禁食，小量咯血者宜进少量凉或温的饮食。多饮水及多食含纤维素食物，保持大便通畅。

4. 用药护理　遵医嘱应用止血药物，如垂体后叶素，并注意观察疗效及不良反应。垂体后叶素有收缩小动脉的作用，故高血压、冠心病及孕妇忌用。注射过快可引起恶心、便意、心悸、面色苍白等不良反应。

5. 防止窒息的护理　发现窒息先兆时，立即通知医生，置患者于侧卧头低足高位，轻拍背部以利血块排出，并尽快用吸引器吸出或用手指套上纱布清除口、咽、鼻部血块，必要时用舌钳将舌牵出，清除积血。及时为患者漱口，擦净血迹，保持口腔清洁、舒适，以免因口腔异味刺激引起再度咯血。床边备好吸痰器、鼻导管、气管插管和气管切开包等急救用品，以便协助医生及时抢救。

6. 心理护理　大咯血患者易产生恐惧、焦虑的心情，应守护在患者身边，安慰患者，轻声、简要解释病情，减轻患者的紧张情绪，消除恐惧感，告知患者心情放松有利止血，并配合治疗。

三、胸痛（chest pain）

（一）定义

胸痛是由于胸内脏器或胸壁组织病变引起的胸部疼痛。因痛阈个体差异性大，故胸痛的程度与原发疾病的病情轻重并不完全一致。

（二）护理评估

1. 病因评估

（1）胸壁疾病：急性皮炎、皮下蜂窝织炎、带状疱疹等。

（2）心血管疾病：心绞痛、急性心肌梗死、肺梗死等。

（3）呼吸系统疾病：胸膜炎、胸膜肿瘤、自发性气胸、肺炎、急性气管－支气管炎、肺癌等。

（4）纵隔疾病：纵隔炎、纵隔肿瘤等。

（5）其他：膈下脓肿、肝脓肿、脾梗死等。

2. 症状评估

（1）发病年龄：青壮年胸痛，多为胸膜炎、自发性气胸、心肌病、风湿性心脏病。老年人则应注意心绞痛与心肌梗死。

（2）胸痛部位：胸壁的炎症性病变，局部可有红、肿、热、痛表现；带状疱疹是成簇的水疱沿一侧肋间神经分布伴神经痛，疱疹不超过体表中线。非化脓性肋骨软骨炎多侵犯第一、二肋软骨，呈单个或多个隆起，有疼痛但局部皮肤无红肿表现。食管及纵隔病变，胸痛多在胸骨后。心绞痛及心肌梗死的疼痛多在心前区及胸骨后或剑突下。自发性气胸、胸膜炎及肺梗死的胸痛多位于患侧的腋前线及腋中线附近。

（3）胸痛性质：带状疱疹呈刀割样痛或灼痛。食管炎则多为烧灼痛。心绞痛呈绞窄性并有窒息感。心肌梗死则疼痛更剧烈而持久并向左肩和左臂内侧放射。干性胸膜炎常呈尖锐刺痛或撕裂痛。肺癌常有胸部闷痛。肺梗死则表现突然的剧烈刺痛、绞痛，并伴有呼吸困难与发绀。

（4）持续时间：平滑肌痉挛或血管狭窄缺血所导致疼痛为阵发性；炎症、肿瘤、栓塞或梗死所导致疼痛呈持续性。如心绞痛发作时间短暂，而心肌梗死疼痛持续时间很长且不易缓解。

（5）影响疼痛的因素：包括发生诱因、加重与缓解因素。劳累、体力活动、精神紧张可诱发心绞痛。休息、含服硝酸甘油可使心绞痛缓解，而对心肌梗死则无效。胸膜炎和心包炎的胸痛则可因深呼吸与咳嗽而加剧。

（6）伴随症状：胸痛伴吞咽困难者提示食管疾病（如反流性食管炎）。伴有咳嗽或咯血者提示为肺部疾病，可能为肺炎、肺结核或肺癌。伴随呼吸困难者提示肺部较大面积病变，如大叶性肺炎或自发性气胸、渗出性胸膜炎，以及过度换气综合征。

3. 心理－社会评估 胸痛发作时，患者常烦躁不安、坐卧不宁，因对疾病的担心而情绪抑郁、焦虑甚至恐惧，而影响休息和睡眠。

（三）护理措施

1. 一般护理 保持病房环境安静、舒适，协助患者采取舒适的体位，部分患者采取患侧卧位，以减少胸壁与肺的活动，缓解疼痛。

2. 对症护理 指导患者在咳嗽、深呼吸或活动时，用手按压疼痛的部位制动，用以减轻疼痛。对疼痛剧烈者，遵医嘱使用镇痛药物，观察并记录疗效及不良反应。教会患者采用减轻疼痛的方法，如放松技术、局部按摩、穴位按压及欣赏音乐等，以转移对疼痛的注意力，延长镇痛药用药的间隔时间，减少对药物的依赖和成瘾。

3. 心理护理 及时向患者说明胸痛的原因及治疗护理措施，取得患者的信任。与患者及家属讨论疼痛发作时分散注意力的方法，保持情绪稳定，注意休息，配合治疗。

四、肺源性呼吸困难

（一）定义

呼吸困难（dyspnea）是指患者主观感觉空气不足、呼吸费力，客观表现为呼吸活动用力，并伴有呼吸频率、深度与节律异常。肺源性呼吸困难是由于呼吸系统疾病引起肺通气和（或）肺换气功能障碍，导致缺氧和（或）二氧化碳潴留。

（二）护理评估

1. 病因评估

（1）呼吸道和肺部疾病：有感染、气道炎症、气道阻塞或狭窄、肿瘤、肺动脉栓塞等，如肺炎、慢性阻塞性肺部疾病、支气管哮喘、支气管肺癌等。

（2）胸廓疾患：气胸、大量胸腔积液、严重胸廓、脊柱畸形和胸膜肥厚等。

2. 症状评估

（1）吸气性呼吸困难：特点是吸气显著困难，重者由于呼吸肌极度用力，胸腔负压增大，吸气时胸骨上窝、锁骨上窝和肋间隙明显凹陷，称"三凹征"，常伴有干咳及高调吸气性喉鸣。

（2）呼气性呼吸困难：特点是呼气费力，呼气时间延长而缓慢，常伴有哮鸣音。

（3）混合性呼吸困难：特点是吸气与呼气均感费力，呼吸频率增快、变浅，常伴有呼吸音异常（减弱或消失），可有病理性呼吸音。

（4）伴随症状：发作性呼吸困难伴哮鸣音，伴一侧胸痛、发热、咳嗽、咳脓痰、意识障碍等。

3. 心理－社会状况　了解患者的心理反应，如有无紧张、疲乏、注意力不集中、焦虑、抑郁或恐惧，以及睡眠障碍和行为改变。

（三）护理措施

1. 环境　提供安静舒适、空气洁净的病房环境，温度、湿度适宜，避免刺激性的气体吸入。

2. 休息　协助患者采取舒适的体位，如抬高床头或半卧位。严重呼吸困难者应尽量减少活动和不必要的谈话，减少耗氧量。

3. 饮食　保证每日摄入足够的热量，给予富含维生素、易消化的食物。张口呼吸者给予足够的水分，摄入量在 1 500～2 000ml/d，做口腔护理 2～3 次/d。

4. 对症护理

（1）遵医嘱给予抗感染药物、支气管扩张药、祛痰药等。气道分泌物较多者，协助患者有效排痰，保证气道通畅。

（2）遵医嘱给予合理氧疗，纠正缺氧，缓解呼吸困难。

（3）指导患者采取有效的呼吸技巧，如教会慢性阻塞性肺气肿患者做缓慢深呼吸、缩唇呼吸、腹式呼吸等，训练呼吸肌，增加肺活量。

5. 心理护理　医护人员应陪护患者，适当安慰患者，做好心理疏导，增强患者安全感，减轻紧张、焦虑情绪，缓解症状，有利于休息和睡眠。

（杨　芳）

第三节　慢性支气管炎

慢性支气管炎是气管、支气管黏膜及其周围组织的慢性非特异性炎症。临床上以咳嗽、咳痰或伴有喘息及反复发作为主要症状，每年发病持续 3 个月，连续 2 年或 2 年以上，排除具有咳嗽、咳痰、喘息症状的其他疾病（如肺结核、肺尘埃沉着症、肺脓肿、心脏病、心功能不全、支气管扩张、支气管哮喘、慢性鼻咽炎、食管反流综合征等疾患）。

本病是常见病，多见于中老年人，随着年龄的增长，患病率递增，50 岁以上的患病率高达 15%。本病流行与吸烟、地区和环境卫生等有密切关系。吸烟者患病率远高于不吸烟者。北方气候寒冷患病率高于南方。工矿地区大气污染严重，患病率高于一般城市。

一、护理评估

1. 健康史　询问患者起病的原因及诱因，有无呼吸道感染及吸烟等病史，有无过敏原接触史；询问患者的工作生活环境，有无有害气体、烟雾、粉尘等的吸入史。有无受凉、感冒、过度劳累而引起急性发作或加重。

2. 身体评估 如下所述。

（1）症状：缓慢起病，病程长，反复急性发作而病情加重。主要症状为咳嗽、咳痰，或伴有喘息。急性加重系指咳嗽、咳痰、喘息等症状突然加重。急性加重的主要原因是呼吸道感染，病原体可以是病毒、细菌、支原体和衣原体等。

1）咳嗽：一般晨间咳嗽为主，睡眠时有阵咳或排痰。

2）咳痰：一般为白色黏液和浆液泡沫痰，偶见痰中带血。清晨排痰较多，起床后或体位变动后可刺激排痰。伴有细菌感染时，则变为黏液脓性痰，痰量亦增加。

3）喘息或气急：喘息明显者称为喘息性支气管炎，部分可能伴支气管哮喘。若伴肺气肿时可表现为劳动或活动后气急。

（2）体征：早期多无异常体征。急性发作期可在背部或双肺底听到干、湿啰音，咳嗽后可减少或消失。如并发哮喘可闻及广泛哮鸣音并伴呼气期延长。

（3）分型：分为单纯型和喘息型两型。单纯型的主要表现为咳嗽、咳痰；喘息型除有咳嗽、咳痰外尚有喘息，常伴有哮鸣音，喘鸣于睡眠时明显，阵咳时加剧。

（4）分期：按病情进展分为三期。

1）急性发作期：指一周内出现脓性或黏液脓性痰，痰量明显增加，或伴有发热等炎症表现，或指一周内"咳"、"喘"、"痰"症状中任何一项明显加剧。

2）慢性迁延期：患者有不同程度的"咳"、"痰"、"喘"症状，迁延达一个月以上。

3）临床缓解期：经治疗或临床缓解，症状基本消失或偶有轻微咳嗽，痰液量少，持续 2 个月以上者。

3. 心理-社会状况 慢性支气管炎患者早期由于症状不明显，尚不影响工作和生活，患者往往不重视，感染时治疗也不及时。由于病程长，反复发作，患者易出现烦躁不安、忧郁、焦虑等情绪，易产生不利于恢复呼吸功能的消极因素。

4. 辅助检查 如下所述。

（1）血液检查：细菌感染时偶可出现白细胞总数和（或）中性粒细胞增多。

（2）痰液检查：可培养出致病菌涂片可发现革兰阳性菌或革兰阴性菌，或大量破坏的白细胞和已破坏的杯状细胞。

（3）胸部 X 线检查：早期无异常。反复发作引起支气管壁增厚，细支气管或肺泡间质炎症细胞浸润或纤维化。

（4）呼吸功能检查：早期无异常，随病情发展逐渐出现阻塞性通气功能障碍，表现为：第一秒用力呼气量占用力肺活量比值（FEV_1/FVC）＜60%；最大通气量（MBC）＜80%预计值等。

二、治疗原则

急性发作期和慢性迁延期患者，以控制感染及对症治疗（祛痰、镇咳、平喘）为主；临床缓解期，以加强锻炼，增强体质，避免诱发因素，预防复发为主。

1. 急性加重期的治疗 如下所述。

（1）控制感染：根据病原菌类型和药物敏感情况选择药物治疗。

（2）镇咳、祛痰：常用药物有氯化铵、溴己新、喷托维林等。

（3）平喘：有气喘者可加用解痉平喘药，如氨茶碱和茶碱缓释剂，或长效 β_2 激动剂加糖皮质激素吸入。

2. 缓解期治疗 如下所述。

（1）戒烟，避免有害气体和其他有害颗粒的吸入。

（2）增强体质，预防感冒。

（3）反复呼吸道感染者，可试用免疫调节剂或中医中药。

三、护理措施

1. 环境　保持室内空气流通、新鲜，避免感冒受凉。

2. 饮食　合理安排食谱，给予高蛋白、高热量、高维生素、易消化的食物，多吃新鲜蔬菜、水果，避免过冷过热及产气食物，以防腹胀影响膈肌运动。注意食物的色、香、味。水肿及心衰患者要限制钠盐的摄入，痰液较多者忌用牛奶类饮料，以防引起痰液黏稠不易排出。

3. 用药护理　遵医嘱使用抗炎、祛痰、镇咳药物，观察药物的疗效和不良反应。对痰液较多或年老体弱者以抗炎、祛痰为主，避免使用中枢镇咳药，如可待因，以免抑制咳嗽中枢，加重呼吸道阻塞，导致病情恶化。可待因有麻醉性中枢镇咳作用，适用于剧烈干咳者，有恶心、呕吐、便秘等不良反应，应用不当可能成瘾；喷托维林是非麻醉性中枢镇咳药，用于轻咳或少量痰液者，无成瘾性，有口干、恶心、头痛等不良反应；溴己新使痰液中黏多糖纤维断裂，痰液黏度降低，偶见恶心、转氨酶升高等不良反应，胃溃疡者慎用。

4. 保持呼吸道通畅　要教会患者排痰技巧，指导患者有效咳嗽的方法。每日定时给予胸部叩击或胸壁震颤，协助排痰。并鼓励患者多饮水，根据机体每日需要量、体温、痰液黏稠度，估计每日水分补充量，每日至少饮水 1 500ml，使痰液稀释，易于排出。痰多黏稠时可予雾化吸入，湿化呼吸道以促使痰液顺利咳出。

5. 改善呼吸状况　缩唇腹式呼吸；肺气肿患者可通过腹式呼吸以增强膈肌活动来提高肺活量，缩唇呼吸可减慢呼气，延缓小气道陷闭而改善呼吸功能，因而缩唇腹式呼吸可有效地提高患者的呼吸功能。患者取立位，亦可取坐位或卧位，一手放在前胸，另一手放在腹部，先缩唇，腹内收，胸前倾，由口徐徐呼气，此时切勿用力，然后用鼻吸气，并尽量挺腹，胸部不动。呼、吸时间之比为 2∶1 或 3∶1，7~8 次/min，每天锻炼 2 次，10~20min/次。

6. 心理护理　对年老患者应加强心理护理，帮助其克服年老体弱的悲观情绪。患者病程长加上家人对患者的支持也常随病情进展而显得无力，患者多有焦虑、抑郁等心理障碍。护士应聆听患者的倾诉，做好患者与家属的沟通、心理疏导，让患者进行适当的文体活动。引导其进行循序渐进的锻炼，如气功、太极拳、户外散步等，将有助于增强老年人的机体免疫能力。为患者创造有利于治疗、康复的最佳心理状态。

四、健康教育

1. 指导患者和家属　了解疾病的相关知识，积极配合康复治疗。

2. 加强管理　如下所述。

（1）环境因素：消除及避免烟雾、粉尘和刺激性气体的吸入，避免接触过敏原或去空气污染、人多的公共场所；生活在空气清新、适宜温湿度、阳光充足的环境中，注意防寒避暑。

（2）个人因素：制定有效的戒烟计划；保持口腔清洁；被褥轻软、衣服宽大合身，沐浴时间不宜过长，防止晕厥等。

（3）饮食营养：足够的热量、蛋白质、维生素和水分，增强食欲。

3. 加强体育锻炼，增强体质，提高免疫能力　锻炼应量力而行、循序渐进，以患者不感到疲劳为宜；可进行散步、慢跑、太极拳、体操、有效的呼吸运动等。

4. 防止感染　室内用食醋 2~10ml/m²，加水 1~2 倍稀释后加热蒸熏，1h/次，每天或隔天 1 次，有一定的防止感冒作用。劝告患者在发病季节前应用气管炎疫苗、核酸等，从而增强免疫功能，以减少患者感冒和慢性支气管炎的急性发作。

5. 帮助患者加强身体的耐寒锻炼　耐寒锻炼需从夏季开始，先用手按摩面部，后用冷水浸毛巾拧干后擦头面部，渐及四肢。体质好、耐受力强者，可全身大面积冷水摩擦，持续到 9 月份，以后继续用冷水按摩面颈部，最低限度冬季也要用冷水洗鼻部，以提高耐寒能力，预防和减少本病发作。

（张丹丹）

第四节 支气管哮喘

支气管哮喘简称哮喘，是由多种细胞（如嗜酸性粒细胞、肥大细胞、T淋巴细胞、中性粒细胞、气道上皮细胞等）和细胞组分参与的气道慢性炎症性疾病。这种慢性炎症与气道高反应性相关，通常出现广泛多变的可逆性气流受限，并引起反复发作性的喘息、气急、胸闷或咳嗽等症状，常在夜间和（或）清晨发作、加剧，多数患者可自行缓解或经治疗缓解，支气管哮喘如诊治不及时，随病程的延长可产生气道不可逆性缩窄和气道重塑。

支气管哮喘是全球最常见的慢性病之一，全球约有1.6亿患者，我国的患病率接近1%～4%。成人男女患病率大致相同，儿童发病率高于成人，发达国家高于发展中国家，城市高于农村，约40%的患者有家族史。世界各国的哮喘防治专家共同起草、并不断更新了全球哮喘防治倡议（Global Initiative For Asthmn，GINA），GINA目前已成为防治哮喘的重要指南。

一、护理评估

1. 健康史　询问患者有无过敏史、家族史、个人史，有无吸入花粉、尘螨、动物皮屑，食入鱼、虾、蟹食物，服用普萘洛尔、阿司匹林药物等情况；了解患者有无感染、气候变化、运动、精神刺激等诱发因素；了解患者家族中有无哮喘等过敏性疾病史，以及本次发病经过、诊断和治疗情况。

2. 身体评估　如下所述。

（1）症状：为发作性伴有哮鸣音的呼气性呼吸困难或发作性胸闷和咳嗽。严重者被迫采取坐位或呈端坐呼吸，干咳或咳大量白色泡沫痰，甚至出现发绀等。哮喘症状可在数分钟内发作，经数小时至数天，用支气管舒张药或自行缓解。在夜间及凌晨发作和加重常是哮喘的特征之一。有时咳嗽可为唯一的症状（咳嗽变异性哮喘），有些青少年，其哮喘症状表现为运动时出现胸闷、咳嗽和呼吸困难（运动性哮喘）。

（2）体征：发作时胸腔呈过度充气状态，有广泛的哮鸣音，呼气音延长，心率增快，奇脉，胸腹反常运动和发绀常出现在严重哮喘患者中。但在轻度哮喘或非常严重哮喘发作时，哮鸣音可不出现，称之为寂静胸。

（3）重症哮喘：指严重的哮喘发作持续在24h以上，经一般支气管扩张剂治疗不能缓解者。发作时张口呼吸，大量出汗，发绀明显，呈端坐呼吸，如病情不能控制，出现呼吸和循环衰竭。

（4）病情分级：根据哮喘发作时患者的临床表现和用药情况，分为轻度、中度、重度和危重，详见表2-2和表2-3。

表2-2　哮喘急性发作时病情严重的分级

病情程度	临床表现	脉率	血气分析	血氧饱和度	支气管舒张剂
轻度	对日常生活影响不大，可平卧，说话连续成句，步行、上楼时有气短。呼吸频率轻度增加，呼吸末期散在哮鸣音。可有焦虑	<100次/min	基本正常	>95%	能控制
中度	日常生活受限，稍事活动便有喘息，喜坐位，说话时断时续，呼吸频率增加，哮鸣音响亮而弥漫，有焦虑和烦躁	100～120次/min	PaO₂60～80mmHg PaCO₂≤45mmHg	91%～95%	仅有部分缓解
重度	日常生活受限，喘息持续发作，只能单字说话，端坐呼吸，大汗淋漓，呼吸频率>30次/min，哮鸣音响亮而弥漫。常有焦虑和烦躁	>120次/min，有奇脉、发绀	PaO₂<60mmHg PaCO₂>45mmHg	≤90%	无效

病情程度	临床表现	脉率	血气分析	血氧饱和度	支气管舒张剂
危重	患者不能讲话，出现嗜睡、意识模糊，哮鸣音明显减弱或消失	>120 次/min 或 脉率徐缓不规则，血压下降	PaO_2 < 60mmHg $PaCO_2$ > 45mmHg	<90%	无效

表 2 - 3　哮喘慢性持续期病情严重度的分级

分级	临床表现	肺功能改变
间歇（第一级）	症状＜每周 1 次，短暂发作，夜间哮喘症状≤每月 2 次	FEV_1≥80% 预计值或 PEF≥80% 个人最佳值，PEF 或 FEV_1 变异率＜20%
轻度持续（第二级）	症状≥每周 1 次，但＜每天 1 次，可能影响活动和睡眠，夜间哮喘症状＞每月 2 次，但＜每周 1 次	FEV_1≥预计值或 PEF≥80% 个人最佳值，PEF 或 FEV_1 变异率 20%～30%
中度持续（第三级）	每天有症状，影响活动和睡眠，夜间哮喘症状≥每周 1 次	FEV_1 为 60%～79% 预计值或 PEF 为 60%～79% 个人最佳值，PEF 或 FEV_1 变异率＞30%
严重持续（第四级）	每天有症状，频繁发作，经常出现夜间哮喘症状，体力活动受限	FEV_1＜60% 预计值或 PEF＜60% 个人最佳值，PEF 或 FEV_1 变异率＞30%

3. 心理 - 社会状况　哮喘发作时出现呼吸困难，造成患者焦虑、烦躁不安；若连续发作，则患者易对医护人员、家人和平喘药物产生依赖心理；若出现重症哮喘，患者易产生濒死感、恐惧感。哮喘缓解后，患者担心哮喘复发、不能痊愈而影响工作和生活；反复发作者易对治疗失去信心。

4. 辅助检查　如下所述。

（1）血常规检查：发作时血嗜酸性粒细胞升高，并发感染时白细胞总数和中性粒细胞增高。

（2）痰液检查：痰涂片在显微镜下可见嗜酸性粒细胞。

（3）呼吸功能检查

1）通气功能检测：哮喘发作时呈阻塞性通气功能障碍，与呼吸流速有关的全部指标，如第一秒用力呼气量（FEV_1）、第一秒用力呼气量占用力肺活量的比值（FEV_1/FVC%）、呼气峰流速值（PEFR）等均显著减少，症状缓解后，上述指标可逐渐恢复。

2）支气管舒张试验：用以测定气道气流受限的可逆性。

3）支气管激发试验：用以测定气道反应性。

4）呼气峰值流速（PEF）及其变异率测定：PEF 可反应气道通气功能的变化。

（4）胸部 X 线检查：哮喘发作时双肺透亮度增高，呈过度充气状态，缓解期多无明显异常。

（5）血气分析：哮喘发作时可有不同程度的低氧血症，在 PaO_2 下降的同时有 CO_2 潴留，则提示气道阻塞严重，病情危重。重症哮喘可出现呼吸性酸中毒或并发代谢性酸中毒。

（6）过敏原检查

1）血清特异性 IgE：用放射性过敏原吸附法可直接测定特异性 IgE 血清，哮喘患者的血清特异性 IgE 常较正常人升高 2～6 倍。

2）皮肤过敏原测试：用于指导避免过敏原接触和脱敏治疗，临床较为常用，需根据病史和当地生活环境选择可疑的过敏原进行检查，可通过皮肤点刺等方法进行，皮试阳性提示患者对该过敏原过敏。

二、治疗原则

治疗原则包括消除病因、控制急性发作、巩固治疗、改善肺功能、防止复发、提高患者的生活质量。根据病情，因人而异，采取综合措施。

1. 消除病因　脱离变应原，去除引起哮喘的刺激因子是最重要的，是防治哮喘最有效的方法。

2. 药物治疗　如下所述。

（1）支气管舒张剂：主要作用是舒张支气管平滑肌，使痉挛的气道松弛、扩张，同时也具有抗炎等作用。

1）β_2-受体激动剂：是控制急性发作的首选药物。常用的药物有沙丁胺醇、特布他林、沙美特罗等。

2）茶碱类药物：是目前治疗哮喘的有效药物。

3）抗胆碱药物：常用药物如异丙托溴铵。

（2）抗炎药

1）糖皮质激素：具有抗炎、抗过敏、抗渗出等作用。可分为吸入、口服和静脉用药。常用吸入药物有倍氯米松、布地奈德等。口服药物如泼尼松（强的松）、泼尼松龙（强的松龙）。静脉用药如琥珀酸氢化可的松，甲强龙（甲基强的松龙）。

2）色甘酸钠：是一种非糖皮质激素抗炎药，预防变应原引起速发和迟发反应，以及运动和过度通气引起的气道收缩。

（3）其他药物：抗白三烯药物是一种安全有效的抗炎、抗哮喘药物，作为吸入糖皮质激素的替代疗法，治疗轻度持续性哮喘。

3. 重症哮喘治疗　如下所述。

（1）持续雾化吸入 β_2-受体激动剂；氧疗；病情恶化缺氧不能纠正时，机械通气，必要时行气管切开，通畅气道。

（2）静脉滴注氨茶碱和糖皮质激素。

（3）注意维持水、电解质平衡，纠正酸碱平衡失调；控制感染。

三、护理措施

1. 环境　有明确过敏原者，应尽快脱离变应原；提供安静、舒适、冷暖适宜的休息环境，保持室内空气流通、新鲜，维持适宜的温湿度；室内避免放置花草、地毯、皮毛，整理床铺时避免尘埃飞扬等。

2. 休息　根据病情提供舒适体位，如为端坐呼吸者提供床旁桌以作支撑，使患者能伏桌休息，减少体力消耗。

3. 饮食　提供清淡、易消化、足够热量的饮食，避免食硬、冷、油煎食物，不宜食用鱼、虾、蟹、蛋类、牛奶等易过敏食物。多饮水，保持大便通畅。

4. 病情观察　观察哮喘发作的前驱症状，如鼻咽痒、喷嚏、流涕、眼痒等黏膜过敏症状。哮喘发作时，观察患者生命体征、意识、面容、出汗、发绀、呼吸困难程度、咳嗽、咳痰等，注意痰液黏稠度和量；监测呼吸音、哮鸣音变化，了解病情和治疗效果；加强对急性发作患者的监护，尤其是夜间和凌晨哮喘易发作时段，及时发现危重症状和并发症；监测动脉血气分析，血电解质、酸碱度平衡状况，对严重哮喘发作者，应准确记录出入量，为诊断与治疗提供可靠的依据。

5. 用药护理　按医嘱准确给予支气管舒张剂、激素、静脉补液等，注意观察药物疗效及不良反应。

（1）β_2-受体激动剂：主要不良反应为偶有头痛、头晕、心悸、手指震颤等，停药或坚持用药一段时间后症状可消失。药物用量过大可引起严重心律失常，甚至发生猝死。用药时应注意：患者按需用药，不宜长期、规律、单一、大量用药，以免出现耐受；指导患者正确使用雾化吸入器，以保证有效的吸入药物治疗剂量；使用气雾剂时，指导患者在用药时深吸气，吸气后屏气几秒钟，使药物吸入细小支气管以发挥更好的效果；β_2-受体激动剂缓释片内含控释成分，指导患者必须整片吞服；高血压病、糖尿病、甲亢、心肌缺血、心功能不全及老年人慎用或不用。

（2）茶碱类药物：主要不良反应有恶心、呕吐等胃肠道症状，心动过速、心律失常、血压下降等心血管症状，偶有兴奋呼吸中枢作用，甚至引起抽搐直至死亡。用药时注意：静脉注射浓度不宜过高，速度不宜过快，注射时间应在 10min 以上，以防中毒症状发生；与西咪替丁、大环内酯类、喹诺酮类药物等合用时可影响茶碱代谢而排泄减慢，应减少用量；用药中最好监测氨茶碱血浓度，安全浓度为 6 ～ 15μg/ml；茶碱缓释片和控释片必须整片吞服；妊娠、发热、小儿或老年人及心、肝、肾功能障碍或甲状腺功能亢进者应慎用。

（3）糖皮质激素：部分患者吸入后可出现声音嘶哑、口咽部念珠菌感染或呼吸道不适。应指导患者吸药后用清水充分漱口，使口咽部无药物残留，以减轻局部反应和减少胃肠吸收；全身用药应注意肥胖、糖尿病、高血压、骨质疏松、消化性溃疡等不良反应，宜在饭后服用，以减少对消化道的刺激；激素的用量应严格按医嘱进行阶梯式逐渐减量，患者不得擅自停药或减量。

（4）色甘酸钠：吸入后在体内无蓄积作用，一般在 4 周内应见效，如 8 周无效者应停用。少数患者吸入后有咽喉不适、胸部紧迫感，偶见皮疹，甚至诱发哮喘。

6. 对症护理　如下所述。

（1）保持呼吸道通畅：遵医嘱给予鼻导管或面罩吸氧，改善呼吸功能。根据血气分析结果和患者的临床表现，及时调整吸氧流量或浓度，吸入的氧气应加温、加湿，避免气道干燥和寒冷气流的刺激而加重气道痉挛。严重发作、经一般药物治疗无效，缺氧不能纠正时，应协助医生进行机械通气，做好建立人工气道、有创机械通气的准备工作。

（2）促进排痰：若无心、肾功能不全，鼓励患者饮水 2 ～ 3L/d。重症哮喘静脉补液，纠正失水，滴速以 30 ～ 50 滴/min 为宜，避免单位时间内输入过多而诱发心力衰竭。若痰液黏稠不易排出用雾化吸入，辅以拍背，促进痰液排出；但不宜用超声雾化吸入，因颗粒过小使较多的雾滴进入肺泡，或过饱和的雾液进入支气管，刺激支气管痉挛，加重哮喘症状。

7. 心理护理　哮喘反复发作，可导致患者出现各种心理问题，而心理问题又会加重哮喘的症状及影响治疗效果，因此，应关心患者，经常与患者沟通，及时了解患者的心理变化，针对性地做好心理疏导和教育工作。急性发作时，患者常出现精神紧张、烦躁不安、恐惧等心理反应，若症状持续，无法缓解，会使患者处于焦虑或近于惊恐的状态，医护人员应尽量守护在患者床旁，或允许患者家属陪伴，多安慰患者，使其产生信任和安全感；发作时患者感背部发胀、发凉，采用背部按摩法使患者感觉通气轻松。向患者解释避免不良情绪的重要性，通过语言和非语言沟通，使患者身心放松、情绪稳定，有利于症状缓解。

四、健康教育

1. 指导患者及家属正确认识哮喘　向患者及家属介绍哮喘的基本知识，强调长期防治哮喘的重要性，说明哮喘虽然不能彻底治愈，但通过长期、适当的治疗可以有效地控制哮喘发作，使患者及家属树立战胜疾病的信心。

2. 避免诱发因素　对日常生活中可能存在的诱发因素如情绪紧张、气候突变、呼吸道感染、尘埃、煤气、油烟、花草、地毯、油漆、家庭宠物或某些药物、食品均应尽量避免。帮助患者识别个体的过敏原和刺激因素，以及告知避免诱因的方法。

3. 指导患者自我监测、预防和控制哮喘发作　指导患者自我监测病情，帮助患者学会用峰流速仪来监测 PEEP 值和记录方法，鼓励患者记录哮喘日记，识别哮喘发作或加重的先兆及相应的紧急处理方法，嘱患者随身携带止喘气雾剂，以有效预防和控制发作。

4. 用药指导　指导患者及家属按医嘱正确用药，积极配合治疗，不擅自减药或停药。帮助患者了解每一种药物的药名、用法、剂量、疗效、主要不良反应及如何采取相应的措施来减少或避免不良反应。

5. 心理护理　指导患者保持有规律的生活和积极、乐观的情绪，特别向患者说明发病与精神因素和生活压力的关系。鼓励患者家属或朋友参与对哮喘患者的管理，为其身心健康提供各方面的支持，并充分利用社会支持系统。

6. 定期门诊与急诊指导　指导患者坚持长期定期门诊随访，根据病情 1 ～ 6 个月门诊复诊一次。如出现哮喘加重恶化的征象，在采取紧急处理方法的同时，应立即来医院就诊。

（张丹丹）

第五节　支气管扩张

支气管扩张是指直径大于 2mm 的支气管由于管壁的肌肉和弹性组织破坏引起的慢性异常扩张。主要由于支气管及其周围组织的慢性炎症和支气管阻塞，引起支气管管壁肌肉和弹性组织的破坏，导致支气管管腔扩张和变形。临床上主要表现为慢性咳嗽伴大量脓痰和（或）反复咯血。

婴幼儿麻疹、百日咳、支气管肺炎等感染，是支气管 - 肺组织感染和阻塞所致的支气管扩张最常见的原因。随着人民生活水平的提高，麻疹、百日咳疫苗的预防接种，以及抗生素的临床应用，使本病的发病率大为降低。

一、护理评估

1. 健康史　详细询问患者既往是否有麻疹、百日咳、支气管肺炎迁延不愈；有无反复发作的呼吸道感染病史。

2. 身体状况　如下所述。

（1）主要症状

1）慢性咳嗽、大量脓痰：咳嗽、咳痰与体位改变有关，晨起及晚间卧床改变体位时咳嗽明显、痰量增多。感染急性发作时，黄绿色脓痰明显增加，一日达数百毫升；如有厌氧菌混合感染时，痰有恶臭味，呼吸有臭味。痰液收集于玻璃瓶中静置后分为四层：上层为泡沫，下悬脓性成分，中层为浑浊黏液，下层为坏死组织沉淀物。

2）反复咯血：50%～70% 的患者反复咯血，量不等，从痰中带血至大咯血，咯血量与病情程度、病变范围不一致。部分患者仅有反复咯血，临床上称为"干性支气管扩张"，常见于结核性支气管扩张，病变多发生在引流良好的上叶支气管，且不易感染。

3）反复肺部感染：其特征是同一肺段反复发生肺炎并迁延不愈。这是由于扩张的支气管清除分泌物的功能丧失，引流差，易于反复发生感染。

4）全身中毒症状：反复的肺部感染引起全身中毒症状，出现间歇发热或高热、乏力、食欲减退、盗汗、消瘦、贫血等，严重者出现气促或发绀。

（2）体征：早期或干性支气管扩张无异常肺部体征。典型体征是在两肺下方持续存在的粗、中湿啰音，咳嗽、咳痰后啰音可暂时消失，以后又出现。结核引起的支气管扩张，湿啰音多位于肩胛间区；有时可伴哮鸣音。部分慢性患者可出现杵状指（趾）、贫血，肺功能严重下降的患者活动后可出现发绀等。

3. 心理 - 社会状况　支气管扩张是长期反复感染的慢性疾病，病程长，发病年龄较轻，给患者的学习、工作、甚至婚姻问题带来影响，尤其病情迁延反复，检查治疗收效不显著，患者出现悲观、焦虑情绪；痰多、有口臭的患者，在心理上产生极大压力，表现自卑、孤独、回避。若突然大咯血时，又可出现精神紧张、恐惧等表现。

4. 辅助检查　如下所述。

（1）胸部 X 线检查：早期轻者一侧或双侧肺纹理增多、增粗现象；典型 X 线表现为粗乱肺纹理中有多个不规则的蜂窝状透亮阴影，或沿支气管的卷发状阴影，感染时阴影内出现液平面。

（2）胸部 CT 检查：显示管壁增厚的柱状扩张，或成串成簇的囊样改变。

（3）支气管造影：是诊断支气管扩张的主要依据，可确诊本病，确定病变部位、性质、范围、严重程度，为治疗或手术切除提供重要参考依据。

（4）纤维支气管镜检查：明确出血、扩张或阻塞部位，还可进行活检、局部灌洗、局部止血，取冲洗液做微生物检查。

（5）实验室检查：继发肺部感染时白细胞总数和中性粒细胞增多。痰涂片或培养发现致病菌。

二、治疗原则

其原则是控制呼吸道感染，保持呼吸道引流通畅，处理咯血，必要时手术治疗。

1. 控制感染　是急性感染期的主要治疗措施。急性感染时根据病情、痰培养及药物敏感实验选用合适抗生素控制感染。

2. 加强痰液引流　痰液引流和抗生素治疗同样重要，可保持气道通畅，减少继发感染和减轻全身中毒症状。主要治疗方法有物理治疗法、药物祛痰法、纤维支气管镜吸痰法等。

3. 手术治疗　适用于病灶范围较局限，全身情况较好，经药物治疗仍有反复大咯血或感染者。根据病变范围行肺段或肺叶切除术；病变范围广泛或伴有严重心、肺功能障碍者不宜手术治疗。

4. 咯血处理　少量咯血给予药物止血；大量咯血时常用垂体后叶素缓慢静脉注射，经药物治疗无效者，行支气管动脉造影，根据出血小动脉的定位，注入明胶海绵或聚乙烯醇栓，或行栓塞止血。

三、护理措施

1. 一般护理　如下所述。

（1）急性感染或病情严重者卧床休息；保持室内空气流通，维持适宜的温度、湿度，注意保暖；使用防臭、除臭剂，消除室内异味；避免到空气污染的公共场所，戒烟、避免接触呼吸道感染患者。

（2）加强营养，摄入总热量以不低于 3 000kcal/d 为宜，指导患者多进食肉类、蛋类、豆类及新鲜蔬菜、水果等高蛋白、高热量及富含维生素和矿物质的饮食，增强机体抵抗力；高热者给予物理降温，鼓励患者多饮水，保证摄入足够的水分，饮水量在 1.5～2L/d，利于痰液稀释，易于咳出。大咯血时应暂禁食。

2. 病情观察　观察患者咳嗽、咳痰的量、颜色、黏稠度及痰液的气味，咳嗽、咳痰与体位的关系；有无咯血，以及咯血的量、性质；有无胸闷、气急、烦躁不安、面色苍白、神色紧张、出冷汗等异常表现，并密切观察患者体温、心率、呼吸、血压的变化，警惕窒息的发生。

3. 体位引流护理　体位引流是利用重力作用促使呼吸道分泌物流入支气管、气管排出体外。有助于排除积痰，减少继发感染和全身中毒症状。对痰多、黏稠而不易排除者，其作用有时不亚于抗生素，具体措施如下。

（1）引流前向患者说明体位引流的目的及操作过程，消除顾虑，取得患者的合作。

（2）根据病变部位及患者自身体验，采取相应体位。原则上抬高患肺位置，使引流支气管开口向下，同时辅以拍背，以借重力作用使痰液流出。

（3）引流宜在饭前进行，以免饭后引流导致呕吐。引流 1～3 次/d，15～20min/次，时间安排在早晨起床时、晚餐前及睡前。

（4）引流过程中鼓励患者做深呼吸及有效咳嗽，以利于痰液排出；同时注意观察患者反应，如出现咯血、头晕、发绀、呼吸困难、出汗、疲劳等症状，及时停止。

（5）对痰液黏稠者，先用生理盐水超声雾化吸入或服用祛痰药（氯化铵、溴己新等），以稀释痰液，提高引流效果。

（6）引流完毕，给予清水漱口，去除痰液气味，保持口腔清洁，记录排出的痰量和性质，必要时送检。引流过程中应有护士或家人的协助。

4. 预防咯血窒息的护理　如下所述。

（1）嘱少量咯血患者卧床休息，大咯血者绝对卧床休息，取侧卧位或头侧平卧位，避免窒息。

（2）准备好抢救物品（如吸引器、氧气、气管插管、气管切开包、鼻导管、喉镜、止血药、呼吸兴奋剂、升压药及备血等）。

（3）如果发现患者咯血时突然出现胸闷、气急、发绀、烦躁、神色紧张、面色苍白、冷汗、突然坐起等，应怀疑患者发生了窒息，立即通知医师；同时让患者侧卧取头低脚高位，轻拍背部，协助将血咯出；无效时可直接用鼻导管抽吸，必要时行气管插管或气管切开，以解除呼吸道梗阻。

（4）发生大咯血时，安慰患者，嘱其保持镇静，不能屏气，将血轻轻咯出。

5. 心理护理　以尊重、亲切的态度，多与患者交谈，给予心理支持，帮助患者树立治疗信心，消除紧张、焦虑情绪；发生大咯血时，守护在患者身边，安慰患者，轻声、简要解释病情，减轻患者的紧张情绪，消除恐惧感，告知患者心情放松有利止血，并配合治疗。

四、健康教育

（1）做好麻疹、百日咳等呼吸道传染性疾病的预防接种工作，积极防治支气管肺炎、肺结核等呼吸道感染；治疗上呼吸道的慢性病灶，如扁桃体炎、鼻窦炎、龋齿等，减少呼吸道反复感染的机会。急性感染期，选用有效的抗生素，防止病情加重。注意口腔清洁卫生，用复方硼酸溶液漱口，一日数次。痰液经灭菌处理或焚烧。

（2）锻炼身体，避免受凉，减少刺激性气体吸入，务必戒烟。

（3）教会患者体位引流的方法和选择体位的原则，如两上肺叶的病变，选择坐位或头高脚低的卧位；中、下肺叶的病变，选择头低脚高的健侧卧位。体位的选择不宜刻板，患者还可根据自身体验（有利于痰液排除的体位）选择最佳的引流体位。指导患者和家属掌握有效咳嗽、雾化吸入的方法，观察感染，咯血等症状，以及引流过程中不良反应的处理，一旦症状加重，及时就诊。

（4）向患者说明咯血量的多少与病情程度不一定成正比，咯血时不要惊慌，及时就诊。

（5）对并发肺气肿者应进行呼吸功能锻炼。

（张丹丹）

第六节　肺炎

肺炎是指终末气道、肺泡和肺间质的炎症，可由病原微生物、理化因素、免疫损伤、过敏及药物所致，是呼吸系统的常见疾病，任何季节都会发病，但冬季和早春多见，任何年龄均有可能被感染。在我国，发病率及病死率高，尤其是老年人或免疫功能低下者，在各种致死病因中居第五位。随着抗生素的应用和发展，其病死率明显下降，但是，老年人及免疫功能低下者并发肺炎时，其病死率仍较高。临床表现主要有发热、咳嗽、咳痰和呼吸困难等，肺部 X 线可见炎性浸润阴影。肺炎预后良好，可以恢复其原来的结构和功能。

一、肺炎链球菌肺炎（streptococcus pneumoniae）

肺炎链球菌肺炎是由肺炎链球菌所引起的肺实质的炎症，为最常见的细菌性肺炎，约占社区获得性肺炎的半数。本病以冬季与初春为高发季节，多发生于原先健康的青壮年男性，老年或婴幼儿呼吸道免疫功能受损或有慢性基础疾病等均易遭受肺炎链球菌侵袭。临床起病急骤，患者均有寒战、高热、胸痛、咳嗽和血痰等症状。近年来因抗生素及时广泛的应用，发病率逐渐下降，不典型病例较前增多。

1. 护理评估　内容如下。

（1）健康史：询问患者发病情况，有无受凉淋雨、过度疲劳、醉酒，是否年老体弱、长期卧床、意识不清、吞咽和咳嗽反射障碍、患慢性或重症疾病；是否长期使用糖皮质激素或免疫抑制剂、接受机械通气及大手术等；了解患者既往的健康状况，起病前是否存在使机体抵抗力下降、呼吸道防御功能受损的因素。

（2）身体评估

1）症状：典型表现为起病急骤，畏寒、高热、全身肌肉酸痛，体温通常在数小时内升至 39～40℃，呈稽留热型。患侧胸痛，可放射至肩部或腹部，咳嗽或深呼吸时加剧。咳嗽，咳痰，痰中带血，典型者咳铁锈色痰。当病变范围广泛时，引起呼吸功能受损，表现为呼吸困难、发绀等。

2）体征：患者呈急性病容，面颊绯红，鼻翼扇动，皮肤灼热、干燥，口角及鼻甲周围可出现单纯性疱疹；早期肺部无明显异常体征。肺实变时，触觉语颤增强，叩诊浊音，听诊闻及支气管呼吸音，消散期可闻及湿啰音。严重者有发绀，心率过速或心律不齐。

（3）心理－社会状况：由于肺炎起病多急骤，短期内病情严重，加之高热和全身中毒症状明显，患者及家属常有焦虑不安；当出现较严重的并发症时，患者会出现忧虑和恐惧。

（4）辅助检查

1）血常规：除年老体弱、酗酒、免疫功能低下者白细胞计数可不增高外，其余白细胞计数升高，中性粒细胞多在80%以上，伴核左移。

2）痰液检查：痰涂片发现典型的革兰染色阳性、带荚膜的双球菌或链球菌。

3）胸部X线检查：早期仅见肺纹理增多，随着病情进展，表现为大片炎性浸润阴影或实变影，在消散期，X线显示炎性浸润逐渐吸收，可有片状区域吸收较快，呈现"假空洞"征。

2. 治疗原则 如下所述。

（1）早期应用抗生素治疗：首选青霉素G，滴注时每次尽可能在1h内滴完，以达到有效的血药浓度。青霉素过敏者，可选用红霉素、头孢菌素等。

（2）抗生素治疗时应给予支持治疗及对症治疗，如卧床休息，保证热量、维生素及蛋白质的摄入量，纠正脱水，维持水、电解质平衡。

（3）有感染性休克时按感染性休克治疗方法处理。

二、肺炎支原体肺炎（mycoplasmal pneumonia）

肺炎支原体肺炎是由肺炎支原体（mycoplasma pneumomae）引起的呼吸道和肺部的急性炎症改变。本病约占非细菌性肺炎的1/3以上，或各种原因引起的肺炎的10%。常于秋冬季节发病。患者以儿童和青年人居多，婴儿有间质性肺炎时应考虑支原体肺炎的可能性。本病经有效治疗多在2~4周内痊愈，有严重并发症者可使病程迁延。

1. 护理评估 内容如下。

（1）健康史：起病通常缓慢，发病前常有鼻炎、咽炎等前驱症状。

（2）身体评估

1）症状：有咽痛、咳嗽、畏寒、发热、头痛、乏力、肌痛等症状。咳嗽多为阵发性刺激性呛咳，咳少量黏液，发热可持续2~3周，体温恢复正常后可能仍有咳嗽。

2）体征：肺部体征多不明显，一般无肺实变体征，可有局限性呼吸音减低及少量干湿性啰音。

（3）心理－社会状况：患者对本病的病因及预防知识缺乏，常因剧烈的咳嗽而烦躁不安、焦虑。

（4）辅助检查：血常规白细胞总数正常或稍增高，以中性粒细胞为主；可有血沉增快；血清学检查是确诊肺炎支原体感染最常用的检测手段；X线表现无特征性。

2. 治疗原则 如下所述。

（1）早期使用适当的抗生素可以减轻症状，缩短疗程至7~10d。肺炎支原体肺炎可在3~4周自行消散。

（2）治疗首选药物为大环内酯类抗生素，红霉素静脉滴注速度不宜过快，浓度不宜过高，以免引起疼痛及静脉炎。用药疗程不少于10d。青霉素或头孢菌素类抗生素无效。

（3）对剧烈呛咳者，应适当给予镇咳药。

三、军团菌肺炎（Legionella pneumonia）

军团菌肺炎是由革兰染色阴性嗜肺军团杆菌引起的一种以肺炎为主的全身性疾病，又称军团病，1976年被确认。该菌存在于水和土壤中，常经供水系统、空调和雾化吸入而被吸入，引起呼吸道感染，可呈小的暴发流行，夏季与初秋为多发季节，常侵及老年人、患有慢性病或免疫功能受损者。

1. 护理评估 内容如下。

（1）健康史：一般起病缓慢，也可经2~10d潜伏期后突然发病。老年人或原有慢性疾病、血液病、恶性肿瘤、艾滋病或接受免疫抑制剂致免疫功能低下者易患本病。

（2）身体评估

1）症状：开始有倦怠、乏力和低热，1~2d 后出现高热、寒战、肌痛、头痛。呼吸道症状为咳嗽、痰少而黏稠，痰可带血，一般不呈脓性。可伴胸痛，进行性呼吸困难；消化道症状为恶心、呕吐和水样腹泻；严重者有焦虑、感觉迟钝、定向障碍、谵妄等神经精神症状，并可出现呼吸衰竭、休克和肾功能损害。

2）体征：20% 的患者可有相对缓脉，肺实变体征，两肺散在干、湿啰音，心率加快，胸膜摩擦音。

（3）心理-社会状况：本病起病急骤，短期内病情严重，患者常因疾病来势凶猛而烦躁不安、焦虑。

（4）辅助检查：血白细胞计数多超过 10×10^9/L，中性粒细胞核左移，血沉快。动脉血气分析可提示低氧血症。支气管抽吸物、胸腔积液、支气管肺泡灌洗液做革兰染色可以查见细胞内的军团杆菌。

2. 治疗原则 如下所述。

（1）首选红霉素，用药 2~3 周，必要时可加利福平，或多西环素疗程 3 周以上，否则易复发。

（2）氨基糖苷类和青霉素、头孢菌素类抗生素对本病无效。

四、传染性非典型肺炎

传染性非典型肺炎是由 SARS 冠状病毒（SARS-Cov）引起的具有明显传染性、可累及多个脏器系统的特殊肺炎，世界卫生组织（WHO）将其命名为严重急性呼吸综合征（severe acute respiratory syndrome，SARS）。主要临床特征为急性起病、发热、干咳、呼吸困难、白细胞不高或降低、肺部阴影及抗生素治疗无效。本病依据报告病例计算的平均死亡率达 9.3%。人群普遍易感，呈家庭和医院聚集性发病，多见于青壮年，儿童感染率较低。

1. 护理评估 内容如下。

（1）健康史：询问患者接触史、家族史、个人史及既往健康情况，有无与 SARS 患者密切接触（指与 SARS 患者共同生活，照顾 SARS 患者，或曾经接触 SARS 患者的排泄物，特别是气道分泌物），特别询问是否到过收治 SARS 患者的医院和场所等不知情接触史。是否到过 SARS 流行地区，家族中有无相同患者；了解病程经过以及诊治情况，患者近期活动范围等；其潜伏期为 2~10d。

（2）身体评估

1）症状：起病急骤，发热，体温常大于 38℃，有寒战、咳嗽、少痰，偶有血丝痰，心悸、气促，甚至呼吸窘迫；伴有肌肉酸痛、头痛、关节痛、乏力和腹泻。患者多无上呼吸道卡他症状。

2）体征：肺部体征多不明显，部分患者可闻及少许湿啰音，或有肺实变体征。

（3）心理-社会状况：评估患者因患病以及隔离治疗是否表现有焦虑、忧郁、恐惧、悲观、自卑、孤独等心理反应，评估家庭成员对患者的态度、关心程度、照顾方式、患者的经济状况等。

（4）辅助检查

1）血液检查：血白细胞计数不升高，或降低，常有淋巴细胞减少，血小板降低。部分患者血清转氨酶、乳酸脱氢酶等升高。

2）病原学检查：早起用鼻咽部冲洗或吸引物、血、尿、便等标本进行病毒分离和聚合酶链反应（PCR）。平行检测进展期和恢复期双份血清 SARS 病毒特异性 IgM、IgG 抗体，抗体阳转或 4 倍以上升高，具有病原学诊断意义。

3）胸部 X 线检查：早期无异常，1 周内逐渐出现肺纹理粗乱的间质性改变、斑片状或片状渗出影，典型的改变为磨玻璃影及肺实变影。在 2~3d 波及一侧肺野或两肺，约半数波及双肺。病灶多在中下叶呈外周分布。

2. 治疗原则 以对症治疗为主，卧床休息，加强营养支持和器官功能保护，酌情静脉输液及吸氧，注意消毒隔离，预防交叉感染；已明确并发细菌感染者，及时选用敏感的抗生素；给予抗病毒药物，如利巴韦林、阿昔洛韦等，发病早期给予奥司他韦有助于减轻发病和症状；重症患者酌情使用糖皮质激素，密切注意其不良反应和 SARS 并发症。出现低氧血症的患者，使用无创机械通气，持续用至病情缓解，效果不佳或出现 ARDS，及时进行有创机械通气治疗。出现休克或多器官功能障碍综合征，应予相应治疗。

五、肺炎患者的护理

1. 环境 室内阳光充足、空气新鲜，每日定时通风，保持适宜的温湿度。病房环境保持整齐、清洁、安静和舒适并适当限制探视。

2. 休息 急性期卧床休息，尤其对于体温尚未恢复的患者，卧床休息可以减少组织耗氧量，利于机体组织的修复。卧床休息时，协助患者取半卧位，可增强肺通气量，减轻呼吸困难。应尽量将治疗、检查与护理操作集中进行，避开患者的睡眠和进餐时间，确保患者得到充分的休息。

3. 饮食 高热时，应及时补充营养和水分，给予高热量、高蛋白、高维生素、易消化的流质或半流质饮食。鼓励患者多饮水，每日饮水量在 2 000ml 以上。高热、暂不能进食者需静脉补液，滴速不宜过快，以免引起肺水肿。有明显麻痹性肠梗阻或胃扩张时，应暂时禁食、禁水，给予胃肠减压，直至肠蠕动恢复。

4. 病情观察 包括以下内容。

（1）意识状态：肺炎患者若出现烦躁不安或反应迟钝等精神症状时，须警惕休克的发生。

（2）脉搏：脉搏的强度和频率是观察休克症状的重要依据。脉搏快而弱后往往出现血压下降；脉搏细弱不规则或不能触及，表示血容量不足或心力衰竭。

（3）呼吸：休克患者呼吸浅促，若呼吸深而快常提示代谢性酸中毒。

（4）血压及脉压：早期血压下降，若在 10.6/6.7kPa（80/50mmHg）以下，脉压差小，提示严重感染引起毛细血管通透性增加，周围循环阻力增加，心排量减少，有效血容量不足，病情严重。

（5）尿量：是观测休克期病情变化的重要指标，休克严重时常发生尿量减少或无尿。监测每小时尿量和尿比重，准确记录 24h 出入量。

（6）皮肤黏膜色泽及温湿度：反应皮肤血液灌注情况，如面、唇、甲床苍白和四肢厥冷，显示血液灌注不足。

（7）痰液：观察痰液的量、颜色和气味。如肺炎链球菌肺炎呈铁锈色痰，克雷白杆菌肺炎典型痰液为砖红色胶冻状，厌氧菌感染者痰液多有恶臭味等。

（8）监测血白细胞计数和分类计数、动脉血气分析结果。

5. 高热护理 具体措施如下。

（1）寒战时注意保暖，及时添加被褥，使用热水袋时防止烫伤，一般寒战可持续半小时左右，此期禁止物理降温。

（2）高热时，应给予物理降温，如酒精擦浴、冰袋、冰帽等方法，物理降温的同时，要注意保暖，如足底部置热水袋保暖。高热持续不退者，遵医嘱给予解热镇痛药物。

（3）大量出汗者应及时更换衣服和被褥，协助擦汗，避免着凉，并注意保持皮肤的清洁干燥。

（4）做好口腔护理：高热使唾液分泌减少，口腔黏膜干燥，同时机体抵抗力下降，易引起口唇干裂、口唇疱疹、口腔炎症、溃疡。因此，应做好口腔护理，协助患者漱口或用漱口液清洁口腔，口唇干裂可涂润滑油保护。

（5）卧床休息，以减轻头痛、乏力、肌肉酸痛症状。

（6）高热伴烦躁不安者，应注意安全护理，防止摔伤，必要时，应用约束带。

6. 保持呼吸道通畅 指导患者进行有效咳嗽，协助排痰，采取翻身、拍背、雾化吸入等措施。对痰量较多且不易咳出者，遵医嘱应用祛痰剂。协助患者取半卧位休息，以增强肺通气量，减轻呼吸困难。有气急发绀者，应给予氧气吸入，流量为 2~4L/min。

7. 胸痛患者 应采取患侧卧位，也可在呼气状态下用宽胶布固定胸廓，降低呼吸幅度而减轻痛苦，必要时遵医嘱给予止疼药。早期干咳而胸痛明显者，遵医嘱使用镇咳剂治疗以减轻疼痛。

8. 休克型肺炎的观察和护理　如下所述。

（1）将患者安置在监护室，专人护理：取抬高头胸部约20°，抬高下肢约30°的仰卧中凹位，以利于呼吸和静脉血回流，增加心排出量。尽量减少搬动，并注意保暖。

（2）迅速建立两条静脉通路，遵医嘱给予扩充血容量、纠正酸中毒、应用血管活性药物和糖皮质激素等抗休克治疗及应用抗生素抗感染治疗，恢复正常组织灌注，改善微循环功能。

1）扩充血容量：扩容是抗休克的最基本措施。一般先输低分子右旋糖酐，以迅速扩充血容量、降低血黏稠度、防止DIC的发生；继之输入5%葡萄糖盐水、复方氯化钠溶液、葡萄糖溶液等。输液速度应先快后慢，输液量宜先多后少，可在中心静脉压的监测下决定补液的量和速度。扩容治疗要求达到比较理想的效果：收缩压大于90mmHg（12.0kPa），脉压大于30mmHg（4.0kPa）。中心静脉压不超过0.98kPa；尿量多于30ml/h；脉率少于100次/min；患者口唇红润、肢端温暖。

2）纠正酸中毒：常用5%碳酸氢钠溶液静脉滴注。纠正酸中毒可以增强心肌收缩力，改善微循环。

3）血管活性药物：在补充血容量和纠正酸中毒后，末梢循环仍无改善时可应用血管活性药物，如多巴胺、酚妥拉明、间羟胺等。血管活性药物应由单独一路静脉输入，并随时根据血压的变化来调整滴速。滴注多巴胺时，要注意药液不得外渗到组织中，以免引起局部组织的缺血坏死。

4）抗感染治疗：应早期使用足量有效的抗生素，重症患者常需联合用药并经静脉给药。用药过程中，要注意观察疗效和不良反应，发现异常及时报告并处理。

5）糖皮质激素的应用：病情严重，经上述药物治疗仍不能控制者，可使用糖皮质激素，以解除血管痉挛，改善微循环，稳定溶酶体膜，以防酶的释放，从而达到抗休克的作用。常用氢化可的松、地塞米松加入葡萄糖液中静脉滴注。

9. 心理护理　以通俗易懂的语言耐心讲解疾病的知识，各种检查、治疗和护理的目的。特别是休克型肺炎患者，及时与患者及家属进行沟通，减轻其心理负担，使患者能够积极配合治疗。

六、健康教育

1. 对疾病相关知识的宣教　讲解肺炎的病因和诱因，指导患者避免受凉、淋雨、吸烟、酗酒和防止过度疲劳。有皮肤痈、疖、伤口感染、毛囊炎、蜂窝织炎时及时治疗，尤其是免疫功能低下者和慢支、支气管扩张者。

2. 自我护理与疾病监测的指导　慢性病、年老体弱、长期卧床者，应注意经常改变体位、翻身、拍背、咳出气道痰液，有感染征象时及时就诊。

3. 饮食与活动的指导　增加营养的摄入，保证充足的休息时间，劳逸结合，生活有规律性。积极参加体育锻炼，增强体质，防止感冒。

4. 用药的指导　指导患者遵医嘱按时服药，了解肺炎治疗药物的疗效、用法、疗程、不良反应，防止自行停药或减量，定期随访。

（张丹丹）

第七节　肺脓肿

肺脓肿是由多种病原菌引起肺实质坏死的肺部化脓性感染。早期为肺组织的化脓性炎症，继而坏死、液化，由肉芽组织包绕形成脓肿。临床特征为高热、咳嗽和咳大量脓臭痰。胸部X线显示一个或多发的含气液平的空洞，如多个直径小于2cm的空洞则称为坏死性肺炎。本病可见于任何年龄，青壮年男性及年老体弱有基础疾病者多见。自抗生素广泛应用以来，肺脓肿发病率明显降低。

病原体常为上呼吸道、口腔的定植菌，包括需氧、厌氧和兼性厌氧菌。90%肺脓肿患者并发有厌氧菌感染。常见的其他病原体包括金黄葡萄球菌、化脓性链球菌、肺炎克雷白杆菌和铜绿假单胞菌。根据感染途径，肺脓肿可分为三种类型：吸入性肺脓肿、继发性肺脓肿和血源性肺脓肿。

一、护理评估

1. 健康史　了解患者有无意识障碍、肺部感染，以及齿、口、鼻咽部感染等相关病史；询问有无手术、劳累、醉酒、受凉和脑血管病等病史，以及身体其他部位的感染病史；了解细菌的来源和脓肿的发生方式。

2. 身体评估　内容如下。

（1）症状：急性起病，畏寒、高热，体温达 39～40℃，伴有咳嗽、咳黏痰或黏液脓性痰。炎症累及壁层胸膜可引起胸痛，且与呼吸有关。病变范围大时可出现气促。此外还有精神不振、全身乏力、食欲减退等全身中毒症状。如感染控制不及时，可于发病的 10～14d，突然咳出大量脓臭痰及坏死组织，每日可达 300～500ml，静置后可分为 3 层。偶有 1/3 患者有不同程度的咯血，偶有中、大量咯血而突然窒息致死。一般在咳出大量脓痰后，体温明显下降，全身中毒症状随之减轻，数周内一般情况逐渐恢复正常。肺脓肿破溃到胸膜腔，可出现突发性胸痛、气急，出现脓气胸。部分患者缓慢发病，仅有一般的呼吸道感染症状。血源性肺脓肿多先有原发病灶引起的畏寒、高热等全身脓毒症的表现。经数日或数周后才出现咳嗽、咳痰，痰量不多，极少咯血。慢性肺脓肿患者常有咳嗽、咳脓痰、反复发热和咯血，持续数周到数日。可有贫血、消瘦等慢性中毒症状。

（2）体征：与肺脓肿的大小和部位有关。初起时肺部可无阳性体征，或患侧可闻及湿啰音；病变继续发展，可出现肺实变体征，可闻及支气管呼吸音；肺脓腔增大时，可出现空瓮音；病变累及胸膜可闻及胸膜摩擦音或呈现胸腔积液体征。血源性肺脓肿多无阳性体征。慢性肺脓肿常有杵状指（趾）。

3. 心理－社会状况　急性肺脓肿起病急，症状明显，患者易产生紧张不安的情绪；慢性肺脓肿病程长，破坏了正常的工作、生活秩序，咳出大量脓性臭痰，无论对本人还是其他人都是一种不良刺激，患者常出现情绪抑郁，表现为悲观、失望、焦虑等。

4. 辅助检查　如下所述。

（1）血常规检查：急性肺脓肿血白细胞总数可达（20～30）×10⁹/L，中性粒细胞在 90% 以上，核明显左移，常有中毒颗粒。慢性患者的白细胞可稍有升高或正常，红细胞和血红蛋白减少。

（2）痰细菌学检查：气道深部痰标本细菌培养可有厌氧菌和（或）需氧菌存在。

（3）胸部 X 线检查：X 线胸片早期可见大片浓密模糊浸润阴影，边缘不清或团片状浓密阴影。脓肿形成，脓液排出后，可见圆形透亮区及液平面。经脓液引流和抗生素治疗后，周围炎症先吸收，最后可仅残留纤维条索状阴影。血源性肺脓肿典型表现为两肺外侧有多发球形致密阴影，大小不一，中央有小脓腔和气液平面。

（4）纤维支气管镜检查：有助于明确病因、病原学诊断及治疗。

二、治疗原则

本病的治疗原则是抗菌药物治疗和脓液引流。

1. 抗菌药物治疗　一般选用青霉素。对青霉素过敏或不敏感者，可用林可霉素、克林霉素或甲硝唑等药物。若疗效不佳，要注意根据细菌培养和药物敏感试验结果选用有效抗菌药物。

2. 脓液引流　是提高疗效的有效措施。痰液黏稠不易咳出者可用祛痰药或雾化吸入生理盐水、祛痰药或支气管舒张剂以利痰液引流。身体状况较好者可采取体位引流排痰。

3. 支气管肺泡灌洗术（bronchoavleolar lavage，BAL）　是一种介入性操作，在纤维支气管镜直视下操作，能有效清除肺脓肿腔内的脓性分泌物，并可直接注入抗生素。

三、护理措施

1. 环境　肺脓肿患者咳痰量大，常有厌氧菌感染，痰有臭味，应保持室内空气流通，同时注意保暖，如有条件最好住单间。

2. 饮食护理　由于脓肿的肺组织在全身消耗严重的情况下修复困难，机体需要较强的支持疗法，应加强营养，给予高蛋白、高维生素、高热量、易消化饮食，食欲欠佳者应少量多餐。

3. 咳嗽、咳痰的护理　肺脓肿患者通过咳嗽排出大量脓痰。应鼓励患者进行有效的咳嗽，经常活动和变换体位，以利痰液排出。鼓励患者增加液体摄入量，以促进体内的水化作用，使脓痰稀释而易于咳出。要注意观察痰的颜色、性质、气味和静置后是否分层。准确记录 24h 痰液排出量。当发现血痰时，应及时报告医生，若痰中血量较多，要严密观察病情变化，并准备好抢救药品和用品，嘱患者头偏向一侧，最好取患侧卧位，注意大咯血或窒息的发生。

4. 体位引流的护理　体位引流有利于大量脓痰排出体外，根据病变部位采用肺段、支气管引流的体位，使支气管内痰液借重力作用，经支气管、气管排出体外。对脓痰甚多，且体质虚弱的患者应做监护，以免大量脓痰涌出但无力咳出而窒息。年老体弱、呼吸困难明显者或在高热、咯血期间不宜行体位引流。必要时，应用负压吸引器给予经口吸痰或支气管镜抽吸排痰。痰量不多，中毒症状严重，提示引流不畅，应积极进行体位引流。发绀、呼吸困难、胸痛明显者，应警惕脓气胸。

5. 口腔护理　肺脓肿患者高热时间较长，唾液分泌减少，口腔黏膜干燥；又因咳大量脓臭痰，利于细菌繁殖，易引起口腔炎及黏膜溃疡；而大量抗生素的应用，易诱发真菌感染。因此要在晨起、饭后、体位引流后、临睡前协助患者漱口，做好口腔护理。

6. 用药护理　遵医嘱给予抗生素、祛痰药、支气管扩张剂，或给予雾化吸入。以利痰液稀释、排出。

7. 心理护理　本病患者常有焦虑、抑郁、内疚等不良心理状态。护理人员应富有同情心和责任感，向患者解释肺脓肿的有关知识，多进行安慰，对患者提出的问题耐心解答，建立，良好的护患关系，使患者能积极主动配合治疗，以缩短疗程，争取早日彻底康复。

四、健康教育

1. 疾病预防指导　让患者了解肺脓肿的感染途径，彻底治疗口腔、上呼吸道慢性感染病灶如龋齿、化脓性扁桃体炎、鼻窦炎、牙周溢脓等，以防止病灶分泌物吸入肺内，诱发感染。重视口腔清洁，经常漱口，多饮水，预防口腔炎的发生。积极治疗皮肤外伤感染、痈、疖等化脓性病灶，不挤压痈、疖，防止血源性肺脓肿的发生。不酗酒。

2. 疾病知识指导　如下所述。

（1）教会患者有效咳嗽、体位引流的方法，及时排出呼吸道异物，防止吸入性感染，保持呼吸道通畅，促进病变的愈合。

（2）指导慢性病、年老体弱患者家属经常为患者翻身、叩背，促进痰液排出，疑有异物吸入时要及时清除。

（3）肺脓肿患者的抗生素治疗需时较长，才能治愈，防止病情反复。患者及家属应了解其重要性，遵从治疗计划。

（吴书芹）

第三章

循环系统疾病的护理

第一节 心内科专科诊疗技术与护理

一、心导管检查术

心导管检查术是通过心导管插管术进行心脏各腔室、瓣膜与血管的构造及功能的检查，包括右心导管检查与选择性右心造影、左心导管检查与选择性左心造影，其目的是明确诊断心脏和大血管病变的部位与性质、病变是否引起了血流动力学改变及其程度，为采用介入性治疗或外科手术提供依据。

（一）适应证

（1）需作血流动力学监测者，从静脉置入漂浮导管至右心及肺动脉。

（2）用于先天性心脏病，特别是有心内分流的先天性心脏病的诊断。

（3）心内电生理检查。

（4）室壁瘤需了解瘤体大小与位置以决定是否为手术指征。

（5）静脉及肺动脉造影。

（6）选择性冠状动脉造影术。

（7）心肌活检术。

（二）禁忌证

（1）感染性疾病者，如感染性心内膜炎、败血症、肺部感染等。

（2）严重心律失常及严重的高血压未加控制者。

（3）电解质紊乱、洋地黄中毒者。

（4）有出血倾向者，现有出血性疾病或正在进行抗凝治疗者。

（5）外周静脉血栓性静脉炎者。

（6）严重肝肾损害者。

（三）操作前护理

（1）向患者及家属介绍心导管检查的方法和意义、手术的必要性和安全性，以解除思想顾虑和精神紧张，必要时手术前夜口服地西泮 5mg，保证充足睡眠。

（2）指导患者完成必要的辅助检查如出凝血时间、肝肾功能、胸片和超声心动图等。

（3）根据需要行会阴部及两侧腹股沟或上肢、锁骨下静脉穿刺术区备皮及清洁。

（4）穿刺动脉者应检查两侧足背动脉搏动情况并标记，以便与术中、术后对照观察。

（5）做抗生素和碘过敏试验。

（6）行股动脉穿刺者应术前训练床上排尿。

（7）指导患者衣着舒适，术前排空膀胱。

（四）操作过程

一般采用 Seldinger 经皮穿刺法，局麻后自股静脉、上肢贵要静脉或锁骨下静脉（右心导管术）或股动脉（左心导管术）插入导管到达相应部位。连续测量并记录压力，必要时采血行血气分析。插入造影导管至相应部位，注入造影剂，进行造影。

（五）操作后护理

1. 休息　卧床休息，做好生活护理。

2. 局部压迫　静脉穿刺者术侧肢体制动 4～6h；动脉穿刺者压迫止血 30min 后加压包扎，以 1kg 沙袋压迫伤口 6～8h，穿刺侧肢体制动 24h。检查足背动脉搏动是否减弱或消失，观察肢体皮肤颜色与温度、感觉与运动功能有无变化等。

3. 病情观察　持续监测生命体征，注意有无心律失常，有无穿刺部位出血、血肿、血管栓塞及感染等并发症，协助医师给予抗心律失常、压迫止血、溶栓等处理。

二、冠状动脉造影术

冠状动脉造影术（coronary arterial angiography，CAG）是目前诊断冠心病最为可靠的方法和最主要的手段，它可提供冠状动脉病变的部位、性质、范围、侧支循环状况等准确资料，有助于选择最佳治疗方案。

（一）适应证

（1）对药物治疗中心绞痛仍较重者，为明确动脉病变情况可以考虑介入性治疗或旁路移植手术。

（2）胸痛似心绞痛而不能确诊者。

（3）中老年患者心脏增大、心力衰竭、心律失常、疑有冠心病而无创性检查未能确诊者。

（4）心肌梗死后再发心绞痛或运动试验阳性者。

（5）急性冠脉综合征拟行急诊手术者。

（二）禁忌证

（1）严重心功能不全者。

（2）外周动脉血栓性脉管炎者。

（3）造影剂过敏者。

（4）严重心动过缓者应在临时起搏保驾下手术者。

（三）操作前护理

与心导管检查术相同。此外，术前进行呼吸、闭气、咳嗽训练以便术中顺利配合，术前口服抗血小板聚集药物，非术侧上肢留置静脉套管针。

（四）操作过程

用特殊的导管经股动脉、肱动脉或脑动脉送到主动脉根部，分别插入左、右冠状动脉口，注入造影剂使冠状动脉及其主要分支显影。

（五）操作后护理

与心导管术基本相同。此外，心电、血压监护 24h。术后鼓励患者多饮水，以如速造影剂的排泄。

三、经皮腔内冠状动脉成形术及冠状动脉内支架植入术

经皮穿刺腔内冠状动脉成形术（percutaneous transluminal coronary angioplasty，PTCA）是用以扩张冠状动脉内径，解除其狭窄，使相应心肌供血增加，缓解症状，改善心功能的一种非外科手术方法，是冠状动脉介入治疗的最基本手段。冠状动脉内支架置入术是在 PTCA 基础上发展而来的，目的是为防止和减少 PTCA 后急性冠状动脉闭塞和后期再狭窄，以保持血流通畅。

（一）适应证

1. PTCA 的适应证

（1）冠状动脉不完全狭窄，狭窄程度在 75% 以上者。

（2）冠状动脉单支或多支孤立、向心性、局限性、长度＜15mm 的无钙化病变者。

（3）有临床症状的 PTCA 术后再狭窄者。

（4）新近发生的单支冠状动脉完全阻塞者。

（5）冠状动脉旁路移植血管再狭窄者。

2. 冠状动脉内支架植入术的适应证

（1）冠状动脉起始或近端病变者。

（2）由 PTCA 治疗引起的冠状动脉急性闭塞、血管内膜撕裂和弹性回缩病变者。

（3）血管内径≥3.0mm 者。

（二）禁忌证

1. PTCA 的禁忌证

（1）冠状动脉僵硬或钙化性、偏心性狭窄者。

（2）慢性完全阻塞性伴严重钙化的病变者。

（3）多支广泛性弥漫性病变者。

（4）冠状动脉病变狭窄程度≤50％或仅有痉挛者。

（5）无侧支循环保护的左主干病变者。

2. 冠状动脉内支架置入术的禁忌证　无绝对禁忌证。但有出血倾向者，血管直径≤2.0mm，主要分支血管的分叉部、血管严重迂曲的病变者不宜选用。

（三）操作前护理

基本与冠状动脉造影相同。但做 PTCA 及支架置入术前必须口服抗血小板聚集药物如阿司匹林、氯吡格雷等，停用抗凝剂如低分子肝素。

（四）操作过程

PTCA 是经皮穿刺周围动脉（常用脑动脉或股动脉）将带球囊的导管送入冠状动脉到达狭窄节段，扩张球囊使狭窄管腔扩大。冠状动脉内支架植入术是将不锈钢或合金材料制成的支架植入病变的冠状动脉内，支撑其管壁，以保持腔内血流畅通。

（五）操作后护理

1. 病情观察　持续心电监护24h，严密观察有无心律失常、心肌缺血、心肌梗死等急性期并发症。

2. 饮食　术后即可进易消化清淡饮食，但避免过饱；鼓励患者多饮水，以加速造影剂的排泄。

3. 常规应用抗生素 3～5d　预防感染。

4. 防止出血　一般于术后4h 拔除动脉鞘管，按压穿刺部位30min 后，弹性绷带加压包扎，沙袋压迫6h，右下肢制动24h，以防止出血。如病情严重，一般于拔管后1h 根据出凝血时间决定使用肝素进行抗凝治疗，为了保证剂量准确，需用输液泵控制滴速。并注意观察有无出血倾向，如穿刺点渗血、牙龈出血、血尿、便血等。

5. 生活护理　保证患者日常生活需要。

6. 活动　24h 后指导患者逐渐增加活动量，起床、下蹲时动作应缓慢，不要突然用力，术后1 周内避免抬重物，以防止穿刺部位再出血。1 周后有可能恢复日常生活与轻体力工作。

7. 观察有无术后负性效应的发生　如腰酸、腹胀，穿刺局部出血或血肿、栓塞、尿潴留、低血压、造影剂反应、心肌梗死等，给予相应护理。

8. 药物　继续按医嘱服用硝酸酯类、钙离子通道阻断剂、ACEI 类药物，继续口服抗血小板聚集药物，如阿司匹林、氯吡格雷等。

9. 其他　定期监测血小板、出凝血时间的变化，指导患者不要用硬、尖物剔牙，挖鼻孔或耳道。PTCA 术后3～6 个月约有30％的患者发生再狭窄，故应定期门诊随访。

四、心导管射频消融术

射频消融术（radio frequency catheter ablation，RFCA）是一种消除导致快速心律失常异常电通路的非外科手术方法。通过导管电极释放射频电流，使局部心肌组织发生凝固性坏死。射频电流是一种正弦波形，频率为 300～750kHz 的交流电流。

（一）适应证

（1）发作频繁和（或）药物治疗无效的房室折返性或房室结折返性心动过速。

（2）伴有心房颤动且心室率快速的预激综合征。

（3）持续性心房扑动。

（4）药物治疗不能满意控制心室率的心房颤动。

（5）持续性单形性室性心动过速。

（二）禁忌证

同心导管检查术。

（三）操作前护理

（1）向患者和家属讲解手术的目的、益处和可能的危险。术前一顿吃五成饱，术前6小时禁食水。为患者手术部位行清洁皮。备好器，练习床上排尿，去导管室前排空尿液。

（2）常规行出凝血时间、肝肾功能及超声心动图等检查。

（3）停用所有抗心律失常药物至少5个半衰期。

（4）去导管室前为患者留置静脉通路，以便术中维持静脉通路和随时注射药物。

（四）操作过程

首先行电生理检查以明确诊断并确定消融靶点。选用射频消融导管引入射频电流。消融左侧房室旁路时，消融导管经股动脉逆行或股静脉经房间隔置入；消融右侧房室旁路或改良房室结时，消融导管经股静脉置入。确定电极到位后，能量 5～30W 放电 10～60s。重复电生理检查，确认异常传导途径或异位兴奋灶消失。

（五）操作后护理

（1）局部压迫：穿刺静脉者局部仅需压迫止血 3～5min 后用无菌纱布包扎，平卧 3～4 小时，卧床 4～6h；穿刺动脉者局部用手压迫 10～20min，止血后用弹性绷带包扎、沙袋压迫，平卧 8～12h，卧床 12～24h。卧床期间保持大腿伸直、切勿屈腿。避免长时间卧床，以免发生深静脉血栓。

（2）并发症观察：注意有无局部出血、血肿。观察患者如有心慌、气急、恶心、胸痛等症状及时通知医生，以便早期发现血气胸、血栓栓塞、房室传导阻滞、心脏压塞等并发症。

（3）术后 3～5d 每日复查心电图，遵医嘱口服抗血小板聚集药物。

五、心包穿刺术

心包腔穿刺术主要用于对心包积液性质的判断与协助病因的诊断，同时通过穿刺抽液可以减轻患者的临床症状。对于某些心包积液，如化脓性心包炎，经过穿刺排脓、冲洗和注药尚可起到一定的治疗作用。

（一）适应证

心脏压塞和未能明确病因的渗出性心包炎。

（二）操作前护理

（1）心包穿刺术有一定危险性，应由有经验医师操作或指导，并应在心电监护下进行穿刺，较为安全。

（2）术前需行心脏超声检查，以确定积液量与穿刺部位。

（3）心理护理：应向患者说明穿刺的意义和必要性，解除思想顾虑。

（4）健康指导：嘱患者在穿刺过程中切勿咳嗽或深呼吸，必要时术前用少量镇静剂。

（5）建立静脉通道：备静脉用阿托品，以备术中发生迷走反射时用。

（三）操作过程

（1）患者取坐位或半卧位，以手术巾盖住面部，仔细叩出心浊音界，选好穿刺点。目前，多在穿刺术前采用心脏超声定位，决定穿刺点、进针方向和进针的距离。通常采用的穿刺点为剑突与左肋弓缘夹角处进针或心尖部穿刺点。采用后者进针时，根据横膈位置高低，一般在左侧第5肋间或第6肋间心浊音界内2.0cm左右进针。

（2）常规消毒局部皮肤，术者及助手均戴无菌手套，铺洞巾。自皮肤至心包壁层以2%的利多卡因做局部麻醉。

（3）术者持穿刺针穿刺，助手以血管钳夹持与其连接的导液橡皮管。在心尖部进针时，应使针自下而上，向脊柱方向缓慢刺入。剑突下进针时，应使针体与腹壁成30°～40°角，向上、向后并稍向左刺入心包腔后下部。待针尖抵抗感突然消失时，示针已穿过心包壁层，同时感到心脏搏动，此时应稍退针少许，以免损伤心脏。助手立即用血管钳夹住针体固定其深度，术者将注射器接于橡皮管上，而后放松橡皮管上止血钳。缓慢抽吸，记录液体量，留标本送检。

（4）抽液过程中注意随时夹闭胶管，防止空气进入心包腔；第一次抽液量不宜超过100ml。若抽出鲜血，立即停止抽吸，密切观察有无心脏压塞症状出现。

（5）准备好抢救器材和药品；注意观察患者的反应，如有异常，应及时抢救。

（四）操作后护理

术毕夹闭橡皮管拔出针后，盖消毒纱布、压迫数分钟，用胶布固定。心包引流者需做好引流管护理。

（吴书芹）

第二节　心内科常见症状的护理

一、心悸（palpitation）

（一）定义

心悸是指患者自觉心跳或心慌，伴有心前区不适感。由各种原因引起的心动过速、心动过缓及心房颤动等心律失常，均易引起心悸。

正常情况下，人在静态或休息时不会感到自己的呼吸和心跳。如果在静态或休息状态下自觉心脏搏动并有不适感，则为心悸。此时，体格检查可发现心脏搏动增强、心率和心律变化，部分患者亦可正常。心悸是一种常见的临床症状，与患者的敏感性，以及心搏强度、速率或节律的变化有关。

（二）护理评估

1. 病因评估

（1）病史询问：患者有无心慌、心跳、心惊、胸部跳蹦，甚至感到心脏跳到咽喉部等症状；有无与心悸发生有关的心脏病病史或其他疾病病史，了解心功能状态；心悸与气候、环境、体力劳动、情绪、饮食起居、服药的关系。

（2）体格检查：重点了解心脏大小、脉搏、心率、心律与心音的变化，各瓣膜区有无杂音，有无贫血体征，有无甲状腺肿大等。

（3）实验室及其他辅助检查：除血常规、血糖及儿茶酚胺浓度外，应特别注意心电图、甲状腺功能检查的结果。

通过上述病史询问、相关体格检查和实验室及其他辅助检查，判断患者有无心悸，确定其心悸的性质为功能性或器质性。

2. 心悸发作时间、部位、性质、程度及其伴随症状

（1）时间：自第一次发作至今有多长时间，心悸发作的频率，每次发作持续与间隔的时间，突发性、暂时性还是持续性等，一般器质性心脏病引起的持续时间较长。

（2）部位：多数患者心悸位于心前区，少部分位于心尖波动处或胸骨下等，极少数患者从心前区直至咽喉部。

（3）性质和程度：心悸为主观感觉，依个人感受不同，其程度差异也较大。有心律失常引起的心悸，在检查患者的当时其心律失常不一定存在，因此，务必让患者详细陈述其发生心悸当时的主观感觉，如心跳是过快还是过慢、有无不规则样感觉等，帮助鉴别快速型或慢速型心律失常。

（4）伴随症状：心悸是否有前驱症状或伴有胸痛、呼吸困难、头晕、发热等症状，确定心悸的病因。

3. 目前诊断和治疗的情况　引起心悸的原因很多，其性质可能是功能性的，也可能是器质性的，诊断和治疗也会存在很大差异，应仔细询问患者目前的诊断和用药情况，有无采用电学方法（如电复律、人工心脏起搏）、外科手术或其他治疗方法，疗效如何等。

4. 评估心悸对患者的影响　重点是评估患者目前的睡眠、工作和日常生活有无因心悸而改变，其程度如何，以及有无与心悸有关的情绪改变等。

（三）护理措施

1. 病情观察　注意心悸发生的时间、性质、程度、诱发或使其减轻的因素，以及呼吸困难、胸痛、晕厥等伴随症状的变化，重点观察心脏的体征，尤其是心率、心律的变化。监测心电图的变化及各相关检查的结果。

2. 心理护理　建立相互信任的护患关系，倾听患者的述说，了解患者的心理状态和心理需求，给予患者必要的精神安慰，解除紧张、焦虑的情绪，增强安全感和治疗的信心。对神经症患者更应关心。此外，舒适、安静的环境，有利于患者身心放松。

3. 控制诱发因素　包括限制饮酒、吸烟、饮用刺激性饮料；调整运动强度、工作压力和环境刺激；避免寒冷、刺激性谈话及电视或电影等。

4. 减轻症状

（1）休息：原则上根据心悸原发病的轻重、心功能不全的程度，决定如何休息。严重心律失常（阵发性室上性心动过速，多发、多源、连发的室性期前收缩伴 R on T 现象，Ⅱ度和Ⅲ度房室传导阻滞，发作频繁的窦性停搏等）者应卧床休息，直到心悸好转后再逐渐起床活动。心功能 3 级及以上者，应以绝对卧床休息为主。

（2）体位：心悸明显者卧床时应避免左侧卧位，因左侧卧位较易感觉到心悸；器质性心脏病伴心功能不全者，为减少回心血量和减轻心悸，宜取半坐卧位。衣服宜宽松，以免患者因衣服的束缚而使心悸加重。

（3）吸氧：对心律失常尤其是严重心律失常者，或器质性心脏病引起的心悸伴气急、不能平卧、发绀者，可行面罩或鼻导管吸氧，以增加重要脏器的氧供，提高血氧浓度，改善患者的自觉症状。

5. 饮食　器质性心脏病所致心悸者，应给予少盐、易消化饮食，少量多餐，以减轻水肿及心脏前负荷；多食富含维生素的水果、蔬菜，以利于心肌代谢，防止低钾；控制总热量，以降低新陈代谢，减轻心脏负担；避免饱餐，因饱餐可诱发室性期前收缩、阵发性室上性心动过速等心律失常，加重心悸。

6. 排便护理　养成良好排便习惯，防止便秘发生；适当增加全身运动量，增加直肠血供及肠蠕动，以利排便；做好腹部按摩或仰卧起坐运动，锻炼膈肌、腹肌和提肛肌力，促进排便；避免过久过度无效排便，导致心脏不适、脱肛、痔疮等。

7. 药物治疗的护理　抗心律失常药、强心药、利尿药、扩血管药、降血压药、肾上腺糖皮质激素、抗生素、抗甲状腺药等被用于治疗不同原因的心悸患者。护士应掌握上述药物的药理机制、使用方法和不良反应，用于指导药物疗效和不良反应的观察。

8. 特殊治疗的护理　　对做心电监护、床旁血流动力学监测、电复律、人工心脏起搏等特殊检查和治疗的患者，必须做好相应的护理。

9. 健康教育

（1）指导患者正确描述症状，如心悸的时间、性质、程度、伴随症状、诱发或使症状减轻的因素等。

（2）应向患者说明心悸的原因和发生机制，避免过度劳累、精神刺激、情绪激动、饮酒、饮用咖啡和浓茶等可能诱发或加重心悸的因素。

（3）遵照医嘱用药，定期门诊随访。

二、心源性呼吸困难

（一）定义

呼吸困难（dyspnea），是指患者主观感到空气不足、呼吸费力，客观上表现为呼吸运动用力，严重时可出现张口呼吸、鼻翼翕动、端坐呼吸，甚至发绀，辅助呼吸肌参与活动，并伴有呼吸频率、深度与节律的改变。全身重要脏器疾病常伴有呼吸困难。心源性呼吸困难（cardiac dyspnea），又称气促或气急，是患者在休息和轻体力活动中自我感觉到的呼吸异常。循环系统疾病引起的呼吸困难最常见的病因是左心衰竭，也可出现于右心衰竭、心肌病、心包炎、心脏压塞时。由左心衰竭所致的呼吸困难较为严重。

（二）护理评估

1. 病史　　询问患者有无心血管疾病、肺部疾病、神经精神性疾病、血液系统疾病及中毒症状等。呼吸困难发生与发展的特点，呼吸困难的表现形式或严重程度，引起呼吸困难的体力活动类型，睡眠情况，何种方法可使呼吸困难减轻，是否有咳嗽、咳痰、咯血、乏力等伴随症状。

2. 症状与体征的评估

（1）评估呼吸频率、节律、深度；脉搏；血压；意识状况；面容与表情；营养状况；体位；皮肤黏膜有无水肿、发绀；颈静脉有无怒张。

（2）胸部体征：两侧肺部是否可闻及湿啰音或哮鸣音，啰音的分布是否可随体位而改变。

（3）心脏检查：心脏有无扩大，心率、心律、心音有无改变，有无奔马律。

3. 相关因素评估

（1）实验室检查：评估血氧饱和度、血气分析，判断患者缺氧程度及酸碱平衡状况。

（2）肺部 X 线检查：有助于判断肺淤血、肺水肿或肺部感染的严重程度，有无胸腔积液或心包积液。

（3）评估呼吸困难对患者生理心理的影响：是否影响睡眠；随着呼吸困难的逐步加重，对日常生活和机体活动耐力的影响，能否生活自理；患者是否有精神紧张和焦虑不安甚至悲观绝望。

（三）护理措施

1. 调整体位　　宜采取半卧位或坐位，尤其夜间睡眠应保持半卧位，以改善呼吸和减少回心血量。发生左心衰竭时，应迅速保持其两腿下垂坐位及给予其他对症措施；避免臂、肩、骶、膝部受压或滑脱，可用枕或软垫支托。可让患者伏于床旁桌上保持半卧位。

2. 氧疗　　吸氧可增加血氧浓度，改善组织缺氧，减轻呼吸困难。给予氧气间断或持续吸入，根据缺氧程度调节氧流量，根据病情选择合适的湿化液。

3. 活动与休息　　患者应尽量减少活动和不必要的谈话，以减少耗氧量，从而减轻呼吸困难。保持环境干净、整洁、空气流通，患者衣服宽松，盖被松软，减轻憋闷感；提供适合的温度和湿度，有利于患者的放松和休息。呼吸困难加重时，加强生活护理，照顾其饮食起居，注意口腔护理，协助大、小便等，以减轻心脏负荷。

4. 心理护理　　多巡视、关心患者，经常和患者接触，了解其心理动态。鼓励患者充分表达自己的感受。告知患者通过避免诱因，合理用药可以控制病情继续进展，缓解症状；相反，焦虑不利于呼吸困难的改善，甚至加重病情。以安慰和疏导，稳定患者情绪，降低其交感神经的兴奋性，使患者心率减慢、心肌耗氧量减少而减轻呼吸困难。

5. 密切观察病情　如观察呼吸困难有无改善，皮肤发绀是否减轻，血气分析结果是否正常。及时发现病情变化，尤其需加强夜间巡视和床旁安全监护。

6. 遵医嘱用药　如给予抗心衰、抗感染等药物治疗，观察药物的不良反应。用药的目的是改善肺泡通气。静脉输液时严格控制滴速，通常是 20～30 滴/min，防止诱发急性肺水肿。准确记录出入量，以了解体液平衡情况。

三、心源性水肿（cardiac edema）

（一）定义

当人体血管外组织间隙体液积聚过多时称为水肿（edema）。心源性水肿是指由于各种心脏病所致的心功能不全引起体循环静脉淤血，使机体组织间隙有过多的液体积聚。心源性水肿最常见的病因是右心衰竭或全心衰竭，也可见于渗出性心包炎或缩窄性心包炎。其特点是早期出现在身体低垂部位，如卧床患者的背骶部或非卧床患者的胫前、足踝部，用指端加压水肿部位，局部可出现凹陷，称为压陷性水肿。重者可延及全身，出现胸腔积液、腹腔积液。

（二）护理评估

1. 病因或诱发因素评估　从既往病史中了解水肿的原因，如有无心脏病，是否伴活动后心悸、呼吸困难、不能平卧等。

2. 症状与体征的评估

（1）检查水肿的部位、范围、程度，压之是否凹陷，水肿部位皮肤是否完整。

（2）测量血压、脉搏、呼吸、体重、腹围等反映机体液体负荷量的项目，短时间内体重的骤然增加，也提示组织间隙有水钠潴留的可能。

（3）与水肿原发疾病有关的体征：如有无心脏杂音、颈静脉充盈、肝颈静脉回流征阳性、肝大、脾大等，注意有无胸水体征、腹水体征。

3. 相关因素评估

（1）根据水肿的特点，评估水肿与饮食、体位及活动的关系，导致水肿的原因，饮水量、摄盐量、尿量等。

（2）患者目前休息状况，用药名称、剂量、时间、方法及其疗效。

（3）实验室及其他检查：了解患者有无低蛋白血症及电解质紊乱。

（4）评估患者目前的心理状态：是否因水肿引起躯体不适和形象改变而心情烦躁，或因病情反复而失去信心。

（三）护理措施

1. 休息与体位　嘱患者多卧床休息，下肢抬高，伴胸水或腹水的患者宜采取半卧位。

2. 饮食护理　给予低盐、高蛋白、易消化的饮食。根据心功能不全程度和利尿治疗的效果限制钠盐。应向患者和家属说明钠盐与水肿的关系，告诉他们限制钠盐和养成清淡饮食习惯的重要性，注意患者口味和烹调技巧以促进食欲。根据病情适当限制液体摄入量。

3. 维持体液平衡

（1）观察尿量和体重的变化。

（2）严重水肿且利尿效果不佳时，每日进液量控制在前一天尿量加 500ml 左右。

（3）输液时应根据血压、心率、呼吸情况调节和控制滴数，以 20～30 滴/min 为宜。

4. 皮肤护理

（1）保持床单清洁、平整、干燥。给患者翻身、使用便盆时动作轻巧，无强行推、拉，防止擦伤皮肤。定时协助和指导患者更换体位，严重水肿者可使用气垫床，预防压疮的发生。

（2）水肿局部血液循环不良，皮肤抵抗力低，感觉迟钝，破损后易感染，注意防护。

（3）用热水袋保暖时，水温不宜太高（<50℃），用毛巾包裹避免烫伤。

（4）肌内注射时应严密消毒皮肤并做深部肌内注射，拔针后用无菌棉球按压避免药液外渗，如有外渗，用无菌敷料包扎。

（5）对水肿明显的部位如骶、踝、足跟等处适当予以抬高，避免长时间受压。

（6）保持会阴部皮肤清洁、干燥，男患者可用托带支托阴囊。

（7）经常观察水肿部位及其他受压处皮肤有无发红、破溃现象；一旦发生压疮，积极按压疮进行处理。

5. 用药护理　遵医嘱使用利尿剂，观察用药后的尿量、体重变化及水肿消退情况，监测药物不良反应及有无电解质紊乱，观察有无低钠、低钾的症状。合理安排用药时间，利尿剂不宜晚间服用，以免夜间因排尿影响患者睡眠。

6. 病情观察　准确记录24h液体出入量，每天用同一台体重秤、在同一时间测量患者体重。注意水肿的分布及程度变化，必要时测量腹围和下肢周径，了解腹水和下肢水肿的消退情况，判断病情发展及对药物治疗的反应。

7. 其他　给予患者及其家人以心理支持，鼓励其坚持治疗，保持积极乐观的心态。

四、心源性晕厥（cardiac origin of syncope）

（一）定义

心源性晕厥是指由于心排血量突然骤减、中断或严重低血压而引起一过性脑缺血、缺氧，表现为突发的短暂意识丧失。

（二）护理评估

1. 病史　向患者询问发作前有无诱因及先兆症状，发作的频率。有无器质性心脏病或其他疾病史，有无服药、外伤史。了解发作时的体位、晕厥持续时间、伴随症状等。

2. 病因评估　通常病因包括严重心律失常和器质性心脏病。常见原因如下。

（1）心律失常：严重的窦性心动过缓、房室传导阻滞、心脏的停搏、阵发性室性心动过速等。

（2）心脏瓣膜病：严重的主动脉狭窄。

（3）心肌梗死。

（4）心肌疾病：梗阻性肥厚型心肌病。

（5）心脏压塞。

（6）其他：左房黏液瘤、二尖瓣脱垂等。

3. 症状与体征的评估

（1）检查患者的生命体征、意识状态，有无面色苍白或发绀，有无心率、心律变化及心脏杂音。

（2）倾听患者晕厥发生前和苏醒后的主诉，有无头晕、心悸等。

（3）肢体活动能力，有无外伤。

4. 相关因素评估

（1）实验室及其他检查：心电图、动态心电图、超声心电图等有助于判断晕厥的原因。

（2）晕厥发生时患者周围环境，看空气是否流通，是否人多嘈杂等，排除外界环境因素。

（3）评估当时周围环境是否安全、是否有利于施救。

（4）评估患者对晕厥发作的心理反应，是否有恐惧、沮丧的心情。

（三）护理措施

1. 发作时的护理　立即平躺于空气流通处，将头部放低，同时松解衣领，注意保暖。尽可能改善脑供血，促使患者较快清醒。

2. 休息与活动 晕厥发作频繁的患者应卧床休息，加强生活护理。嘱患者应避免单独外出，防止意外。

3. 避免诱发因素 嘱患者避免剧烈活动、情绪激动或紧张、快速改变体位等，改善闷热、通风不良的环境，防止晕厥发生。一旦有头晕、黑矇等先兆时立即平卧，以免摔伤。

4. 遵医嘱给予治疗 如心率显著缓慢的患者可予阿托品、异丙肾上腺素等药物或配合人工心脏起搏治疗；对其他心律失常患者可予抗心律失常药物。建议主动脉瓣狭窄、肥厚型心肌病患者有手术指征时尽早接受手术或其他治疗。

5. 心理护理 耐心进行病情解释，宽慰患者，使其精神放松。

（吴书芹）

第三节 心力衰竭

在致病因素作用下，心功能必将受到不同程度的影响，即为心功能不全（heart insufficiency）。在疾病的早期，机体能够通过心脏本身的代偿机制以及心外的代偿措施，可使机体的生命活动处于相对恒定状态，患者无明显的临床症状和体征，此为心功能不全的代偿阶段。心力衰竭（heart failure），简称心衰，又称充血性心力衰竭，一般是指心功能不全的晚期，属于失代偿阶段，是指在多种致病因素作用下，心脏泵功能发生异常变化，导致心排血量绝对减少或相对不足，以致不能满足机体组织细胞代谢需要，患者有明显的临床症状和体征的病理过程。常见心力衰竭分类见图3-1。

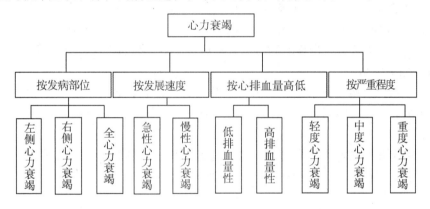

图3-1 心力衰竭的分类

近年来，很多学者将心力衰竭按危险因素和终末等级进行了分类，并指出新的治疗方式可以改善患者的生活质量。

A和B阶段指患者缺乏心力衰竭早期征象或症状，但存在有风险因素或心脏的异常，这些可能包括心脏形态和结构上的改变。

C阶段指患者目前或既往有过心力衰竭的症状，如气短等。

D阶段指患者目前有难治性心力衰竭，并适于进行特殊的进阶治疗，包括心脏移植。

一、病因与发病机制

（一）病因

1. 基本病因 心力衰竭的关键环节是心排血量的绝对减少或相对不足，而心排血量的多少与心肌收缩性的强弱、前负荷和后负荷的高低以及心率的快慢密切相关。因此，凡是能够减弱心肌收缩性、使心脏负荷过度和引起心率显著加快的因素均可导致心力衰竭的发生。

2. 诱因 如下所述。

（1）感染：呼吸道感染为最多，其次是风湿热。女性患者中泌尿道感染亦常见。亚急性感染性心内膜炎也常诱发心力衰竭。

（2）过重的体力劳动或情绪激动。

（3）钠盐摄入过多。

（4）心律失常：尤其是快速性心律失常，如阵发性心动过速、心房颤动等。

（5）妊娠分娩。

（6）输液（特别是含钠盐的液体）或输血过快或过量。

（7）洋地黄过量或不足。

（8）药物作用：如利舍平类、胍乙啶、维拉帕米、奎尼丁、肾上腺皮质激素等。

（9）其他：出血和贫血、肺栓塞、室壁膨胀瘤、心肌收缩不协调，乳头肌功能不全等。

（二）发病机制

心脏有规律的协调的收缩与舒张是保障心排血量的重要前提，其中收缩性是决定心排血量的最关键因素，也是血液循环动力的来源。因此，心力衰竭发病的中心环节，主要是收缩性减弱，但也可见于舒张功能障碍，或二者兼而有之。心肌收缩性减弱的基本机制包括：①心肌结构破坏，导致收缩蛋白和调节蛋白减少。②心肌能量代谢障碍。③心肌兴奋－收缩耦联障碍。④肥大心肌的不平衡生长。

二、临床表现与诊断

（一）临床表现

1. 症状和体征　心力衰竭的临床表现与左右心室或心房受累有密切关系。左侧心力衰竭的临床特点主要是由于左心房和（或）左心室衰竭引起肺淤血、肺水肿；右侧心力衰竭的临床特点是由于右心房和（或）右心室衰竭引起体循环静脉淤血和钠水潴留。发生左侧心力衰竭后，右心也常相继发生功能损害，最终导致全心心力衰竭。出现右侧心力衰竭后，左心衰竭的症状可有所减轻。

2. 辅助检查　如下所述。

（1）X线：左侧心力衰竭可显示心影扩大，上叶肺野内血管纹理增粗，下叶血管纹理细，有肺静脉内血液重新分布的表现，肺门阴影增大，肺间质水肿引起肺野模糊，在两肺野外侧可见水平位的Kerley B线。

（2）心脏超声：利用心脏超声可以评价瓣膜、心腔结构、心室肥厚以及收缩和舒张功能等心脏完整功能参数。其对心室容积的测定、收缩功能和局部室壁运动异常的检出结果可靠。可检测射血分数，心脏舒张功能。

（3）血流动力学监测：除二尖瓣狭窄外，肺毛细血管楔嵌压的测定能间接反应左房压或左室充盈压，肺毛细血管楔嵌压的平均压，正常值为 < 1.6kPa（12mmHg）。

（4）心脏核素检查：心血池核素扫描为评价左和右室整体收缩功能以及心肌灌注提供了简单方法。利用核素技术可以评价左室舒张充盈早期相。

（5）吸氧运动试验：运动耐量有助于评价其病情的严重性并监测其进展。运动时最大氧摄入量和无氧代谢阈（AT）。

（二）诊断

1. 急性心力衰竭（AHF）　AHF的诊断主要依靠症状和体征，辅以适当的检查，如心电图、胸部X线、生化标志物和超声心动图。

2. 慢性心力衰竭　诊断如下。

（1）收缩性心力衰竭（SHF）：多指左侧心力衰竭，主要判定标准为心力衰竭的症状、左心腔增大、左心室收缩末容量增加和左室射血分数（LVEF）≤40%。近年研究发现BNP在心力衰竭诊断中具有较高的临床价值，其诊断心力衰竭的敏感性为94%，特异性为95%，为心力衰竭的现代诊断提供重要的方法。

（2）舒张性心力衰竭（DHF）：是指以心肌松弛性、顺应性下降为特征的慢性充血性心力衰竭，往往发生于收缩性心力衰竭前，约占心力衰竭总数的1/3，欧洲心脏病协会制定了原发性DHF的诊断标准，即必须具有以下 3 点：①有充血性心力衰竭的症状和体征。②LVEF≥45%。③有左心室松弛、充盈、舒张期扩张度降低或僵硬度异常的证据。这个诊断原则在临床上往往难以做到，因此 Zile 等经过研究认为只要患者满足以下 2 项就可以诊断为 DHF：①有心力衰竭的症状和体征。②LVEF >50%。

三、治疗原则

（一）急性心力衰竭

治疗即刻目标是改善症状和稳定血流动力学状态。

（二）慢性心力衰竭

慢性心力衰竭治疗原则：去除病因；减轻心脏负荷；增强心肌收缩力；改善心脏舒张功能；支持疗法与对症处理。治疗目的：纠正血流动力学异常，缓解症状；提高运动耐量，改善生活质量；防治心肌损害进一步加重；降低病死率。

1. 防治病因及诱因　如能应用药物和手术治疗基本病因，则心力衰竭可获改善。如高血压心脏病的降压治疗，心脏瓣膜病及先天性心脏病的外科手术矫治等。避免或控制心力衰竭的诱发因素，如感染，心律失常，操劳过度及甲状腺功能亢进纠正甲状腺功能。

2. 休息　限制其体力活动，以保证有充足的睡眠和休息。较严重的心力衰竭者应卧床休息。

3. 控制钠盐摄入　减少钠盐的摄入，可减少体内水潴留，减轻心脏的前负荷，是治疗心力衰竭的重要措施。在大量利尿的患者，可不必严格限制食盐。

4. 利尿药的应用　可作为基础用药。控制心力衰竭体液潴留的唯一可靠方法。应该用于所有伴有体液潴留的、有症状的心力衰竭患者。但对远期存活率、死亡率的影响尚无大宗试验验证；多与一种 ACEI 类或 β 受体阻滞药合用。旨在减轻症状和体液潴留的表现。

5. 血管扩张药的应用　是通过减轻前负荷和（或）后负荷来改善心脏功能。应用小动脉扩张药如肼屈嗪等，可以降低动脉压力，减少左心室射血阻力，增加心排血量。

6. 洋地黄类药物的应用　洋地黄可致心肌收缩力加强，可直接或间接通过兴奋迷走神经减慢房室传导。能改善血流动力学，提高左室射血分数，提高运动耐量，缓解症状；降低交感神经及肾素－血管紧张素－醛固酮（R－A－A）活性，增加压力感受器敏感性。地高辛为迄今唯一被证明既能改善症状又不增加死亡危险的强心药，地高辛对病死率呈中性作用。

7. 非洋地黄类正性肌力药物　虽有短期改善心力衰竭症状作用，但对远期病死率并无有益的作用。研究结果表明不但不能使长期病死率下降，其与安慰剂相比反而有较高的病死率。

8. 血管紧张素转换酶抑制药（ACEI 类）　其作为神经内分泌拮抗药之一已广泛用于临床。可改善血流动力学，直接扩血管；降低肾素、血管紧张素Ⅱ（AngⅡ）及醛固酮水平，间接抑制交感神经活性；纠正低血钾、低血镁，降低室性心律失常危险，减少心脏猝死（SCD）。

9. β 受体阻滞药　其作为神经内分泌阻断药的治疗地位日显重要。21 世纪慢性心力衰竭的主要药物是 β 受体阻滞药。可拮抗交感神经及 R－A－A 活性，阻断神经内分泌激活；减缓心肌增生、肥厚及过度氧化，延缓心肌坏死与凋亡；上调 β1 受体密度，介导信号传递至心肌细胞；通过减缓心率而提高心肌收缩力；改善心肌松弛，增强心室充盈；提高心电稳定性，降低室性心律失常及猝死率。

四、常见护理问题

（一）有急性左侧心力衰竭发作的可能

1. 相关因素　左心房和（或）左心室衰竭引起肺淤血、肺水肿。

2. 临床表现　突发呼吸困难，尤其是夜间阵发性呼吸困难明显，患者不能平卧，只能端坐呼吸。呼吸急促、频繁，可达 30 ~ 40 次/min，同时患者有窒息感，面色灰白、口唇发绀、烦躁不安、大汗淋漓、皮肤湿冷、咳嗽，咳出浆液性泡沫痰，严重时咳出大量红色泡沫痰，甚至出现呼吸抑制、窒息、神志障碍、休克、猝死等。

3. 护理措施　急性左侧心力衰竭发生后的急救口诀：坐位下垂降前荷，酒精高氧吗啡静，利尿扩管两并用，强心解痉激素添。

（二）心排血量下降

1. 相关因素　与心肌收缩力降低、心脏前后负荷的改变、缺氧有关。

2. 临床表现　左、右侧心力衰竭常见的症状和体征均可出现。

3. 护理措施　如下所述。

（1）遵医嘱给予强心、利尿、扩血管药物，注意药效和观察不良反应。

（2）保持最佳体液平衡状态：遵医嘱补液，密切观察效果；限制液体和钠的摄入量；根据病情控制输液速度，一般每分钟 20 ~ 30 滴。

（3）根据病情选择适当的体位。

（4）根据患者缺氧程度予（适当）氧气吸入。

（5）保持患者身体和心理上得到良好的休息：限制活动减少氧耗量；为患者提供安静舒适的环境，限制探视。

（6）必要时每日测体重，记录 24h 尿量。

（三）气体交换受损

1. 相关因素　与肺循环淤血，肺部感染，及不能有效排痰与咳嗽相关。

2. 临床表现　如下所述。

（1）劳力性呼吸困难、端坐呼吸、发绀（是指毛细血管血液内还原血红蛋白浓度超过 50g/L，是指皮肤、黏膜出现青紫的颜色，以口唇、舌、口腔黏膜、鼻尖、颊部、耳垂和指、趾末端最为明显）。

（2）咳嗽、咳痰、咯血。

（3）呼吸频率、深度异常。

3. 护理措施　如下所述。

（1）休息：为患者提供安静、舒适的环境，保持病房空气新鲜，定时通风换气。

（2）体位：协助患者取有利于呼吸的卧位，如高枕卧位、半坐卧位、端坐卧位。

（3）根据患者缺氧程度给予（适当）氧气吸入。

（4）咳嗽与排痰方法：协助患者翻身、拍背，利于痰液排出，保持呼吸道通畅。

（5）教会患者正确咳嗽、深呼吸与排痰方法：屏气 3 ~ 5s，用力地将痰咳出来，连续 2 次短而有力地咳嗽。

1）深呼吸：首先，患者应舒服地斜靠在躺椅或床上，两个膝盖微微弯曲，垫几个枕头在头和肩部后作为支撑，这样的深呼吸练习，也可以让患者坐在椅子上，以患者的手臂做支撑。其次，护理者将双手展开抵住患者最下面的肋骨，轻轻地挤压，挤压的同时，要求患者尽可能地用力呼吸，使肋骨突起，来对抗护理者手的挤压力。

2）年龄较大的心力衰竭患者排痰姿势：年龄较大、排痰困难的心衰患者，俯卧向下的姿势可能不适合他们，因为这样可能会压迫横膈膜，使得呼吸发生困难。可采取把枕头垫得很高，患者身体侧过来倚靠在枕头上，呈半躺半卧的姿势，这样将有助于患者排痰。

（6）病情允许时，鼓励患者下床活动，以增加肺活量。

（7）呼吸状况监测：呼吸频率、深度改变，有无呼吸困难、发绀。血气分析、血氧饱和度改变。

（8）向患者或家属解释预防肺部感染方法：如避免受凉、避免潮湿、戒烟等。

（四）体液过多

1. 相关因素　与静脉系统淤血致毛细血管压增高，R - A - A 系统活性和血管加压素水平，升高使水、钠潴留，饮食不当相关。

2. 临床表现　具体如下。

（1）水肿：表现为下垂部位如双下肢水肿，为凹陷性，起床活动者以足、踝内侧和胫前部较明显。

仰卧者则表现为骶部、腰背部、腿部水肿，严重者可发展为全身水肿，皮肤绷紧而光亮。

（2）胸腔积液：全心心力衰竭者多数存在，右侧多见，主要与体静脉压增高及胸膜毛细血管通透性增加有关。

（3）腹水：多发生在心力衰竭晚期，常合并有心源性肝硬化，由于腹腔内体静脉压及门静脉压增高引起。

（4）尿量减少，体重增加。

（5）精神差，乏力，焦虑不安。

（6）呼吸短促，端坐呼吸。

3. 护理措施　如下所述。

（1）水肿程度的评估：每日称体重，一般在清晨起床后排空大小便而未进食前穿同样的衣服、用同样的磅秤测量。如1~2d内体重快速增加，应考虑是否有水潴留，可增加利尿药的用量，应用利尿药后尿量明显增加，水肿消退。体重下降至正常时，体重又称干体重。同时为患者记出入水量。在急性期出量大于入量，出入量的基本平衡，有利于防止或控制心力衰竭。出量为每日全部尿量、大便量、引流量，同时加入呼吸及皮肤蒸发量600~800ml。入量为饮食、饮水量、水果、输液等，每日总入量为1 500~2 000ml。

（2）体位：尽量抬高水肿的双下肢，以利于下肢静脉回流，减轻水肿的程度。

（3）饮食护理：予低盐、高蛋白饮食，少食多餐。按病情限制钠盐及水分摄入，重度水肿盐摄入量为1g/d、中度水肿3g/d、轻度水肿5g/d；还要控制含钠高的食物摄入，如腊制品、发酵的点心、味精、酱油、皮蛋、方便面、啤酒、汽水等。每日的饮水量通常一半量在用餐时摄取，另一半量在两餐之间摄入，必要时可给患者行口腔护理，以减轻口渴感。

（4）用药护理：应用强心苷和利尿药期间，监测水、电解质平衡情况，及时补钾。控制输液量和速度。

（5）保持皮肤清洁干燥，保持衣着宽松舒适，床单、衣服干净平整。观察患者皮肤水肿消退情况，定时更换体位，避免水肿部位长时间受压，避免在水肿明显的下肢行静脉输液，防止皮肤破损和压疮形成。

（五）活动无耐力

1. 相关因素　与心排血量减少，组织缺血、缺氧及胃肠道淤血引起食欲缺乏、进食减少有关。

2. 临床表现　具体如下。

（1）生活不能自理。

（2）活动持续时间短。

（3）主诉疲乏、无力。

3. 护理措施　如下所述。

（1）评估心功能状态。

（2）设计活动目标与计划，以调节其心理状况，促进活动的动机和兴趣。让患者了解活动无耐力原因及限制活动的必要性，根据心功能决定活动量。

（3）循序渐进为原则，逐渐增加患者的活动量，避免使心脏负荷突然增加。

（4）注意监测活动时患者心率、呼吸、面色、发现异常立即停止活动。

（5）在患者活动量允许范围内，让患者尽可能自理，为患者自理活动提供方便条件。①将患者的常用物品放置在患者容易拿到的地方。②及时巡视病房，询问患者有无生活需要，及时满足其需求。③教会患者使用节力技巧。

（6）教会患者使用环境中的辅助设施，如床栏，病区走廊内、厕所内的扶手等，以增加患者的活动耐力。

（7）根据病情和活动耐力限制探视人次和时间。

（8）间断或持续鼻导管吸氧，氧流量2~3L/min，严重缺氧时4~6L/min为宜。

（六）潜在并发症——电解质紊乱

1. 相关因素　如下所述。

（1）全身血流动力学、肾功能及体内内分泌的改变。

（2）交感神经张力增高与 R－A－A 系统活性增高的代偿机制对电解质的影响。

（3）心力衰竭使 $Na^+ - K^+ - ATP$ 酶受抑制，使离子交换发生异常改变。

（4）药物治疗可影响电解质：①袢利尿药及噻嗪类利尿药可导致低钾血症、低钠血症和低镁血症。②保钾利尿药如螺内酯可导致高钾血症。③血管紧张素转换酶抑制药（ACEI）可引起高钾血症，尤其肾功能不全的患者。

2. 临床表现　具体如下。

（1）低钾血症：轻度乏力至严重的麻痹性肠梗阻、肌肉麻痹、心电图的改变（T 波低平、U 波）、心律失常，并增加地高辛的致心律失常作用。

（2）低钠血症：轻度缺钠的患者可有疲乏、无力、头晕等症状，严重者可出现休克、昏迷，甚至死亡。

（3）低镁血症：恶心，呕吐，乏力，头晕，震颤，痉挛，麻痹，严重低镁可导致房性或室性心律失常。

（4）高钾血症：乏力及心律失常。高钾血症会引起致死性心律失常，出现以下 ECG 改变：T 波高尖；P－R 间期延长；QRS 波增宽。

3. 护理措施　如下所述。

（1）密切监测患者的电解质，及时了解患者的电解质变化，尤其是血钾、血钠和血镁。

（2）在服用利尿药、ACEI 等药物期间，密切观察患者的尿量和生命体征变化，观察患者有无因电解质紊乱引起的胃肠道反应、神志变化、心电图改变。

（3）一旦出现电解质紊乱，应立即报告医生，给予相应的处理

1）低钾血症：停用排钾利尿药及洋地黄制剂；补充钾剂，通常应用 10% 枸橼酸钾口服与氯化钾静脉应用均可有效吸收。传统观念认为严重低钾者可静脉补钾，静滴浓度不宜超过 40mmol/L，速度最大为 20mmol/h（1.5g/h），严禁用氯化钾溶液直接静脉推注。但新的观点认为在做好患者生命体征监护的情况下，高浓度补钾也是安全的。

高浓度静脉补钾有如下优点：能快速、有效地提高血钾的水平，防止低钾引起的心肌应激性及血管张力的影响；高浓度静脉补钾避免了传统的需输注大量液体，从而减轻了心脏负荷，尤其适合于心力衰竭等低钾血症患者。

高浓度补钾时的护理：①高浓度静脉补钾必须在严密的监测血清钾水平的情况下和心电监护下进行，需每 1～2h 监测 1 次血气分析，了解血清钾水平并根据血钾提高的程度来调整补钾速度，一般心力衰竭患者血钾要求控制在 4.0mmol/L 以上，>45mmol/L 需停止补钾。②严格控制补钾速度，最好用微泵调节，速度控制在 20mmol/h 以内，补钾的通道严禁推注其他药物，避免因瞬间通过心脏的血钾浓度过高而致心律失常。③高浓度静脉补钾应在中心静脉管道内输注，严禁在外周血管注射，因易刺激血管的血管壁引起剧痛或静脉炎。④补钾期间应监测尿量 >30ml/h，若尿量不足可结合中心静脉压（CVP）判断血容量，如为血容量不足应及时扩容使尿量恢复。⑤严密观察心电图改变，了解血钾情况，如 T 波低平、ST 段压低，出现 U 波，提示低钾可能，反之 T 波高耸则表示有高钾血症的可能。⑥补钾的同时也应补镁，因为细胞内缺钾的同时多数也缺镁，且缺镁也易诱发心律失常，甚至有人认为即使血镁正常也应适当补镁，建议监测血钾的同时也监测血镁的情况。

2）低钠血症：稀释性低钠血症患者对利尿药的反应很差，血浆渗透压低，因此选用渗透性利尿药甘露醇利尿效果要优于其他利尿药，联合应用强心药和袢利尿药。甘露醇 100～250ml 需缓慢静滴，一般控制在 2～3h 内静滴，并在输注到一半时应用强心药（毛花苷 C），10～20min 后根据患者情况静脉注射呋塞米 100～200mg。

真性低钠血症利尿药的效果很差。应当采用联合应用大剂量袢利尿药和输注小剂量高渗盐水的治疗

方法。补钠的量可以参照补钠公式计算。

补钠量（g）＝（142mmol/L－实测血清钠）×0.55×体重（kg）/17

根据临床情况，一般第1d输入补充钠盐量的1/4~1/3，根据患者的耐受程度及血清钠的水平决定下次补盐量。具体方案1.4%~3.0%的高渗盐水150ml，30min内快速输入，如果尿量增多，应注意静脉给予10% KCl 20~40ml/d，以预防低钾血症。入液量为1 000ml，每天测定患者体重、24h尿量、血电解质和尿的实验室指标。严密观察心肺功能等病情变化，以调节剂量和滴速，一般以分次补给为宜。

3）低镁血症：有症状的低镁血症：口服2~4mmol/kg体重，每8~24h服1次。补镁的过程中应注意不要太快，如过快会超过肾阈值，导致镁从尿液排出。无症状者亦应口服补充。不能口服时，也可用50%硫酸镁20ml溶于50%葡萄糖1 000ml静滴，缓慢滴注。通常需连续应用3~5d才能纠正低镁血症。

4）高钾血症：出现高钾血症时，应立即停用保钾利尿药，纠正酸中毒；静注葡萄糖酸钙剂对抗高钾对心肌传导的作用，这种作用是快速而短暂的，一般数分钟起作用，但只维持不足1h。如ECG改变持续存在，5min后再次应用。为了增加钾向细胞内的转移，应用胰岛素10U加入50%葡萄糖50ml静滴可在10~20min内降低血钾，此作用可持续4~6h；应用袢利尿药以增加钾的肾排出；肾功能不全的严重高血钾（＞7mmol/L）患者应当立即给予透析治疗。

（七）潜在的并发症——洋地黄中毒

1. 相关因素　与洋地黄类药物使用过量、低血钾等因素有关。

2. 临床表现　具体如下。

（1）胃肠道反应：一般较轻，常见食欲缺乏、恶心、呕吐、腹泻、腹痛。

（2）心律失常：服用洋地黄过程中，心律突然转变，是诊断洋地黄中毒的重要依据。如心率突然显著减慢或加速，由不规则转为规则，或由规则转为有特殊规律的不规则。洋地黄中毒的特征性心律失常有：多源性室性期前收缩呈二联律，特别是发生在心房颤动基础上；心房颤动伴完全性房室传导阻滞与房室结性心律；心房颤动伴加速的交接性自主心律呈干扰性房室分离；心房颤动频发交界性逸搏或短阵交界性心律；室上性心动过速伴房室传导阻滞；双向性交界性或室性心动过速和双重性心动过速。洋地黄引起的不同程度的窦房和房室传导阻滞也颇常见。应用洋地黄过程中出现室上性心动过速伴房室传导阻滞是洋地黄中毒的特征性表现。

（3）神经系统表现：可有头痛、失眠、忧郁、眩晕，甚至神志错乱。

（4）视觉改变：可出现黄视或绿视以及复视。

（5）血清地高辛浓度＞2.0ng/ml。

3. 护理措施　如下所述。

（1）遵医嘱正确给予洋地黄类药物。

（2）熟悉洋地黄药物使用的适应证、禁忌证和中毒反应，若用药前心率＜60次/min，禁止给药。

用药适应证：心功能Ⅱ级以上各种心衰，除非有禁忌证，心功能Ⅲ、Ⅳ级收缩性心力衰竭，窦性心律的心力衰竭。

用药禁忌证：预激综合征并心房颤动，二度或三度房室传导阻滞，病态窦房结综合征无起搏器保护者，低血钾。

洋地黄中毒敏感人群：老年人；急性心肌梗死心肌炎、肺心病、重度心力衰竭；肝、肾功能不全；低钾血症、贫血、甲状腺功能减退症。

使地高辛浓度升高的药物：奎尼丁、胺碘酮、维拉帕米。

（3）了解静脉使用毛花苷C的注意事项：需稀释后才能使用，成人静脉注射毛花苷C洋地黄化负荷剂量为0.8mg，首次给药0.2mg或0.4mg稀释后静脉推注，每隔2~4h可追加0.2mg，24h内总剂量不宜超过0.8~1.2mg。对于易于发生洋地黄中毒者及24h内用过洋地黄类药物者应根据情况酌情减量或减半量给药。推注时间一般15~20min，推注过程中密切观察患者心律和心率的变化，一旦心律出现房室传导阻滞、长间歇、心率＜60次/min，均应立即停止给药，并通知医生。

（4）注意观察患者有无洋地黄中毒反应的发生。

（5）一旦发生洋地黄中毒，及时处理洋地黄制剂的毒性反应：①临床中毒患者立即停药，同时停用排钾性利尿药，重者内服不久时立即用温水、浓茶或 1：2 000 高锰酸钾溶液洗胃，用硫酸镁导泻。②内服通用解毒药或鞣酸蛋白 3~5g。③发生少量期前收缩或短阵二联律时可口服 10% 氯化钾液 10~20ml，每日 3~4 次，片剂有发生小肠炎、出血或肠梗阻的可能，故不宜用。如中毒较重，出现频发的异位搏动，伴心动过速、室性心律失常时，可静脉滴注氯化钾，注意用钾安全。④如有重度房室传导阻滞、窦性心动过缓、窦房阻滞、窦性停搏、心室率缓慢的心房颤动及交界性逸搏心律等，根据病情轻重酌情采用硫酸阿托品静脉滴注、静脉注射或皮下注射。⑤当出现洋地黄引起的各种快速心律失常时如伴有房室传导阻滞的房性心动过速和室性期前收缩等患者，苯妥英钠可称为安全有效的良好药物，可用 250mg 稀释于 20ml 的注射用水或生理盐水中（因为强碱性，不宜用葡萄糖液稀释），于 5~15min 内注射完，待转为窦性心律后，用口服法维持，每次 0.1g，每日 3~4 次。⑥出现急性快速型室性心律失常，如频发室性期前收缩、室性心动过速、心室扑动及心室颤动等，可用利多卡因 50~100mg 溶于 10% 葡萄糖溶液 20ml，在 5min 内缓慢静脉注入，若无效可取低限剂量重复数次，间隔 20min，总量不超过 300mg，心律失常控制后，继以 1~3mg/min 静脉滴注维持。

除上述方法外，电起搏对洋地黄中毒诱发的室上性心动过速和引起的完全性房室传导阻滞且伴有阿 - 斯综合征者是有效而适宜的方法。前者利用人工心脏起搏器发出的电脉冲频率，超过或接近心脏的异位频率，通过超速抑制而控制异位心律；后者是采用按需型人工心脏起搏器进行暂时性右室起搏。为避免起搏电极刺激诱发严重心律失常，应同时合用苯妥英钠或利多卡因。

（八）焦虑

1. 相关因素　与疾病的影响、对治疗及预后缺乏信心、对死亡的恐惧有关。
2. 临床表现　精神萎靡、消沉、失望；容易激动；夜间难以入睡；治疗、护理欠合作。
3. 护理措施　如下所述。
（1）患者出现呼吸困难、胸闷等不适时，守候患者身旁，给患者以安全感。
（2）耐心解答患者提出的问题，给予健康指导。
（3）与患者和家属建立融洽关系，避免精神应激，护理操作要细致、耐心。
（4）尽量减少外界压力刺激，创造轻松和谐的气氛。
（5）提供有关治疗信息，介绍治疗成功的病例，注意正面效果，使患者树立信心。
（6）必要时寻找合适的支持系统，如单位领导和家属对患者进行安慰和关心。

五、健康教育

（一）心理指导

急性心力衰竭发作时，患者因不适而烦躁。护士要以亲切语言安慰患者，告知患者尽量做缓慢深呼吸，采取放松疗法，稳定情绪，配合治疗及护理，才能很快缓解症状。长期反复发病患者，需保持情绪稳定，避免焦虑、抑郁、紧张及过度兴奋，以免诱发心力衰竭。

（二）饮食指导

（1）提供令人愉快、舒畅的进餐环境，避免进餐时间进行治疗。饮食宜少食多餐、不宜过饱，在食欲最佳的时间进食，宜进食易消化、营养丰富的食物。控制钠盐的摄入，每日摄入食盐 5g 以下。对使用利尿药患者，由于在使用利尿药的同时，常伴有体内电解质的排出，容易出现低血钾、低血钠等电解质紊乱，并容易诱发心律失常、洋地黄中毒等，可指导患者多食香蕉、菠菜、苹果、橙子等含钾高的食物。

（2）适当控制主食和含糖零食，多吃粗粮、杂粮，如玉米、小米、荞麦等；禽肉、鱼类，以及核桃仁、花生、葵花子等硬果类含不饱和脂肪酸较多，可多用；多食蔬菜和水果，不限量，尤其是超体重者，更应多选用带色蔬菜，如菠菜、油菜、番茄、茄子和带酸味的新鲜水果，如苹果、橘子、山楂，提倡吃新鲜蔬菜；多用豆油、花生油、菜油及香油等植物油；蛋白质按 2g/kg 供给，蛋白尽量多用黄豆及其制品，如豆腐、豆干、百叶等，其他如绿豆、赤豆。

（3）禁忌食物：限制精制糖，包括蔗糖、果糖、蜂蜜等单糖类；最好忌烟酒，忌刺激性食物及调味品，忌油煎、油炸等烹调方法；少用猪油、黄油等动物油烹调；禁用动物脂肪高的食物，如猪肉、牛肉、羊肉及含胆固醇高的动物内脏、动物脂肪、蛋黄等；食盐不宜多用，每天 2～4g；含钠味精也应适量限用。

（三）作息指导

减少干扰，为患者提供休息的环境，保证睡眠时间。有呼吸困难者，协助患者采取适当的体位。教会患者放松疗法如局部按摩、缓慢有节奏的呼吸或深呼吸等。根据不同的心功能采取不同的活动量。在患者活动耐力许可范围内，鼓励患者尽可能生活自理。教会患者保存体力，减少氧耗的技巧，在较长时间活动中穿插休息，日常用品放在易取放位置。部分自理活动可坐着进行，如刷牙、洗脸等。心力衰竭症状改善后增加活动量时，首先是增加活动时间和频率，然后才考虑增加运动强度。运动方式可采取半坐卧、坐起、床边摆动肢体、床边站立、室内活动、短距离步行。

（四）出院指导

（1）避免诱发因素，气候转凉时及时添加衣服，预防感冒。
（2）合理休息，体力劳动不要过重，适当的体育锻炼以提高活动耐力。
（3）进食富含维生素、粗纤维食物，保持大便通畅。少量多餐，避免过饱。
（4）强调正确按医嘱服药，不随意减药或撤换药的重要性。
（5）定期门诊随访，防止病情发展。

（吴书芹）

第四节　高血压

高血压是一种以动脉压升高为主要特征，同时伴有心、脑、肾、血管等靶器官功能性或器质性损害以及代谢改变的全身性疾病。我国目前采用的高血压诊断标准是《2005 年中国高血压诊治指南》，是在未用抗高血压药情况下，收缩压≥140mmHg 和（或）舒张压≥90mmHg，按血压水平将高血压分为 3级。收缩压≥140mmHg 和舒张压＜90mmHg 单列为单纯性收缩期高血压。患者既往有高血压史，目前正在用抗高血压药，血压虽然低于 140/90mmHg，亦应该诊断为高血压见表 3－1。

表 3－1　高血压诊断标准

类别	收缩压（mmHg）	舒张压（mmHg）
正常血压	＜120	＜80
正常高值	120～139	80～89
高血压	≥140	≥90
1 级高血压（轻度）	140～159	90～99
2 级高血压（中度）	160～179	100～109
3 级高血压（重度）	≥180	≥110
单纯收缩期高血压	≥140	＜90

注：若患者的收缩压与舒张压分属不同的级别时，则以较高的分级为准。单纯收缩期高血压也可按照收缩压水平分为 1、2、3 级。

临床上高血压见于两类疾病，第一类为原发性高血压，又称高血压病，是一种以血压升高为主要临床表现而病因尚不明确的独立疾病（占所有高血压病患者的 90%以上）。第二类为继发性高血压，又称症状性高血压，在这类疾病中病因明确，高血压是该种疾病的临床表现之一，血压可暂时性或持续性升高，如继发于急慢性肾小球肾炎、肾动脉狭窄等肾疾病之后的肾性高血压；继发于嗜络细胞瘤等内分泌疾病之后的内分泌性高血压；继发于脑瘤等疾病之后的神经源性高血压等。下面主要介绍原发性高血压。

一、病因和发病机制

（一）病因

高血压的病因尚未完全明了，可能与下列因素有关。

（1）遗传因素：调查表明，60％左右的高血压病患者均有家族史，但遗传的方式未明。某些学者认为属单基因常染色体显性遗传，但也有学者认为属多基因遗传。

（2）环境因素：包括饮食习惯（如饮食中热能过高以至肥胖或超重，高盐饮食等）、职业、噪声、吸烟、气候改变、微量元素摄入不足和水质硬度等。

（3）神经精神因素：缺少运动或体力活动，精神紧张或情绪创伤与本病的发生有一定的关系。

（二）发病机制

有关高血压的发病原理的学说较多，包括精神神经源学说、内分泌学说、肾源学说、遗传学说以及钠盐摄入过多学说等。各种学说各有其根据，综合起来认为高级神经中枢功能失调在发病中占主导地位，体液、内分泌因素、肾脏以及钠盐摄入过多也参与本病的发病过程。

外界环境的不良刺激以及某些不利的内在因素，引起剧烈、反复、长时间的精神紧张和情绪波动，导致大脑皮质功能障碍和下丘脑神经内分泌中枢功能失调。由此可通过下列几条途径促使周围小动脉痉挛，进而形成高血压：①皮质下血管舒缩中枢形成了以血管收缩神经冲动占优势的兴奋灶，引起细小动脉痉挛，外周血管阻力增加，血压增高。②大脑皮质功能失调可引起神经垂体释放更多的血管升压素，后者可直接引起小动脉痉挛，也可通过肾素 - 醛固酮系统，引起钠潴留，进一步促使小动脉痉挛。③大脑皮质功能失调也可引起垂体前叶促肾上腺皮质激素（ACTH）和肾上腺皮质激素分泌增加，促使钠潴留。④大脑皮质功能失调还可引起肾上腺髓质激素分泌增多，后者可直接引起小动脉痉挛，也可通过增加心排血量进一步加重高血压。

二、临床表现

（一）一般表现

大多数的高血压患者在血压升高早期仅有轻微的自觉症状，如头痛、头晕、失眠、耳鸣、烦躁、工作和学习精力不易集中，容易出现疲劳等。

（二）并发症

疼痛或出现颈背部肌肉酸痛紧张感。血压持久升高可导致心、脑、肾、血管等靶器官受损的表现。当出现心慌、气促、胸闷、心前区疼痛时表明心脏已受累；出现尿频、多尿、尿液清淡时表明肾脏受累；如果高血压患者突然出现神志不清、呼吸深沉不规则、大小便失禁等提示可能发生脑出血；如果是逐渐出现一侧肢体活动不利、麻木甚至麻痹应当怀疑是否有脑血栓的形成。

（三）高血压危险度分层

据心血管危险因素和靶器官受损的情况 分层如下。

（1）低危组：男性年龄 < 55 岁、女性年龄 < 65 岁，高血压 1 级、无其他危险因素者，属低危组。典型情况下，10 年随访中患者发生主要心血管事件的危险 < 15％。

（2）中危组：高血压 2 级或 1 ~ 2 级同时有 1 ~ 2 个危险因素，患者应否给予药物治疗，开始药物治疗前应经多长时间的观察，医生需予十分缜密的判断。典型情况下，该组患者随后 10 年内发生主要心血管事件的危险 15％ ~ 20％，若患者属高血压 1 级，兼有一种危险因素，10 年内发生心血管事件危险约 15％。

（3）高危组：高血压水平属 1 级或 2 级，兼有 3 种或更多危险因素、兼患糖尿病或靶器官损害或高血压水平属 3 级但无其他危险因素患者属高危组。典型情况下，他们随后 10 年间发生主要心血管事件的危险 20% ~ 30% 。

（4）很高危组：高血压 3 级同时有 1 种以上危险因素或兼患糖尿病或靶器官损害，或高血压 1 ~ 3 级并有临床相关疾病。典型情况下，随后 10 年间发生主要心血管事件的危险 ≥30% ，应迅速开始最积极的治疗。

（四）几种特殊高血压类型

1. 高血压危象　在高血压疾病发展过程中，因为劳累、紧张、精神创伤、寒冷所诱发，出现烦躁不安、心慌、多汗、手足发抖、面色苍白、异常兴奋等临床表现，可伴有心绞痛、心力衰竭，也可伴有高血压脑病的临床表现。血压升高以收缩压升高为主，往往收缩压 >200mmHg 。

2. 高血压脑病　在高血压疾病发展过程中，因为劳累、紧张、情绪激动等诱发，急性脑血液循环障碍，引起脑水肿和颅内压增高，出现头痛、呕吐、烦躁不安、心跳慢、视物模糊、意识障碍甚至昏迷等临床表现。血压升高以舒张压升高为主，往往舒张压 >120mmHg 。

3. 恶性高血压　又称急进性高血压，是指舒张压和收缩压均显著增高，病情进展迅速，常伴有视网膜病变，多见于青年人，常常出现头晕、头痛、视物模糊、心慌、气短、体重减轻等临床表现，舒张压常 >130mmHg ，易并发心、脑、肾等重要脏器的严重并发症，短时间内可因肾衰竭而死亡。

三、治疗

（一）药物治疗

临床上常用的降压药物主要有六大类：利尿药、α 受体阻断药、钙通道阻滞药（CCBs）、血管紧张素转换酶抑制药（ACEI）、β 受体阻断药以及血管紧张素 II 受体拮抗药（ARBs）。临床试验结果证实几种降血压药物，均能减少高血压并发症。

1. 治疗目标　抗高血压治疗的最终目标是减少心血管和肾脏疾病的发病率和病死率。多数高血压患者，特别是 50 岁以上者 SBP 达标时，DBP 也会达标，治疗重点应放在 SBP 达标上。普通高血压患者降至 140/90mmHg 以下，糖尿病、肾病等高危患者降压目标是 <130/80mmHg 以下，老年高血压患者的收缩压降至 150mmHg 以下。

需要说明的是，降压目标是 140/90mmHg 以下，而不仅仅是达到 140/90mmHg。如患者耐受，还可进一步降低，如对年轻高血压患者可降至 130/80mmHg 或 120/80mmHg 。

2. 治疗原则　高血压的治疗应全面考虑患者的血压升高水平、并存的危险因素、临床情况，以及靶器官损害，确定合理的治疗方案。对不同危险等级的高血压患者应采用不同的治疗原则。选择抗高血压药物时应考虑对其他伴随疾病存在有利和不利的影响。

（1）潜在的有利影响：噻嗪类利尿药有助于延缓骨质疏松患者的矿物质脱失。β 受体阻断药可治疗心房快速房性心律失常或心房颤动，偏头痛，甲亢（短期应用），特发性震颤或手术期高血压。CCBs 治疗雷诺综合征和某些心律失常。α 受体阻断药可治疗前列腺疾病。

（2）潜在的不利影响：噻嗪类利尿药慎用于痛风或有明显低钠血症史的患者。β 受体阻断药禁用于哮喘、反应性气道疾病、二度或三度心脏传导阻滞。ACEI 和 ARBs 不适于准备怀孕的妇女，禁用于孕妇。ACEI 不适于有血管性水肿病史的患者。醛固酮拮抗药和保钾利尿药会导致高钾血症，应避免用于服药前血清钾超过 5.0mEq/L 的患者。

3. 治疗的有效措施　包括以下几点。

（1）降低高血压患者的血压水平是预防脑卒中及冠心病的根本，只要降低高血压患者的血压水平，就对患者有益处。

（2）由于大多数高血压患者需要两种或以上药物联合应用才能达到目标血压，故提倡小剂量降压药的联合应用或固定剂量复方制剂的应用。

（3）利尿药、β 受体阻断药、ACE 抑制药、钙通道阻滞药、血管紧张素受体拮抗药及小剂量复方制剂均可作为初始或维持治疗高血压的药物。

（4）推荐应用每日口服 1 次，降压效果维持 24h 的降压药，强调长期有规律的抗高血压治疗，达到有效、平稳、长期控制的要求。

（二）非药物治疗

非药物治疗是高血压的基础治疗，主要通过改善不合理的生活方式，减低危险因素水平，进而使血压水平下降。对 1 级高血压患者，仅通过非药物治疗就有可能使血压降至正常水平。对于必须接受药物治疗的 2、3 级高血压患者，非药物治疗可以提高药物疗效，减少药物用量，从而降低药物的不良反应，减少治疗费用（表 3 - 2）。

表 3 - 2　防治高血压的非药物措施

措施	目标	收缩压下降范围
减重	减少热量，膳食平衡，增加运动，BMI 保持 $20 \sim 24 kg/m^2$	$5 \sim 20 mmHg/$ 减重 10kg
膳食限盐	北方首先将每人每日平均食盐量降至 8g，以后再降至 6g，南方可控制在 6g 以下	$2 \sim 8 mmHg$
减少膳食脂肪	总脂肪 < 总热量的 30%，饱和脂肪 <10%，增加新鲜蔬菜每日 $400 \sim 500g$，水果 100g，肉类 $50 \sim 100g$，鱼虾类 50g 蛋类每周 $3 \sim 4$ 枚，奶类每日 250g，每日食油 $20 \sim 25g$，少吃糖类和甜食	-
增加及保持适当体力活动	一般每周运动 $3 \sim 5$ 次，每次持续 $20 \sim 60 min$。如运动后自我感觉良好，且保持理想体重，则表明运动量和运动方式合适	$4 \sim 9 mmHg$
保持乐观心态，提高应激能力	通过宣教和咨询，提高人群自我防病能力。提倡选择适合个体的体育、绘画等文化活动，增加老年人社交机会，提高生活质量	-
戒烟、限酒	不吸烟；不提倡饮酒，如饮酒，男性每日饮酒精量不超过 25g，即葡萄酒小于 $100 \sim 150 ml$（相当于 $2 \sim 3$ 两），或啤酒小于 $250 \sim 500 ml$（相当于 $0.5 \sim 1$ 斤），或白酒小于 $25 \sim 50 ml$（相当于 $0.5 \sim 1$ 两）；女性则减半量，孕妇不饮酒。不提倡饮高度烈性酒。高血压及心脑血管病患者应尽量戒酒	$2 \sim 4 mmHg$

注：BMI：体重指数 = 体重/身高^2（kg/m^2）。

（三）特殊人群高血压治疗方案

1. 老年高血压　65 岁以上的老年人中 2/3 以上有高血压，老年人降压治疗强调平缓降压，应给予长效制剂，对可耐受者应尽可能降至 140/90mmHg 以下，但舒张压不宜低于 60mmHg，否则是预后不佳的危险因素。

2. 糖尿病　常合并血脂异常、直立性低血压、肾功能不全、冠心病，选择降压药应兼顾或至少不加重这些异常。

3. 冠心病　高血压合并冠心病的患者发生再次梗死或猝死的机会要高于不合并高血压的冠心病患者，它们均与高血压有直接关系，应积极治疗。研究显示，伴有冠心病的高血压患者，不论选用 β - 受体阻断药还是钙通道阻滞药，作为控制血压的一线药物，最后结果是一样的。

4. 脑血管病　对于病情稳定的非急性期脑血管病患者，血压水平应控制在 140/90mmHg 以下。急性期脑血管病患者另作别论。

5. 肾脏损害　血肌酐 <221μmol/L，首选 ACEI，因其对减少蛋白尿及延缓肾病变的进展有利；血肌酐 >265μmol/L 应停用 ACEI，可选择钙通道阻滞药、α 受体阻断药、β 受体阻断药。伴有肾脏损害或有蛋白尿的患者（24h 蛋白尿 >1g），控制血压宜更严格。

6. 妊娠高血压　因妊娠早期的血管扩张作用，在妊娠 20 周前，轻度高血压的患者不需药物治疗，从 16 周至分娩通常使用的较为安全的药物包括：甲基多巴、β 受体阻滞药、肼屈嗪（短期），降低所有的心血管危险因素，须停止吸烟。改变生活方式产生的效果与量和时间有关，某些人的效果更好。

四、高血压病常见护理问题

（一）疼痛——头痛

1. 相关因素 与血压升高有关。

2. 临床表现 头部疼痛。

3. 护理措施 如下所述。

（1）评估患者头痛的情况，如头痛程度（长海痛尺）、持续时间、是否伴有恶心、呕吐、视物模糊等伴随症状。

（2）尽量减少或避免引起或加重头痛的因素，保持病室环境安静，减少探视，护理人员做到操作轻、说话轻、走路轻、关门轻，保证患者有充足的睡眠。

（3）向患者讲解引起头痛的原因，嘱患者合理安排工作和休息，避免劳累、精神紧张、情绪激动等，戒烟、酒。

（4）指导患者放松的技巧，如听轻音乐、缓慢呼吸等。

（5）告知患者控制血压稳定和坚持长期、规律服药的重要性，加强患者的服药依从性。

（二）活动无耐力

1. 相关因素 与并发心力衰竭有关。

2. 临床表现 乏力，轻微活动后即感呼吸困难、无力等。

3. 护理措施 如下所述。

（1）告知患者引起乏力的原因，尽量减少增加心脏负担的因素，如剧烈活动等。

（2）评估患者心功能状态，评估患者活动情况，根据患者心功能情况制定合理的活动计划。督促患者坚持动静结合，循序渐进增加活动量。

（3）嘱患者一旦出现心慌、呼吸困难，胸闷等情况应立即停止活动，保证休息，并一次作为最大活动量的指征。

（三）有受伤的危险

1. 相关因素 与头晕、视物模糊有关。

2. 临床表现 头晕、眼花、视物模糊，严重时可出现晕厥。

3. 护理措施 如下所述。

（1）警惕急性低血压反应，避免剧烈运动、突然改变体位，改变体位时动作应缓慢，特别是夜间起床时；服药后不要站立太久，因为长时间的站立会使腿部血管扩张，血流增加，导致脑部供血不足；避免用过热的水洗澡，防止周围血管扩张导致晕厥。

（2）如出现晕厥、恶心、乏力时应立即平卧，头低足高位，促进静脉回流，增加脑部的血液供应。上厕所或外出应有人陪伴，若头晕严重应尽量卧床休息，床上大小便。

（3）避免受伤，活动场所应灯光明亮，地面防滑，厕所安装扶手，房间应减少障碍物。

（4）密切检测血压的变化，避免血压过高或过低。

（四）执行治疗方案无效

1. 相关因素 与缺乏相应治疗知识和治疗长期性、复杂性有关。

2. 临床表现 不能遵医嘱按时服药。

3. 护理措施 如下所述。

（1）告知患者按时服药的重要性，不能血压正常时就自行停药。

（2）嘱患者定期门诊随访，监测血压控制情况。

（3）坚持服药的同时还要注意观察药物的不良反应，如使用利尿药时应注意监测血钾水平，防止低血钾；用 β 受体阻断药应注意其抑制心肌收缩力、心动过缓、支气管痉挛、低血糖等不良反应；使用血管紧张素转换酶（ACE）抑制应注意其头晕、咳嗽、肾功能损害等不良反应。

（五）潜在并发症——高血压危重症

1. 相关因素　与血压短时间突然升高有关。

2. 临床表现　在高血压病病程中，患者血压显著升高，出现头痛、烦躁、心悸、气急、恶心、呕吐、视物模糊等。

3. 护理措施　如下所述。

（1）患者应进入加强监护室，绝对卧床休息，避免一切不良刺激，保证良好的休息环境。持续监测血压和尽快应用适合的降压药。

（2）安抚患者，做好心理护理，严密观察患者病情变化。

（3）迅速减压，静脉输注降压药，1h 使平均动脉血压迅速下降但不超过 25%，在以后的 2～6h 内血压降至 60/（100～110）mmHg。血压过度降低可引起肾、脑或冠脉缺血。如果这样的血压水平可耐受和临床情况稳定，在以后 24～48h 逐步降低血压达到正常水平。

（4）急症常用降压药有硝普钠（静脉）、尼卡地平、乌拉地尔、二氮嗪，肼屈嗪、拉贝洛尔、艾司洛尔、酚妥拉明等。用药时注意效果以及有无不良反应，如静滴硝酸甘油等药物时应注意监测血压变化。

（5）向患者讲明遵医嘱按时服药，保证血压稳定的重要性，争取患者及家属的配合。

（6）告知患者如出现血压急剧升高、剧烈头痛、呕吐等不适应及时来院就诊。

（7）协助生活护理，勤巡视病房，勤询问患者的生活需要。

五、健康教育

高血压的健康教育就是根据文化、经济、环境和地理的差异，针对不同的目标人群采用多种形式进行信息的传播，公众教育应着重于宣传高血压的特点、原因和并发症的有关知识；它的可预防性和可治疗性，以及生活方式在高血压的预防和治疗中的作用。尤其应针对不同人群开展不同内容的健康教育。

（一）随访教育

1. 教育诊断　确定患者的目前行为状况、知识、技能水平和学习能力、态度和信念以及近期内患者首先要采取改变的问题。

2. 咨询指导　指导要具体化，行为改变从小量开始，多方面的参与支持，从各方面给患者持续的一致的正面的健康信息可加强患者行为的改变。要加强家庭和朋友的参与全体医务人员的参与。

3. 随访和监测　定期随访患者，及时评价和反馈，并继续设定下一步的目标，可使患者改变的行为巩固和持续下去。一旦开始应用抗高血压药物治疗，多数患者应每月随诊，调整用药直至达到目标血压。2 级高血压或有复杂并发症的患者应增加随访的次数。每年至少监测 1 或 2 次血钾和肌酐。如血压已达标并保持稳定，可每隔 3～6 个月随访 1 次。如有伴随疾病如心力衰竭；或合并其他疾病如糖尿病；或实验室检查的需要均会影响随诊的频率。其他的心血管危险因素也应达到相应的治疗目标，并大力提倡戒烟。由于未控制的高血压患者服用小剂量阿司匹林脑出血的危险增加，只有在血压控制的前提下，才提倡小剂量阿司匹林治疗。

（二）饮食指导

在利尿药及其他降压药问世以前，高血压的治疗主要以饮食为主，随着药物学的发展，饮食治疗逐渐降至次要地位。然而近年来关于高血压病病因和发病机制的研究又促进人们重新评价营养在本病防治中的重要作用。其主要原因是由于：第一，高血压病作为一种常见病，其发生与环境因素，特别是与营养因素密切相关；第二，现有的各种降压药物均有一定的不良反应，而营养治疗不仅具有一定的疗效，而且合乎生理，因此更适宜于大规模人群的防治。

1. 营养因素在高血压痛防治中的作用　如下所述。

（1）钠和钾的摄入与高血压病的发病和防治有关：首先，流行病学方面大量资料表明，高血压病的发病率与居民膳食中钠盐摄入量呈显著正相关；其次，临床观察发现，不少轻度高血压患者，只需中度限制钠盐摄入，即可使其血压降至正常范围。即使是重度或顽固性高血压病患者，低盐饮食也常可增加药物疗效，减少用药剂量。第三，动物实验表明，钠盐摄入过多可使小鸡和大鼠形成高血压，血压增高的程度与盐量成正比。进一步研究还表明，钠盐对血压的影响与遗传因素有关。通过近亲交配所产生的对盐敏感的大鼠，即使喂以钠盐不高的饲料，也可产生高血压。钠盐摄入过多引起高血压的机制尚未明了。据认为可能与细胞外液扩张，心排血量增加，组织过分灌注，以至造成周围血管阻力增加和血压增高。有人发现高血压患者小动脉中每单位干重所含钠盐较正常人为高，这可使动脉壁增厚，血管阻力增加，也可使血管的舒缩性发生改变。

钾不论动物实验或人体观察均提示其具有对抗钠所引起的不利作用。临床观察表明，氯化钾可使血压呈规律性下降，而氯化钠则可使之上升。

（2）水质硬度和微量元素：软水地区高血压的发病率较硬水地区为高，这可能与微量元素镉有关。动物实验已证明，镉可引起大鼠的高血压，而当用镉的螯合剂时则可使其逆转。上海市高血压病研究所发现不论健康人或高血压患者的血压增高与血中镉含量的对数呈正相关。锌具有对抗镉的作用，其含量降低可使血压升高。此外，也有报道提到镁对高血压患者有扩张血管作用，能使大多数类型患者的心排血量增加。

（3）其他因素：包括热能、蛋白质、糖类和脂肪等也与本病的发生和防治有一定的联系。

2. 防治措施 具体如下。

（1）限制钠盐摄入：健康成人每天钠的需要量仅为200mg（相当于0.5g食盐）。WHO建议每人每日食盐量不超过6g。我国膳食中约80%的钠来自烹调或含盐高的腌制品，因此限盐首先要减少烹调用盐及含盐高的调料，少食各种咸菜及盐腌食品。根据WHO的建议，北方居民应减少日常用盐一半，南方居民减少1/3。

（2）减少膳食脂肪，补充适量优质蛋白质：有流行病学资料显示，即使不减少膳食中的钠和不减重，如果将膳食脂肪控制在总热量25%以下，P/S比值维持在1，连续40d可使男性SBP和DBP下降12%，女性下降5%。有研究表明每周吃鱼4次以上与吃鱼最少的相比，冠心病发病率减少28%。

建议改善动物性食物结构，减少含脂肪高的猪肉，增加含蛋白质较高而脂肪较少的禽类及鱼类。蛋白质占总热量15%左右，动物蛋白占总蛋白质20%。蛋白质质量依次为：奶、蛋；鱼、虾；鸡、鸭；猪、牛、羊肉；植物蛋白，其中豆类最好。

（3）注意补充钾和钙：研究资料表明钾与血压呈明显负相关，中国膳食低钾、低钙，因此要增加含钾多、含钙高的食物，如绿叶菜、鲜奶、豆类制品等。这一点在使用利尿药，特别是当血钾含量偏低时尤为重要。

（4）多吃蔬菜和水果：增加蔬菜或水果摄入，减少脂肪摄入可使SBP和DBP有所下降。素食者比肉食者有较低的血压，其降压的作用可能基于水果、蔬菜、食物纤维和低脂肪的综合作用。人类饮食应以素食为主，适当肉量最理想。

（5）限制饮酒：尽管有研究表明非常少量饮酒可能减少冠心病发病的危险，但是饮酒和血压水平及高血压患病率之间却呈线性相关，大量饮酒可诱发心脑血管事件发作。因此不提倡用少量饮酒预防冠心病，提倡高血压患者应戒酒，因饮酒可增加服用降压药物的耐药性。如饮酒，建议每日饮酒量应为少量，男性饮酒的酒精不超过25g，即葡萄酒<100~150ml，或啤酒<250~500ml，或白酒<25~50ml；女性则减半量，孕妇不饮酒。不提倡饮高度烈性酒。WHO对酒的新建议是越少越好。

（三）心理护理

1. 评估患者 通过问诊了解患者的家庭、社会、文化状况及行为，分析患者的心理，向患者解释造成高血压病最主要的原因及疾病的转归，再向患者说明高血压病可以控制，甚至可以治愈，从而以增强患者战胜疾病的信心。

2. 克服心理障碍 针对中年高血压患者存在的不良心理进行施护。麻痹大意心理：自以为年轻，身强力壮，采取无所谓的态度。针对这种心理首先要唤起患者对疾病的重视，使之认识到防治高血压病的重要性，在调养方法和注意事项上给予正确的引导，使之配合医师治疗，同时给患者制定个体化健康教育计划，并调动家属参与治疗活动，配合医护完成治疗任务，使之早日康复；焦虑、紧张、恐惧心理：一些患者，认为得了高血压病就是终身疾病，而且还会得心脑血管病，于是，久而久之产生焦虑恐惧心理。采取的措施是暗示诱导，应诱导患者使其注意力从一个客体转移到另一个客体，从而打破原来心理上存在的恶性循环，保持乐观情绪，轻松愉快地接受治疗，以达到防病治病的目的。

（四）正确测量血压

血压测量是诊断高血压及评估其严重程度的主要手段，目前主要用以下 3 种方法：

1. 诊所血压　是目前临床诊断高血压和分级的标准方法，由医护人员在标准条件下按统一的规范进行测量。具体要求如下：

（1）选择符合计量标准的水银柱血压计或者经国际标准（BHS 和 AAMD）检验合格的电子血压计进行测量。

（2）使用大小合适的袖带，袖带气囊至少应包裹 80% 上臂。大多数人的臂围 25 ~ 35cm，应使用长 35cm、宽 12 ~ 13cm 规格气囊的袖带；肥胖者或臂围大者应使用大规格袖带；儿童使用小规格袖带。

（3）被测量者至少安静休息 5min，在测量前 30min 内禁止吸烟或饮咖啡，排空膀胱。

（4）被测量者取坐位，最好坐靠背椅，裸露右上臂，上臂与心脏处在同一水平。如果怀疑外周血管病，首次就诊时应测量左、右上臂血压。特殊情况下可以取卧位或站立位。老年人、糖尿病患者及出现直立性低血压情况者，应加测直立位血压。直立位血压应在卧位改为直立位后 1min 和 5min 时测量。

（5）将袖带缚于被测者的上臂，袖带的下缘应在肘弯上 2.5cm，松紧适宜。将听诊器探头置于肱动脉搏动处。

（6）测量时快速充气，使气囊内压力达到桡动脉搏动消失后再升高 30mmHg（4.0kPa），然后以恒定的速率（2 ~ 6mmHg/s）缓慢放气。在心率缓慢者，放气速率应更慢些。获得舒张压读数后，快速放气至零。

（7）在放气过程中仔细听取柯氏音，观察柯氏音第 I 时相（第一音）和第 V 时相（消失音）水银柱凸面的垂直高度。收缩压读数取柯氏音第 I 时相，舒张压读数取柯氏音第 V 时相。< 12 岁儿童、妊娠妇女、严重贫血、甲状腺功能亢进、主动脉瓣关闭不全及柯氏音不消失者，以柯氏音第 IV 时相（变音）定为舒张压。

（8）血压单位在临床使用时采用毫米汞柱（mmHg），在我国正式出版物中注明毫米汞柱与千帕斯卡（kPa）的换算关系，1mmHg = 0.133kPa。

（9）应相隔 1 ~ 2min 重复测量，取 2 次读数的平均值记录。如果收缩压或舒张压的 2 次读数相差 5mmHg 以上，应再次测量，取 3 次读数的平均值记录。

2. 自测血压　具体如下。

（1）对于评估血压水平及严重程度，评价降压效应，改善治疗依从性，增强治疗的主动参与，自测血压具有独特优点。且无白大衣效应，可重复性较好。目前，患者家庭自测血压在评价血压水平和指导降压治疗上已经成为诊所血压的重要补充。然而，对于精神焦虑或根据血压读数常自行改变治疗方案的患者，不建议自测血压。

（2）推荐使用符合国际标准的上臂式全自动或半自动电子血压计，正常上限参考值为 135/85mmHg。应注意患者向医生报告自测血压数据时可能有主观选择性，即报告偏差，患者有意或无意选择较高或较低的血压读数向医师报告，影响医师判断病情和修改治疗。有记忆存储数据功能的电子血压计可克服报告偏差。血压读数的报告方式可采用每周或每月的平均值。家庭自测血压低于诊所血压，家庭自测血压 135/85mmHg 相当于诊所血压 140/90mmHg。对血压正常的人建议定期测量血压（20 ~ 29 岁，每 2 年测 1 次；30 岁以上每年至少 1 次）。

3. 动态血压　具体如下。

（1）动态血压监测能提供日常活动和睡眠时血压的情况：动态血压监测提供评价在无靶器官损害的情况下（白大衣效应）高血压的可靠证据，也有助于评估明显耐药的患者，抗高血压药物引起的低血压综合征，阵发性高血压以及自主神经功能失调。动态血压测值常低于诊所血压测值。通常高血压患者清醒时血压≥135/85mmHg，睡眠时≥120/75mmHg。动态血压监测值与靶器官损害的相关性优于诊所血压。动态血压监测能提供血压升高占测量总数的百分比、整体血压负荷及睡眠时血压降低的程度。大多数人在夜间血压下降10%~20%，如果不存在这种血压下降现象，则其发生心血管事件的危险会增加。

（2）动态血压测量应使用符合国际标准的监测仪：动态血压的正常值推荐以下国内参考标准：24h平均值<130/80mmHg，白昼平均值<135/85mmHg，夜间平均值<125/75mmHg。正常情况下，夜间血压均值比白昼血压值低10%~15%。

（3）动态血压监测在临床上可用于诊断：白大衣性高血压、隐蔽性高血压、顽固难治性高血压、发作性高血压或低血压，评估血压升高严重程度，但是目前主要仍用于临床研究，例如评估心血管调节机制、预后意义、新药或治疗方案疗效考核等，不能取代诊所血压测量。

（4）动态血压测量时应注意以下问题：①测量时间间隔应设定一般为每30min测1次。可根据需要而设定所需的时间间隔。②指导患者日常活动，避免剧烈运动。测血压时患者上臂要保持伸展和静止状态。③若首次检查由于伪迹较多而使读数<80%的预期值，应再次测量。④可根据24h平均血压，日间血压或夜间血压进行临床决策参考，但倾向于应用24h平均血压。

（五）适量运动

1. 运动的作用　运动除了可以促进血液循环，降低胆固醇的生成外，并能增强肌肉、骨骼，减少关节僵硬的发生，还能增加食欲，促进肠胃蠕动、预防便秘、改善睡眠。

2. 运动的形式　最好养成持续运动的习惯，对中老年人应包括有氧、伸展及增强肌力练习3类，具体项目可选择步行、慢跑、太极拳、门球、气功等。

3. 运动强度的控制　每个参加运动的人特别是中老年人和高血压患者在运动前最好了解一下自己的身体状况，以决定自己的运动种类、强度、频度和持续运动时间。运动强度必须因人而异，按科学锻炼的要求，常用运动强度指标可用运动时最大心率达到180（或170）减去年龄，如50岁的人运动心率为120~130次/min，如果求精确则采用最大心率的60%~85%作为运动适宜心率，需在医师指导下进行。运动频度一般要求每周3~5次，每次持续20~60min即可，可根据运动者身体状况和所选择的运动种类以及气候条件等而定。

（六）在医生指导下正确用药

1. 减药　高血压患者一般须终身治疗。患者经确诊为高血压后若自行停药，其血压（或迟或早）终将回复到治疗前水平。但患者的血压若长期控制，可以试图小心、逐步地减少服药数或剂量。尤其是认真地进行非药物治疗，密切地观察改进生活方式进度和效果的患者。患者在试行这种"逐步减药"时，应十分仔细地监测血压。

2. 记录　一般高血压病患者的治疗时间长达数十年，治疗方案会有多次变换，包括药物的选择。最好建议患者详细记录其用过的治疗药物及疗效。医生则更应为经手治疗的患者保存充分的记录，随时备用。

3. 剂量的调整　对大多数非重症或急症高血压，要寻找其最小有效耐受剂量药物，也不宜降压太快。故开始给小剂量药物，经1个月后，如疗效不够而不良反应少或可耐受，可增加剂量；如出现不良反应不能耐受，则改用另一类药物。随访期间血压的测量应在每天的同一时间，对重症高血压，须及早控制其血压，可以较早递增剂量和合并用药。随访时除患者主观感觉外，还要做必要的化验检查，以了解靶器官状况和有无药物不良反应。对于非重症或急症高血压，经治疗血压长期稳定达1年以上，可以考虑减少剂量，目的为减少药物的可能不良反应，但以不影响疗效为前提。

（1）选择针对性强的降血压药：降血压药物品种很多，个体差异很大，同一种药物不同的患者服用后的效果会因人而异。对医生开的降血压药，护理人员和患者必须了解药物的名称、作用、剂量、用法、不良反应等，并遵照医嘱按时服药。

（2）合适的剂量：一般由小剂量开始，逐渐调整到合适的剂量。晚上睡觉前的治疗剂量，尤其要偏小，因入睡后如果血压降得太低，则易出现脑动脉血栓形成。药品剂量不能忽大忽小，否则血压波动太大，会造成实质性脏器的损伤。

（3）不能急于求成：如血压降得太低，常会引起急性缺血性脑血管病和心脏缺血性疾病的发生。

（4）不要轻易中断治疗：应用降血压药过程中，症状改善后，仍需坚持长期服药，也不可随意减少剂量，必须听从医生的治疗安排。

（5）不宜频繁更换降血压药物：各种降血压药，在人体内的作用时间不尽相同，更换降血压药时，往往会引起血压的波动，换降血压药必须在医生指导下进行，不宜多种药合用，以避免药物不良反应。

（6）患痴呆症或意识不清的老人，护理人员必须协助服药，并帮助管理好药物，以免发生危险。

（7）注意观察不良反应，必要时，采取相应的防范措施。若患者突然出现头痛、多汗、恶心、呕吐、烦躁、心慌等症状，家人协助患者立即平卧抬高头部，用湿毛巾敷在头部；测量血压，若血压过高，应用硝苯地平嚼碎舌下含服等，以快速降血压；如果半小时后血压仍不下降，且症状明显，应立即去医院就诊。

（符　娟）

第五节　心绞痛

心绞痛（angina pectoris）是冠状动脉供血不足，心肌急剧的、暂时的缺血与缺氧引起的综合征。其特点为阵发性的前胸压榨性疼痛感觉，主要位于胸骨后部，可放射至左上肢，常发生于劳累或情绪激动时，持续数分钟，休息或服用硝酸酯制剂后消失。本病多见于男性，多数患者在 40 岁以上，劳累、情绪激动、饱食、受寒、阴雨天气、急性循环衰竭等为常见的诱因。

一、病因

1. 基本病因　对心脏予以机械性刺激并不引起疼痛，但心肌缺血、缺氧则引起疼痛。当冠状动脉的"供血"与心肌的"需氧"出现矛盾，冠状动脉血流量不能满足心肌代谢需要时，引起心肌急剧的、暂时的缺血、缺氧时，即产生心绞痛。

2. 其他病因　除冠状动脉粥样硬化外，主动脉瓣狭窄或关闭不全、梅毒性主动脉炎、肥厚性心肌病、先天性冠状动脉畸形、风湿性冠状动脉炎，都可引起冠状动脉在心室舒张期充盈障碍，引发心绞痛。

二、临床表现与诊断

（一）临床表现

1. 症状和体征　具体如下。

（1）部位：典型心绞痛主要在胸骨体上段或中段之后，可波及心前区，有手掌大小范围，可放射至左肩、左上肢前内侧，达无名指和小指；不典型心绞痛疼痛可位于胸骨下段、左心前区或上腹部，放射至颈、下颌、左肩胛部或右前胸。

（2）性质：胸痛为压迫、发闷，或紧缩性，也可有烧灼感。发作时，患者往往不自觉地停止原来的活动，直至症状缓解。

（3）诱因：典型的心绞痛常在相似的条件下发生。以体力劳累为主，其次为情绪激动。登楼、平地快步走、饱餐后步行、逆风行走，甚至用力大便或将臂举过头部的轻微动作，暴露于寒冷环境、进冷饮、身体其他部位的疼痛，以及恐怖、紧张、发怒、烦恼等情绪变化，都可诱发。晨间痛阈低，轻微劳力如刷牙、剃须、步行即可引起发作；上午及下午痛阈提高，则较重的劳力亦可不诱发。

（4）时间：疼痛出现后常逐步加重，然后在 3～5min 内逐渐消失，一般在停止原活动后缓解。一般为 1～15min，多数 3～5min，偶可达 30min 的，可数天或数星期发作 1 次，亦可 1d 内发作多次。

（5）硝酸甘油的效应：舌下含有硝酸甘油片如有效，心绞痛应于 1～2min 内缓解，对卧位型心绞痛，硝酸甘油可能无效。在评定硝酸甘油的效应时，还要注意患者所用的药物是否已经失效或接近失效。

2. 体征　平时无异常体征，心绞痛发作时常见心律增快、血压升高、表情焦虑、皮肤冷或出汗，有时出现第四或第三奔马律。可有暂时性心尖部收缩期杂音，是乳头肌缺血以致功能失调引起二尖瓣关闭不全所致。

（二）诊断

1. 冠心病诊断　具体如下。

（1）据典型的发作特点和体征，含用硝酸甘油后缓解，结合年龄和存在冠心病易患因素，除外其他原因所致的心绞痛，一般即可建立诊断。

（2）心绞痛发作时心电图：绝大多数患者 ST 段压低 0.1mV（1mm）以上，T 波平坦或倒置（变异型心绞痛者则有关导联 ST 段抬高），发作过后数分钟内逐渐恢复。

（3）心电图无改变的患者可考虑做负荷试验：发作不典型者，诊断要依靠观察硝酸甘油的疗效和发作时心电图的改变；如仍不能确诊，可多次复查心电图、心电图负荷试验或 24h 动态心电图连续监测，如心电图出现阳性变化或负荷试验诱发心绞痛发作亦可确诊。

（4）诊断有困难者可考虑行选择性冠状动脉造影或做冠状动脉 CT：考虑施行外科手术治疗者则必须行选择性冠状动脉造影。冠状动脉内超声检查可显示管壁的病变，对诊断可能更有帮助。

2. 近年对确诊心绞痛的患者主张进行仔细的分型诊断　根据世界卫生组织"缺血性心脏病的命名及诊断标准"，现将心绞痛作如下归类。

（1）劳累性心绞痛：是由运动或其他增加心肌需氧量的情况所诱发的心绞痛。包括 3 种类型。①稳定型劳累性心绞痛：简称稳定型心绞痛，亦称普通型心绞痛。是最常见的心绞痛。指由心肌缺血缺氧引起的典型心绞痛发作，其性质在 1~3 个月内并无改变。即每日和每周疼痛发作次数大致相同，诱发疼痛的劳累和情绪激动程度相同，每次发作疼痛的性质和疼痛部位无改变，用硝酸甘油后也在相同时间内发生疗效。②初发型劳累性心绞痛：简称初发型心绞痛。指患者过去未发生过心绞痛或心肌梗死，而现在发生由心肌缺血缺氧引起的心绞痛，时间尚在 1~2 个月内。有过稳定型心绞痛但已数月不发生心绞痛，再发生心绞痛未到 1 个月者也归入本型。③恶化型劳累性心绞痛：进行型心绞痛指原有稳定型心绞痛的患者，在 3 个月内疼痛的频率、程度、诱发因素经常变动，进行性恶化。可发展为心肌梗死与猝死。

（2）自发性心绞痛：心绞痛发作与心肌需氧量无明显关系，与劳累性心绞痛相比，疼痛持续时间一般较长，程度较重，且不易为硝酸甘油所缓解。包括四种类型：①卧位型心绞痛：在休息时或熟睡时发生的心绞痛，其发作时间较长，症状也较重，发作与体力活动或情绪激动无明显关系，常发生在半夜，偶尔在午睡或休息时发作。疼痛常剧烈难忍，患者烦躁不安、起床走动。硝酸甘油的疗效不明显或仅能暂时缓解。可能与夜梦、夜间血压降低或发生未被察觉的左心室衰竭，以致狭窄的冠状动脉远端心肌灌注不足；或平卧时静脉回流增加，心脏工作量增加，需氧增加等有关。②变异型心绞痛：本型患者心绞痛的性质、与卧位型心绞痛相似，也常在夜间发作，但发作时心电图表现不同，显示有关导联的 ST 段抬高而与之相对应的导联中则 ST 段压低。本型心绞痛是由于在冠状动脉狭窄的基础上，该支血管发生痉挛，引起一片心肌缺血所致。③中间综合征：亦称冠状动脉功能不全。指心肌缺血引起的心绞痛发作历时较长，达 30min 或 1h 以上，发作常在休息时或睡眠中发生，但心电图、放射性核素和血清学检查无心肌坏死的表现。本型疼痛其性质是介于心绞痛与心肌梗死之间，常是心肌梗死的前奏。④梗死后心绞痛：在急性心肌梗死后不久或数周后发生的心绞痛。由于供血的冠状动脉阻塞，发生心肌梗死，但心肌尚未完全坏死，一部分未坏死的心肌处于严重缺血状态下又发生疼痛，随时有再发生梗死的可能。

（3）混合性心绞痛：劳累性和自发性心绞痛混合出现，因冠状动脉的病变使冠状动脉血流储备固定地减少，同时又发生短暂的再减损所致，兼有劳累性和自发性心绞痛的临床表现。有人认为这种心绞痛在临床上实甚常见。

（4）不稳定型心绞痛：在临床上被广泛应用并被认为是稳定型劳累性心绞痛和心肌梗死和猝死之间的中间状态。它包括了除稳定型劳累性心绞痛外的上述所有了类型。其病理基础是在原有病变上发生冠状动脉内膜下出血、粥样硬化斑块破裂、血小板或纤维蛋白凝集、冠状动脉痉挛等除了没有诊断心肌梗死的明确的心电图和心肌酶谱变化外，目前应用的不稳定心绞痛的定义根据以下 3 个病史特征做出。①在相对稳定的劳累相关性心绞痛基础上出现逐渐增强的疼痛。②新出现的心绞痛（通常 1 个月内），由很轻度的劳力活动即可引起心绞痛。③在静息和很轻劳力时出现心绞痛。

三、治疗原则

预防：主要预防动脉粥样硬化的发生和发展。

治疗原则：改善冠状动脉的血供；减低心肌的耗氧；同时治疗动脉粥样硬化。

（一）发作时的治疗

（1）休息：发作时立刻休息，经休息后症状可缓解。

（2）药物治疗：应用作用较快硝酸酯制剂。

（3）在应用上述药物的同时，可考虑用镇静药。

（二）缓解期的治疗

系统治疗，清除诱因、注意休息、使用作用持久的抗动脉粥样硬化药物，以防心绞痛发作，可单独、交替或联合应用。宜尽量避免各种确知足以诱致发作的因素。调节饮食，特别是一次进食不应过饱；禁绝烟酒。调整日常生活与工作量；减轻精神负担；保持适当的体力活动，但以不致发生疼痛症状为度；一般不需卧床休息。

（三）其他治疗

低分子右旋糖酐或羟乙基淀粉注射液，作用为改善微循环的灌流，可用于心绞痛的频繁发作。抗凝药，如肝素；溶血栓药和抗血小板药可用于治疗不稳定型心绞痛。高压氧治疗增加全身的氧供应，可使顽固的心绞痛得到改善，但疗效不易巩固。体外反搏治疗可能增加冠状动脉的血供，也可考虑应用。兼有早期心力衰竭者，治疗心绞痛的同时宜用快速作用的洋地黄类制剂。

（四）外科手术治疗

主动脉 - 冠状动脉旁路移植手术（coronary artery bypass grafting，CABG）方法：取患者自身的大隐静脉或内乳动脉作为旁路移植材料。一端吻合在主动脉，另一端吻合在有病变的冠状动脉段的远端，引主动脉的血液以改善该冠状动脉所供血的心肌的血流量。

（五）经皮腔内冠状动脉成形术

经皮腔内冠状动脉成形术（percutaneous transluminal coronary angioplasty，PTCA）方法：冠状动脉造影后，针对相应病变，应用带球囊的心导管经周围动脉送到冠状动脉，在导引钢丝的指引下进入狭窄部位；向球囊内加压注入稀释的造影剂使之扩张，解除狭窄。

（六）其他冠状动脉介入性治疗

由于 PTCA 有较高的术后再狭窄发生率，近来采用一些其他成形方法如激光冠状动脉成形术（PT-CLA）、冠状动脉斑块旋切术、冠状动脉斑块旋磨术、冠状动脉内支架安置等，期望降低再狭窄发生率。

（七）运动锻炼疗法

谨慎安排进度适宜的运动锻炼有助于促进侧支循环的发展，提高体力活动的耐受量，改善症状。

四、常见护理问题

（一）舒适的改变——心绞痛

1. 相关因素　与心肌急剧、短暂地缺血、缺氧，冠状动脉痉挛有关。

2. 临床表现　阵发性胸骨后疼痛。

3. 护理措施　如下所述。

（1）心绞痛发作时立即停止步行或工作，休息片刻即可缓解。根据疼痛发生的特点，评估心绞痛严重程度（表3-3），制定相应活动计划。频发者或严重心绞痛者，严格限制体力活动，并绝对卧床休息。

表3-3　劳累性心绞痛分级

心绞痛分级	表现
Ⅰ级：日常活动时无症状	较日常活动重的体力活动，如平地小跑步、快速或持重物上三楼、上陡坡等时引起心绞痛
Ⅱ级：日常活动稍受限制	一般体力活动，如常速步行1.5~2km、上三楼、上坡等即引起心绞痛
Ⅲ级：日常活动明显受损	较日常活动轻的体力活动，如常速步行0.5~1km、上二楼、上小坡等即引起心绞痛
Ⅳ级：任何体力活动均引起心绞痛	轻微体力活动（如在室内缓行）即引起心绞痛，严重者休息时亦发生心绞痛

（2）遵医嘱给予患者舌下含服硝酸甘油、吸氧，记录心电图，并通知医生。心绞痛频发或严重者遵医嘱使用硝酸甘油静脉微泵推注。由于此类药物能扩张头面部血管，有些患者使用后会出现颜面潮红、头痛等症状，应向患者说明。

（3）用药后动态观察患者胸痛变化情况，同时监测ECG，必要时进行心电监测。

（4）告知患者在心绞痛发作时的应对技巧：一是立即停止活动；另一是立即含服硝酸甘油。向患者讲解含服硝酸甘油是因为舌下有丰富的静脉丛，吸收见效比口服硝酸甘油快。若疼痛持续15min以上不缓解，则有可能发生心肌梗死，需立即急诊就医。

（二）焦虑

1. 相关因素　与心绞痛反复频繁发作、疗效不理想有关。

2. 临床表现　睡眠不佳，缺乏自信心、思维混乱。

3. 护理措施　如下所述。

（1）向患者讲解心绞痛的治疗是一个长期过程，需要有毅力，鼓励其说出内心想法，针对其具体心理情况给予指导与帮助。

（2）心绞痛发作时，尽量陪伴患者，多与患者沟通，指导患者掌握心绞痛发作的有效应对措施。

（3）及时向患者分析讲解疾病好转信息，增强患者治疗信心。

（4）告知患者不良心理状况对疾病的负面影响，鼓励患者进行舒展身心的活动（如听音乐、看报纸）等活动，转移患者注意力。

（三）知识缺乏

1. 相关因素　与缺乏知识来源，认识能力有限有关。

2. 临床表现　患者不能说出心绞痛相关知识，不知如何避免相关因素。

3. 护理措施　如下所述。

（1）避免诱发心绞痛的相关因素：如情绪激动、饱食、焦虑不安等不良心理状态。

（2）告知患者心绞痛的症状为胸骨后疼痛，可放射至左臂、颈、胸，常为压迫或紧缩感。

（3）指导患者硝酸甘油使用注意事项。

（4）提供简单易懂的书面或影像资料，使患者了解自身疾病的相关知识。

五、健康教育

（一）心理指导

告知患者需保持良好心态，因精神紧张、情绪激动、饱食、焦虑不安等不良心理状态，可诱发和加重病情。患者常因不适而烦躁不安，且伴恐惧，此时鼓励患者表达感觉，告知尽量做深呼吸，放松情绪才能使疾病尽快消除。

（二）饮食指导

1. 减少饮食热能 控制体重少量多餐（每天 4 ~ 5 餐），晚餐尤应控制进食量，提倡饭后散步，切忌暴饮暴食，避免过饱；减少脂肪总量，限制饱和脂肪酸和胆固醇的摄入量，增加不饱和脂肪酸；限制单糖和双糖摄入量，供给适量的矿物质及维生素，戒烟戒酒。

2. 在食物选择方面，应适当控制主食和含糖零食 多吃粗粮、杂粮，如玉米、小米、荞麦等；禽肉、鱼类，以及核桃仁、花生、葵花子等硬果类含不饱和脂肪酸较多，可多食用；多食蔬菜和水果，不限量，尤其是超体重者，更应多选用带色蔬菜，如菠菜、油菜、番茄、茄子和带酸味的新鲜水果，如苹果、橘子、山楂，提倡吃新鲜泡菜；多用豆油、花生油、菜油及香油等植物油；蛋白质按劳动强度供给，冠心病患者蛋白质按 2g/kg 供给。尽量多食用黄豆及其制品，如豆腐、豆干、百叶等，其他如绿豆、赤豆也很好。

3. 禁忌食物 忌烟、酒、咖啡以及辛辣的刺激性食品；少用猪油、黄油等动物油烹调；禁用动物脂肪高的食物，如猪肉、牛肉、羊肉及含胆固醇高的动物内脏、动物脂肪、脑髓、贝类、乌贼鱼、蛋黄等；食盐不宜多用，每天 2 ~ 4g；含钠味精也应适量限用。

（三）作息指导

制定固定的日常活动计划，避免劳累。避免突发性的劳力动作，尤其在较长时间休息以后。如凌晨起来后活动动作宜慢。心绞痛发作时，应停止所有活动，卧床休息。频发或严重心绞痛患者，严格限制体力活动，应绝对卧床休息。

（四）用药指导

1. 硝酸酯类 硝酸甘油是缓解心绞痛的首选药。

（1）心绞痛发作时可用短效制剂 1 片舌下含化，1 ~ 2min 即开始起作用，持续半小时；勿吞服。如药物不易溶解，可轻轻嚼碎继续含化。

（2）应用硝酸酯类药物时可能出现头晕、头胀痛、头部跳动感、面红、心悸，继续用药数日后可自行消失。

（3）硝酸甘油应储存在棕褐色的密闭小玻璃瓶中，防止受热、受潮，使用时应注意有效期，每用 6 个月须更换药物。如果含服药物时无舌尖麻刺、烧灼感，说明药物已失效，不宜再使用。

（4）为避免直立性低血压所引起的晕厥，用药后患者应平卧片刻，必要时吸氧。长期反复应用会产生耐药性而效力降低，但停用 10d 以上，复用可恢复效力。

2. 长期服用 β 受体阻滞药者 如使用阿替洛尔（氨酰心安）、美托洛尔（倍他乐克）时，应指导患者用药。

（1）不能随意突然停药或漏服，否则会引起心绞痛加重或心肌梗死。

（2）应在饭前服用，因食物能延缓此类药物吸收。

（3）用药过程中注意监测心率、血压、心电图等。

3. 钙通道阻滞药 目前不主张使用短效制剂（如硝苯地平），以减少心肌耗氧量。

（五）特殊及行为指导

（1）寒冷刺激可诱发心绞痛发作，不宜用冷水洗脸，洗澡时注意水温及时间。外出应戴口罩或围巾。

（2）患者应随身携带心绞痛急救盒（内装硝酸甘油片）：心绞痛发作时，立即停止活动并休息，保持安静。及时使用硝酸甘油制剂，如片剂舌下含服，喷雾剂喷舌底 1 ~ 2 下，贴剂粘贴在心前区。如果自行用药后，心绞痛未缓解。应请求协助救护。

（3）有条件者可以氧气吸入，使用氧气时，避免明火。

（4）患者洗澡时应告诉家属，不宜在饱餐或饥饿时进行，水温勿过冷过热，时间不宜过长，门不要上锁，以防发生意外。

（5）与患者讨论引起心绞痛的发作诱因，确定需要的帮助，总结预防发作的方法。

（六）病情观察指导

注意观察胸痛的发作时间、部位、性质、有无放射性及伴随症状，定时监测心率、心律。若心绞痛发作次数增加，持续时间延长，疼痛程度加重，含服硝酸甘油无效者，有可能是心肌梗死先兆，应立即就诊。

（七）出院指导

（1）减轻体重，肥胖者需限制饮食热量及适当增加体力活动，避免采用剧烈运动防治各种可加重病情的疾病，如高血压、糖尿病、贫血、甲亢等。特别要控制血压，使血压维持在正常水平。

（2）慢性稳定型心绞痛患者大多数可继续正常性生活，为预防心绞痛发作，可在 1h 前含服硝酸甘油 1 片。

（3）患者应随身携带硝酸甘油片以备急用，患者及家属应熟知药物的放置地点，以备急需。

（符　娟）

第六节　心肌梗死

心肌梗死（myocardial infarction）是心肌缺血性坏死。为在冠状动脉病变基础上，发生冠状动脉供血急剧减少或中断，使相应的心肌严重而持久地急性缺血所致。

一、病因和发病机制

1. 病因　基本病因是冠状动脉粥样硬化（偶为冠状动脉痉挛、栓塞、炎症、先天性畸形、外伤、冠状动脉阻塞所致）。造成管腔狭窄和心肌供血不足，而侧支循环尚未建立时，下列原因加重心肌缺血即可发生心肌梗死。在此基础上，一旦冠状动脉血供进一步急剧减少或中断 20 ~ 30min，使心肌严重而持久地急性缺血达 0.5h 以上，即可发生心肌梗死。

另心肌梗死发生严重心律失常、休克、心力衰竭，均可使冠状动脉血流量进一步下降，心肌坏死范围扩大。

2. 发病机制　冠状动脉病变：血管闭塞处于相应的心肌部位坏死。

二、临床表现

临床表现与梗死面积大小、梗死部位、侧支循环情况密切相关。

1. 先兆　多数患者于发病前数日可有前驱症状，如原有心绞痛近日发作频繁，程度加重，持续时间较久，休息或硝酸甘油不能缓解，甚至在休息中或睡眠中发作。表现为突发上腹部剧痛、恶心、呕吐、急性心力衰竭，或严重律失常。心电图检查可显示 ST 段一过性抬高或降低，T 波高大或明显倒置。

2. 症状　具体如下。

（1）疼痛：最早出现症状。少数患者可无疼痛，起病即表现休克或急性肺水肿。有些患者疼痛部位在上腹部，且伴有恶心、呕吐、易与胃穿孔、急性胰腺炎等急腹症相混淆。

（2）全身症状：发热、心动过速、白细胞增高、红细胞沉降率增快，由坏死物质吸收所引起。一般在疼痛 24 ~ 48h 出现，程度与梗死范围呈正相关，体温 38℃左右，很少超过 39℃，持续约 1 周。

（3）胃肠道症状：疼痛可伴恶心、呕吐、上腹胀痛，与迷走神经受坏死物质刺激和胃肠道组织灌注不足等有关。

（4）心律失常：75% ~ 95% 的患者伴有心律失常，以 24h 内为最多见，以室性心律失常最多。

（5）休克：20% 患者，数小时至 1 周内发生，主要原因如下。①心肌遭受严重损害，左心室排血量急剧将低（心源性休克）。②剧烈胸痛引起神经反射性周围血管扩张。③因呕吐、大汗、摄入不足所致血容量不足。

（6）心力衰竭：主要是急性左侧心力衰竭。可在最初几天内发生，或在疼痛、休克好转阶段，为梗死后心脏舒缩力减弱或不协调所致。

急性心肌梗死引起的心力衰竭称为泵衰竭。按 Killip 分级法可分为：Ⅰ级，尚无明显心力衰竭；Ⅱ级，有左侧心力衰竭；Ⅲ级，有急性肺水肿；Ⅳ级，有心源性休克。

3. 体征　具体如下。

（1）心脏体征：心率多增快，第一心音减弱，出现第四心音。若心尖区出现收缩期杂音，多为乳头肌功能不全所致。反应性纤维心包炎者，有心包摩擦音。

（2）血压：均有不同程度的降低，起病前有高血压者，血压可降至正常。

（3）其他：可有心力衰竭、休克体征、心律失常有关的体征。

三、治疗原则

心肌梗死的救治原则为：①挽救濒死心肌，防止梗死扩大，缩小心肌缺血范围。②保护、维持心脏功能。③及时处理严重心律失常、泵衰竭及各种并发症。

（一）监护及一般治疗（momtoring and general care）

1. 休息　卧床休息1周，保持安静，必要时给予镇静药。

2. 吸氧　持续吸氧 2~3d，有并发症者须延长吸氧时间。

3. 监测　在 CCU 进行 ECG、血压、呼吸、监测 5~7d。

4. 限制活动　无并发症者，根据病情制定活动计划，详见护理部分。

5. 进食易消化食物　不宜过饱，可少量多餐。保持大便通畅，必要时给予缓泻药。

（二）解除疼痛（relief of pain）

尽快止痛，可应用强力止痛药。

（1）哌替啶（度冷丁）50~100mg 紧急肌内注射。

（2）吗啡 5~10mg 皮下注射，必要时 1~2h 后再注射 1 次以后每 4~6h 可重复应用，注意呼吸抑制作用。

（3）轻者：可待因 0.03~0.06g 口服或罂粟碱 0.03~0.06g 肌内注射或口服。

（4）试用硝酸甘油 0.3mg，异山梨酯 5~10mg 舌下含用或静脉滴注，注意心率增快，BP 下降等不良反应。

（5）顽固者，人工冬眠疗法。

（三）再灌注心肌（myocardial reperfusion）

意义：再通疗法是目前治疗 AMI 的积极治疗措施，在起病 3~6h 内，使闭塞的冠状动脉再通，心肌得到再灌注，挽救濒死的心肌，以缩小梗死范围，改善预后。

适应证：再通疗法只适于透壁心肌梗死，所以心电图上必须要有 2 个或 2 个以上相邻导联 ST 段抬高 >0.1mV，方可进行再通治疗。心肌梗死发病后 6h 内再通疗法是最理想的；发病 6~12h ST 段抬高的 AMI。

方法：溶栓疗法，紧急施行 PTCA，随后再安置支架。

1. 溶栓疗法（thrombolysis）　具体如下。

（1）溶栓的药物：尿激酶、链激酶、重组组织型纤维蛋白溶酶原激活药（rt-PA）等。

（2）注意事项：①溶栓期间进行严密心电监护：及时发现并处理再灌注心律失常。溶栓 3h 内心律失常发生率最高，84% 心律失常发生在溶栓 4h 之内。前壁心肌梗死时，心律失常多为室性心律失常，如频发室性期前收缩，加速室性自主心律、室性心动过速、心室颤动等；下壁梗死时，心律失常多发生窦性心动过缓、房室传导阻滞。②血压监测：低血压是急性心梗的常见症状，可由于心肌大面积梗死、心肌收缩力明显降低、心排血量减少所至，但也可能与血容量不足、再灌注性损伤、血管扩张药及合并出血等有关。一般低血压在急性心肌梗死后 4h 最明显。对单纯的低血压状态，应加强对血压的监测。在溶栓进行的 30min 内，10min 测量 1 次血压；溶栓结束后 3h 内，30min 测量 1 次；之后 1h 测量 1 次；

血压平稳后根据病情延长测量时间。③用药期间注意出血倾向：在溶栓期间应严密观察患者有无皮肤黏膜出血、尿血、便血及颅内出血（观察瞳孔意识），输液穿刺部位有无瘀点、瘀斑、牙龈出血等。溶栓后 3d 内每天检查 1 次尿常规、大便隐血和出凝血时间，溶栓次日复查血小板，应尽早发现出血性并发症，早期采取有效的治疗措施。

（3）不宜溶栓的情况：①年龄大于 70 岁。②ST 段抬高，时间 >24h。③就诊时严重高血压（ >180/110mmHg）。④仅有 ST 段压低（如非 Q 心梗，心内膜下心梗）及不稳定性心绞痛。⑤有出血倾向、外伤、活动性溃疡病、糖尿病视网膜病变、脑出血史及 6 个月内缺血性脑卒中史，夹层动脉瘤，半个月内手术等。

（4）判断再通指标

1）冠状动脉造影直接判断。

2）临床间接判断血栓溶解（再通）指标：①ECG 抬高的 ST 段于 2h 内回降 >50%。②胸痛 2h 内基本消失。③2h 内出现再灌注性心律失常。④血清 CK - MB 酶峰值提前出现（14h 内）。

2. 经皮冠状动脉腔内成形术　如下所述。

（1）补救性 PTCA：经溶栓治疗，冠状动脉再通后又再堵塞，或再通后仍有重度狭窄者，如无出血禁忌，可紧急施行 PTCA，随后再安置支架。预防再梗和再发心绞痛。

（2）直接 PTCA：不进行溶栓治疗，直接进行 PTCA 作为冠状动脉再通的手段，其目的在于挽救心肌。

适应证：①对有溶栓禁忌或不适宜溶栓治疗的患者，以及对升压药无反应的心源性休克患者应首选直接 PTCA。②对有溶栓禁忌证的高危患者，如年龄 >70 岁、既往有 AMI 史、广泛前壁心肌梗死以及收缩压 <100mmHg、心率 >100 次/min 或 Killip 分级 > I 级的患者若有条件最好选择直接 PTCA。

（四）控制休克

最好根据血流动力学监测结果用药。

1. 补充血容量　估计血容量不足，中心静脉压下降者，用低分子右旋糖酐、10% GS 500ml 或 0.9% NS 500ml 静脉滴入。输液后中心静脉压 >18cmH$_2$O，则停止补充血容量。

2. 应用升压药　补充血容量后血压仍不升，而心排血量正常时，提示周围血管张力不足，此时可用升压药物。多巴胺或间羟胺微泵静脉使用，两者亦可合用。亦可选多巴酚丁胺。

3. 应用血管扩张药　经上述处理后血压仍不升，周围血管收缩致四肢厥冷时可使用硝酸甘油。

4. 其他措施　纠正酸中毒，保护肾功能，避免脑缺血，必要时应用糖皮质激素和洋地黄制剂。

5. 主动脉内球囊反搏术（intraaortic balloon pumping，IABP）　上述治疗无效时可考虑应用 IABP，在 IABP 辅助循环下行冠脉造影，随即行 PTCA、CABG。

（五）治疗心力衰竭

主要治疗左侧心力衰竭，见心力衰竭的急救。

（六）其他治疗

有助于挽救濒死心肌，防止梗死扩大，缩小缺血范围，根据患者具体情况选用。

1. β 受体阻滞药、钙通道阻滞药、ACE 抑制药的使用　改善心肌重构，防止梗死范围扩大改善预后。

2. 抗凝疗法　口服阿司匹林等药物。

3. 极化液疗法　有利于心脏收缩，减少心律失常，有利 ST 段恢复。极化液具体配置 10% KCl 15ml + 胰岛素 8U + 10% GS 500ml。

4. 促进心肌代谢药物　维生素 C、维生素 B$_6$、1、6 - 二磷酸果糖、辅酶 Q$_{10}$ 等。

5. 右旋糖酐 40 或羟乙基淀粉　降低血黏度，改善微循环。

（七）并发症的处理

1. 栓塞　溶栓或抗凝治疗。

2. 心脏破裂　乳头肌断裂、VSD 者手术治疗。

3. 室壁瘤　影响心功能或引起严重心律失常者手术治疗。

4. 心肌梗死后综合征　可用糖皮质激素、阿司匹林、吲哚美辛等。

（八）右室心肌梗死的处理

表现为右侧心力衰竭伴低血压者治疗以扩容为主，维持血压治疗，不宜用利尿药。

四、常见护理问题

（一）疼痛

1. 相关因素　与心肌急剧缺血、缺氧有关。

2. 主要表现　胸骨后剧烈疼痛，伴烦躁不安、出汗、恐惧或有濒死感。

3. 护理措施　如下所述。

（1）绝对卧床休息（包括精神和体力）：休息即为最好的疗法之一，病情稳定无特殊不适，且在急性期均应绝对卧床休息，严禁探视，避免精神紧张，一切活动包括翻身、进食、洗脸、大小便等均应在医护人员协助下进行，避免生拉硬拽现象。如果患者焦虑、抑郁情绪严重并有睡眠障碍等表现时，应根据病情选择没有禁忌的镇静药物，如哌替啶等。

（2）做好氧疗管理：心肌梗死时由于持续的心肌缺血缺氧，代谢物积聚或产生多肽类致痛物等，刺激神经末梢，经神经传导至大脑产生痛觉，而疼痛使患者烦躁不安、情绪恶化，加重心肌缺氧，影响治疗效果。若胸闷、疼痛剧烈或症状不缓解、持续时间长，氧流量可控制在 5 ~ 6L/min，待症状消失后改为 3 ~ 4L/min，一般不少于72h，5d 后可根据情况间断给氧。

（3）患者的心理管理：疾病给患者带来胸闷、疼痛等压抑的感觉，再加上环境的生疏，可使患者恐惧、紧张不安，而这又导致交感神经兴奋引起血压升高，心肌耗氧量增加，诱发心律失常，加重心肌缺血坏死，因此，应了解患者的职业、文化、经济、家庭情况及发病的诱因，关心体贴患者，消除紧张恐惧心理，让患者树立战胜疾病的信心，使患者处于一个最佳心理状态。

（二）恐惧

1. 相关因素　可与下列因素有关：①胸闷不适、胸痛、濒死感。②因病房病友病重或死亡。③病室环境陌生/监护、抢救设备。

2. 主要表现　心情紧张、烦躁不安。

3. 护理措施　如下所述。

（1）消除患者紧张与恐惧心理：救治过程中要始终关心体贴，态度和蔼，鼓励患者表达自己的感受，安慰患者，使之尽快适应环境，进入患者角色。

（2）了解患者的思想状况，向患者讲清情绪与疾病的关系，使患者明白紧张的情绪会加重病情，使病情恶化。劝慰患者消除紧张情绪，使患者处于接受治疗的最佳心理状态。

（3）向患者介绍救治心梗的特效药及先进仪器设备，肯定效果与作用，使患者得到精神上的安慰和对医护人员的信任。在治疗护理过程中做到忙而不乱，紧张而有序，迅速而准确。

（4）给患者讲解抢救成功的例子，使其树立战胜疾病的信心。

（5）针对心理反应进行耐心解释，真诚坦率地为其排忧解难，做好生活护理，给他们创造一个安静、舒适、安全、整洁的休息环境。

（三）自理缺陷

1. 相关因素　与治疗性活动受限有关。

2. 主要表现　日常生活不能自理。

3. 护理措施　如下所述。

（1）心肌梗死急性期卧床期间协助患者洗漱进食、大小便及个人卫生等生活护理。

（2）将患者经常使用的物品放在易拿取的地方，以减少患者拿东西时的体力消耗。

（3）将呼叫器放在患者手边，听到铃响立即给予答复。

（4）提供患者有关疾病治疗及预后的确切消息，强调正面效果，以增加患者自我照顾的能力和信心，并向患者说明健康程序，不要允许患者延长卧床休息时间。

（5）在患者活动耐力范围内，鼓励患者从事部分生活自理活动和运动，以增加患者的自我价值感。

（6）让患者有足够的时间，缓慢地进行自理活动或者在活动过程中提供多次短暂的休息时间；或者给予较多的协助，以避免患者过度劳累。

（四）便秘

1. 相关因素　与长期卧床、不习惯床上排便、进食量减少有关。

2. 主要表现　大便干结，超过 2d 未排大便。

3. 护理措施　如下所述。

（1）合理饮食：提醒患者饮食要节制，要选择清淡易消化、产气少、无刺激的食物。进食速度不宜过快、少食多餐。

（2）遵医嘱给予大便软化药或缓泻药。

（3）鼓励患者定时排便，安置患者于舒适体位排便。

（4）不习惯于床上排便的患者，应向其讲明病情及需要在床上排便的理由并用屏风遮挡。

（5）告知病患者排便时不要太用力，可用手掌在腹部按乙状结肠走行方向做环形按摩。

（五）潜在并发症——心力衰竭

1. 相关因素　与梗死面积过大、心肌收缩力减弱有关。

2. 主要表现　咳嗽、气短、心悸、发绀，严重者出现肺水肿表现。

3. 护理措施　如下所述。

（1）避免诱发心力衰竭的因素：上感、劳累、情绪激动、感染，不适当的活动。

（2）若突然出现急性左侧心力衰竭，应立即采取急救。

（六）潜在并发症——心源性休克

1. 相关因素　与心肌梗死、心排血量减少有关。

2. 主要表现　血压下降，面色苍白、皮肤湿冷、脉细速、尿少。

3. 护理措施　如下所述。

（1）严密观察神志、意识、血压、脉搏、呼吸、尿量等情况并做好记录。

（2）观察患者末梢循环情况，如皮肤温度、湿度、色泽。

（3）注意保暖。

（4）保持输液通畅，并根据心率、血压、呼吸及用药情况随时调整滴速。

（七）潜在并发症——心律失常

1. 相关因素　与心肌缺血、缺氧、电解质失衡有关。

2. 主要表现　室性期前收缩、快速型心律失常、缓慢型心律失常。

3. 护理措施　如下所述。

（1）给予心电监护，监测患者心律、心率、血压、脉搏、呼吸及心电图改变，并做好记录。

（2）嘱患者尽量避免诱发心律失常的因素：如情绪激动、烟酒、浓茶、咖啡等。

（3）向患者说明心律失常的临床表现及感受，若出现心悸、胸闷、胸痛、心前区不适等症状，应及时告诉医护人员。

（4）遵医嘱应用抗心律失常药物，并观察药物疗效及不良反应。

（5）备好各种抢救药物和仪器：如除颤器、起搏器，抗心律失常药及复苏药。

五、健康教育

（一）心理指导

本病起病急，症状明显，患者因剧烈疼痛而有濒死感，又因担心病情及疾病预后而产生焦虑、紧张等情绪，护士应陪伴在患者身旁，允许患者表达出对死亡的恐惧如呻吟、易怒等，用亲切的态度回答患者提出的问题。解释先进的治疗方法及监护设备的作用。

（二）饮食指导

急性心梗 2~3d 时以流质为主，每天总热能 500~800kcal；控制液体量，减轻心脏负担，口服液体量应控制在 1 000ml/d；用低脂、低胆固醇、低盐、适量蛋白质、高食物纤维饮食，脂肪限制在 40g/d 以内，胆固醇应 <300mg/d；选择容易消化吸收的食物，不宜过热过冷，保持大便通畅，排便时不可用力过猛；病情稳定 3d 后可逐渐改半流质、低脂饮食，总热能 1 000kcal/d 左右。避免食用辛辣或发酵食物，减少便秘和腹胀。康复期低糖、低胆固醇饮食，多吃富含维生素和钾的食物，伴有高血压病或心力衰竭者应限制钠盐摄入量。

在食物选择方面，心梗急性期主食可用藕粉、米汤、菜水、去油过筛肉汤、淡茶水、红枣泥汤；选低胆固醇及有降脂作用的食物，可食用的有鱼类、鸡蛋清、瘦肉末、嫩碎蔬菜及水果，降脂食物有山楂、香菇、大蒜、洋葱、海鱼、绿豆等。病情好转后改为半流质，可食用浓米汤、厚藕粉、枣泥汤、去油肉绒、鸡绒汤、薄面糊等。病情稳定后，可逐渐增加或进软食，如面条、面片、馄饨、面包、米粉、粥等。恢复期饮食治疗按冠心病饮食治疗。

禁忌食物：凡胀气、刺激性流质不宜吃，如豆浆、牛奶、浓茶、咖啡等；忌烟酒及刺激性食物和调味品，限制食盐和味精用量。

（三）作息指导

保证睡眠时间，2 次活动间要有充分的休息。急性期后 1~3d 应绝对卧床，第 4~6d 可在床上做上下肢被动运动。1 周后，无并发症的患者可床上坐起活动。每天 3~5 次，每次 20min，动作宜慢。有并发症者，卧床时间延长。第 2 周起开始床边站立→床旁活动→室内活动→完成个人卫生。根据患者对运动的反应，逐渐增加活动量。第 2 周后室外走廊行走，第 3~4 周试着上下 1 层楼梯。

（四）用药指导

常见治疗及用药观察如下。

1. 止痛　使用吗啡或哌替啶止痛，配合观察镇静止痛的效果及有无呼吸抑制，脉搏加快。

2. 溶栓治疗　溶栓过程中应配合监测心率、心律、呼吸、血压，注意胸痛情况和皮肤、牙龈、呕吐物及尿液有无出血现象，发现异常应及时报告医护人员，及时处理。

3. 硝酸酯类药　配合用药时间及用药剂量，使用过程中要注意观察疼痛有无缓解，有无头晕、头痛、血压下降等不良反应。

4. 抑制血小板聚集药物　药物宜餐后服。用药期间注意有无胃部不适，有无皮下、牙龈出血，定期检查血小板数量。

（五）行为指导

（1）大便干结时忌用力排便，应用开塞露塞肛或服用缓泻药如口服酚酞等方法保持大便通畅。

（2）接受氧气吸入时，要保证氧气吸入的有效浓度以达到改善缺氧状态的效果，同时注意用氧安全，避免明火。

（3）病情未稳定时忌随意增加活动量，以免加重心脏负担，诱发或加重心肌梗死。

（4）在输液过程中，应遵循医护人员控制的静脉滴注速度，切忌随意加快输液速度。

（5）当患者严重气急，大汗，端坐呼吸，应取坐位或半坐卧位，两腿下垂，有条件者立即吸氧。并应注意用氧的安全。

（6）当患者出现心脏骤停时，应积极处理。

（7）指导患者3个月后性生活技巧。

（8）选择一天中休息最充分的时刻行房事（早晨最好）。避免温度过高或过低时，避免饭后或酒后进行房事。

（9）如需要，可在性生活时吸氧。

（10）如果出现胸部不舒适或呼吸困难，应立即终止。

（六）病情观察指导

注意观察胸痛的性质、部位、程度、持续时间，有无向他处放射；配合监测体温、心率、心律、呼吸及血压及电解质情况，以便及时处理。

（七）出院指导

（1）养成良好的生活方式，生活规律，作息定时，保证充足的睡眠。病情稳定无并发症的急性心肌梗死，6周后可每天步行、打太极拳。8~12周可骑车、洗衣等。3~6个月后可部分或完全恢复工作。但不应继续从事重体力劳动、驾驶员、高空作业或工作量过大。

（2）注意保暖，适当添加衣服。

（3）饮食宜清淡，避免饱餐，忌烟酒及减肥，防止便秘。

（4）坚持按医嘱服药，随身备硝酸甘油，有多种剂型的药物，如片剂、喷雾剂，定期复诊。

（5）心肌梗死最初3个月内不适宜坐飞机及单独外出，原则上不过性生活。

（符　娟）

第七节　感染性心内膜炎

感染性心内膜炎是心内膜表面的微生物感染，伴赘生物形成。生物是大小不等、形状不一的血小板和纤维素团块，内有微生物和炎症细胞。瓣膜是最常受累部位，间隔缺损部位、腱索或心壁内膜也可发生感染。而动静脉瘘、动脉瘘（如动脉导管未闭）、主动脉缩窄部位的感染虽然属于动脉内膜炎，但临床与病理均类似于感染性心膜炎。

感染性心内膜炎根据病程可分为急性和亚急性。急性感染性心内膜炎特点是：中毒症状明显；病情发展迅速，数天或数周引起瓣膜损害；迁移性感染多见；病原体主要是金黄色葡萄球菌。亚急性感染性心内膜炎特点是：中毒症状轻；病程长，可数周至数月；迁移性感染少见；病原体多见草绿色链球菌，其次为肠球菌。

感染性心内膜炎又可分为自体瓣膜心内膜炎、人工瓣膜心内膜炎和静脉药瘾者的心内膜炎。本节主要阐述自体瓣膜心内膜炎。

一、病因与发病机制

（一）病因

感染性心内膜炎主要是由链球菌和葡萄球菌感染。急性感染性心内膜炎主要由金黄色葡萄球菌引起，少数患者由肺炎球菌、淋球菌、A族链球菌和流感杆菌等所致。亚急性感染性心内膜炎由草绿色链球菌感染最常见，其次为D族链球菌（牛链球菌和肠球菌）、表皮葡萄球菌，其他细菌较少见。真菌、立克次体和衣原体等是感染性心内膜炎少见的致病微生物。

（二）发病机制

1. 急性感染性心内膜炎　目前尚不明确，由来自皮肤、肌肉、骨骼、肺等部位的活动性感染灶的病原菌，细菌量大，细菌毒力强，具有很强的侵袭性和黏附于心内膜的能力。主要累及正常心瓣膜，主动脉瓣常受累。

2. 亚急性感染性心内膜炎　亚急性感染性心内膜炎临床上至少占据病例的2/3，其发病与以下因素有关：

（1）血流动力学因素：亚急性感染性心内膜炎患者约有 3/4 主要发生于器质性心脏病，多为心脏瓣膜病，主要是二尖瓣和主动脉瓣，其次是先天性心血管病，如室间隔缺损、动脉导管未闭、法洛四联症和主动脉狭窄。赘生物常位于二尖瓣关闭不全的瓣叶心房面、主动脉瓣关闭不全的瓣叶心室面和室间隔缺损的间隔右心室侧，可能与这些部位的压力下降和内膜灌注减少，利于微生物沉积和生长有关。高速射流冲击心脏或大血管内膜处可使局部损伤，如二尖瓣反流面对的左心房壁、主动脉反流面对的二尖瓣前叶有关腱索和乳头肌，未闭动脉导管射流面对的肺动脉壁的内皮损伤，并容易感染。在压差小的部位，发生亚急性感染性心内膜炎少见，如房间隔缺损和大室间隔缺损或血流缓慢时，如房颤和心力衰竭时少见，瓣膜狭窄时比关闭不全少见。

近年来，随着风湿性心脏病发病率的下降，风湿性瓣膜心内膜炎发生率也随之下降。由于超声心动图诊断技术的普遍应用，主动脉瓣二叶瓣畸形、二尖瓣脱垂和老年性退行性瓣膜病的诊断率提高和风湿性瓣膜病心内膜炎发病率的下降，而非风湿性瓣膜病的心内膜炎发病率有所升高。

（2）非细菌性血栓性心内膜病变：研究证实，当内膜的内皮受损暴露内皮下结缔组织的胶原纤维时，血小板聚集，形成血小板微血栓和纤维蛋白沉积，成为结节样无菌性赘生物，称其为非细菌性血栓性心内膜病变，是细菌定居瓣膜表面的重要因素。无菌性赘生物最常见于湍流区域、瘢痕处（如感染性心内膜炎后）和心脏外因素所致内膜受损。正常瓣膜可偶见。

（3）短暂性菌血症感染无菌性赘生物：各种感染或细菌寄居的皮肤黏膜的创伤（如手术、器械操作等）导致暂时性菌血症。皮肤和心脏外其他部位葡萄球菌感染的菌血症；口腔创伤常致草绿色链球菌菌血症；消化道和泌尿生殖道创伤或感染常引起肠球菌和革兰阴性杆菌菌血症，循环中的细菌如定居在无菌性赘生物上。细菌定居后，迅速繁殖，促使血小板进一步聚集和纤维蛋白沉积，感染性赘生物增大。纤维蛋白层覆盖在赘生物外，阻止吞噬细胞进入，为细菌生存繁殖提供良好的庇护所，即发生感染性心内膜炎。

细菌感染无菌性赘生物需要有几个因素：①发生菌血症的频度。②循环中细菌的数量，这与感染程度和局部寄居细菌的数量有关。③细菌黏附于无菌性赘生物的能力。草绿色链球菌从口腔进入血流的机会频繁，黏附性强，因而成为亚急性感染性心内膜炎最常见致病菌；虽然大肠埃希菌的菌血症常见，但黏附性差，极少引起心内膜炎。

二、临床表现

从短暂性菌血症的发生至症状出现之间的时间多在 2 周以内，但有不少患者无明确的细菌进入途径可寻。

（一）症状

1. 发热　发热是感染性心内膜炎最常见的症状，除有些老年或心、肾衰竭重症患者外，几乎均有发热，常伴有头痛、背痛和肌肉关节痛的症状。亚急性感染性心内膜炎起病隐匿，可伴有全身不适、乏力、食欲缺乏和体重减轻等症状，可有弛张性低热，一般 <39℃，午后和晚上高。急性感染性心内膜炎常有急性化脓性感染，呈暴发性败血症过程，有高热、寒战。常可突发心力衰竭。

2. 非特异性症状　如下所述。

（1）脾大：有 15%～50%，病程 >6 周的患者可出现。急性感染性心内膜炎少见。

（2）贫血：贫血较为常见，尤其多见于亚急性感染性心内膜炎，伴有苍白无力和多汗。多为轻、中度贫血，晚期患者有重度贫血。主要由于感染骨髓抑制所致。

（3）杵状指（趾）：部分患者可见。

3. 动脉栓塞　多发生于病程后期，但也有少部分患者为首发症状。赘生物引起动脉栓塞可发生在机体的任何部位，如脑、心脏、脾、肾、肠系膜及四肢。脑栓塞的发生率最高。在由左向右分流的先天性心血管病或右心内膜炎时，肺循环栓塞常见。如三尖瓣赘生物脱落引起肺栓塞，表现为突然咳嗽、呼吸困难、咯血或胸痛等症状。肺栓塞还可发展为肺坏死、空洞，甚至脓气胸。

（二）体征

1. 心脏杂音　80%～85%的患者可闻心脏杂音，是基础心脏病和（或）心内膜炎导致瓣膜损害所致。

2. 周围体征　可能是微血管炎或微栓塞所致，多为非特异性，包括：①瘀点：多见病程长者，可出现于任何部位，以锁骨、皮肤、口腔黏膜和睑结膜常见。②指、趾甲下线状出血。③Roth 斑：多见于亚急性感染性心内膜炎，表现为视网膜的卵圆形出血斑，其中心呈白色。④Osler 结节：为指和趾垫出现豌豆大的红或紫色痛性结节，较常见于亚急性感染性心内膜炎。⑤Janeway 损害：是手掌和足底处直径 1～4mm，无痛性出血红斑，主要见于急性感染性心内膜炎。

（三）并发症

1. 心脏　包括以下几点。

（1）心力衰竭：是最常见并发症，主要由瓣膜关闭不全所致，以主动脉瓣受损患者最多见。其次为二尖瓣受损的患者，三尖瓣受损的患者也可发生。各种原因的瓣膜穿孔或腱索断裂导致急性瓣膜关闭不全时，均可诱发急性左心衰竭。

（2）心肌脓肿：常见于急性感染性心内膜炎患者，可发生于心脏任何部位，以瓣膜周围特别在主动脉瓣环多见，可导致房室和室内传导阻滞。可偶见心肌脓肿穿破。

（3）急性心肌梗死：多见于主动脉瓣感染时，出现冠状动脉细菌性动脉瘤，引起冠状动脉栓塞，发生急性心肌梗死。

（4）化脓性心包炎：主要发生于急性感染性心内膜炎患者，但不多见。

（5）心肌炎。

2. 细菌性动脉瘤　多见于亚急性感染性心内膜炎患者，发生率为3%～5%。一般见于病程晚期，多无自觉症状。受累动脉多为近端主动脉及主动脉窦、脑、内脏和四肢，可扪及的搏动性肿块，发生周围血管时易诊断。如果发生在脑、肠系膜动脉或其他深部组织的动脉时，常到动脉瘤出血时才可确诊。

3. 迁移性脓肿　多见于急性感染性心内膜炎患者，亚急性感染性心内膜炎患者少见，多发生在肝、脾、骨髓和神经系统。

4. 神经系统　神经系统受累表现，约有1/3患者发生。

（1）脑栓塞：占其中1/2。最常受累的是大脑中动脉及其分支。

（2）脑细菌性动脉瘤：除非破裂出血，多无症状。

（3）脑出血：由脑栓塞或细菌性动脉瘤破裂所致。

（4）中毒性脑病：可有脑膜刺激征。

（5）化脓性脑膜炎：不常见，主要见于急性感染性心内膜炎患者，尤其是金黄色葡萄球菌性心内膜炎。

（6）脑脓肿。

5. 肾　大多数患者有肾损害：①肾动脉栓塞和肾梗死：多见于急性感染性心内膜炎患者。②局灶性或弥漫性肾小球肾炎：常见于亚急性感染性心内膜炎患者。③肾脓肿：但少见。

三、实验室检查

（一）常规项目

1. 尿常规　显微镜下常有血尿和轻度蛋白尿。肉眼血尿提示肾梗死。红细胞管型和大量蛋白尿提示弥漫性肾小球性肾炎。

2. 血常规　白细胞计数正常或轻度升高，分类计数轻度左移。可有"耳垂组织细胞"现象，即揉耳垂后穿刺的第一滴血液涂片时可见大单核细胞，是单核－吞噬细胞系统过度受刺激的表现。急性感染性心内膜炎常有血白细胞计数增高，并有核左移。红细胞沉降率升高。亚急性感染性心内膜炎患者常见正常色素型正常细胞性贫血。

（二）免疫学检查

80%的患者血清出现免疫复合物，25%的患者有高丙种球蛋白血症。亚急性感染性心内膜炎在病程6周以上的患者中有50%类风湿因子阳性。当并发弥漫性肾小球肾炎的患者，血清补体可降低。免疫学异常表现在感染治愈后可消失。

（三）血培养

血培养是诊断菌血症和感染性心内膜炎的最有价值重要方法。近期未接受过抗生素治疗的患者血培养阳性率可高达95%以上。血培养的阳性率降低，常由于2周内用过抗生素或采血、培养技术不当所致。

（四）X线检查

肺部多处小片状浸润阴影，提示脓毒性肺栓塞所致的肺炎。左心衰竭时可有肺淤血或肺水肿征。主动脉增宽可是主动脉细菌性动脉瘤所致。

细菌性动脉瘤有时需经血管造影协助诊断。

CT扫描有助于脑梗死、脓肿和出血的诊断。

（五）心电图

心肌梗死心电图表现可见于急性感染性心内膜炎患者。主动脉瓣环或室间隔脓肿的患者可出现房室、室内传导阻滞的情况。

（六）超声心动图

超声心动图发现赘生物、瓣周并发症等支持心内膜炎的证据，对明确感染性心内膜炎诊断有重要价值。经食管超声（TTE）可以检出<5mm的赘生物，敏感性高达95%以上。

四、治疗原则

（一）抗微生物药物治疗

抗微生物药物治疗是治疗本病最重要的措施。用药原则为：①早期应用。②充分用药，选用灭菌性抗微生物药物，大剂量和长疗程。③静脉用药为主，保持稳定、高的血药浓度。④病原微生物不明时，急性感染性心内膜炎应选用针对金黄色葡萄球菌、链球菌和革兰阴性杆菌均有效的广谱抗生素，亚急性感染性心内膜炎应用针对链球菌、肠球菌的抗生素。⑤培养出病原微生物时，应根据致病菌对药物的敏感程度选择抗微生物药物。

1. 经验治疗　病原菌尚未培养出时，对急性感染性心内膜炎患者，采用萘夫西林、氨苄西林和庆大霉素，静脉注射或滴注。亚急性感染性心内膜炎患者，按常见的致病菌链球菌的用药方案，以青霉素为主或加庆大霉素静脉滴注。

2. 已知致病微生物时的治疗　具体如下。

（1）青霉素敏感的细菌治疗：至少用药4周。对青霉素敏感的细菌如草绿色链球菌、牛链球菌、肺炎球菌等。①首选大剂量青霉素分次静脉滴注。②青霉素加庆大霉素静脉滴注或肌注。③青霉素过敏时可选择头孢曲松或万古霉素静脉滴注。

（2）青霉素耐药的链球菌治疗：①青霉素加庆大霉素，青霉素应用4周，庆大霉素应用2周。②万古霉素剂量同前，疗程4周。

（3）肠球菌心内膜炎治疗：①大剂量青霉素加庆大霉素静脉滴注。②氨苄西林加庆大霉素，用药4~6周，治疗过程中酌减或撤除庆大霉素，防其不良反应。③治疗效果不佳或不能耐受者可改用万古霉素，静脉滴注，疗程4~6周。

（4）对金黄色葡萄球菌和表皮葡萄球菌的治疗：①萘夫西林或苯唑西林，静脉滴注，用药4~6周，治疗开始3~5d加用庆大霉素，剂量同前。②青霉素过敏或无效患者，可用头孢唑林，静脉滴注，用药4~6周，治疗开始3~5d，加用庆大霉素。③如青霉素和头孢菌素无效时，可用万古霉素4~

6周。

（5）耐药的金黄色葡萄球菌和表皮葡萄球菌治疗：应用万古霉素治疗4周。

（6）对其他细菌治疗：用青霉素、头孢菌素或万古霉素，加或不加氨基糖苷类，疗程4~6周。革兰阴性杆菌感染，可用氨苄西林、哌拉西林、头孢噻肟或头孢拉定，静脉滴注。加庆大霉素，静脉滴注。环丙沙星，静脉滴注也可有效。

（7）真菌感染治疗：用两性霉素B，静脉滴注。首日1mg，之后每日递增3~5mg，总量3~5g。在用药过程中，应注意两性霉素的不良反应。完成两性霉素疗程后，可口服氟胞嘧啶，用药需数月。

（二）外科治疗

有严重心脏并发症或抗生素治疗无效的患者，应考虑手术治疗。

五、护理措施

（一）一般护理

要保持室内环境清洁整齐，定时开窗通风，保持空气新鲜。注意防寒保暖，保持口腔、皮肤清洁，预防呼吸道、皮肤感染。

（二）饮食护理

给予高热量、高蛋白、高维生素、易消化的半流食或软食，注意补充蔬菜、水果，变换膳食花样和口味，促进食欲，补充高热引起的机体消耗。

（三）发热护理

观察体温和皮肤黏膜，每4~6h测量1次，并准确记录，以判断病情进展和治疗效果。观察患者皮肤情况，检查有无指、趾甲下线状出血、指和趾垫出现豌豆大的红或紫色痛性结节、手掌和足底无痛性出血红斑等周围体征。

高热患者应卧床休息，给予物理降温如温水擦浴、冰袋等，及时记录降温后体温变化。及时更换被汗浸湿的床单、被套，为避免患者因大汗频繁更换衣服而受凉，可在患者出汗多的时候，在衣服与皮肤之间衬以柔软的毛巾，便于及时更换，增加舒适感。

患者高热、大汗要及时补充水分，必要时注意补充电解质，记录出入量，保证水及电解质的平衡。注意口腔护理，防止感染，增加食欲。

（四）正确采集血标本

正确留取合格的血培养标本，对于本病的诊断、治疗十分重要，而采血方法、培养技术及应用抗生素的时间，都可影响血培养阳性率。告诉患者暂时停用抗生素和反复多次抽取血的必要性，以取得患者的理解和配合。留取血培养标本方法如下：

对于未开始治疗的亚急性感染性心内膜炎患者应在第1d每间隔1h采血1次，共3次。如次日未见细菌生长，重复采血3次后，开始抗生素治疗。

已用过抗生素患者，应停药2~7d后采血。急性感染心内膜炎患者应在入院后3h内，每隔1h1次共取3个血标本后开始治疗。

每次取静脉血10~20ml，做需氧和厌氧培养，至少应培养3周，并周期性做革兰染色涂片和次代培养。必要时培养基需补充特殊营养或采用特殊培养技术。

（五）病情观察

严密观察体温及生命体征的变化；观察心脏杂音的部位、强度、性质有无变化，如有新杂音出现、杂音性质的改变往往与赘生物导致瓣叶破损、穿孔或腱索断裂有关；注意观察脏器动脉栓塞有关症状，当患者发生可疑征象，尽早报告医师及时处理。

（六）用药护理

遵医嘱给予抗生素治疗，告诉患者病原菌隐藏在赘生物内和内皮下，需要坚持大剂量、全疗程、时间长的抗生素治疗才能杀灭，要严格按时间、剂量准确地用药，以确保维持有效的血药浓度。注意保护患者静脉血管，有计划地使用，以保证完成长时间的治疗。在用药过程中要注意观察用药效果和可能出现的不良反应，如有发生及时报告医师，调整抗生素应用方案。

（七）健康教育

1. 提高患者依从性　帮助患者及家属认识本病的病因、发病机制，坚持足够疗程的治疗意义。

2. 就诊注意事项　告诉患者在就诊时应向医师讲明本人有心内膜炎病史，在实施口腔内手术如拔牙、扁桃体摘除，上呼吸道手术或操作及生殖、泌尿、消化道侵入性检查或其他外科手术前，应预防性使用抗生素。

3. 预防感染　嘱咐患者平时要注意防寒、保暖，保持口腔及皮肤清洁，不要挤压痤疮、疖、痈等感染病灶，减少病原菌侵入机会。

4. 病情观察　帮助患者掌握病情自我观察方法，如自测体温，观察体温变化，观察有无栓塞表现等，定期门诊随诊，有病情变化及时就诊。

5. 家属支持　教育患者家属要在长时间疾病诊治过程中，注意给患者生活照顾，心理支持，鼓励协助患者积极治疗。

（符　娟）

第四章

消化系统疾病的护理

第一节 消化系统常见症状的护理

一、恶心、呕吐（nausea，vomit）

恶心是上腹部一种紧迫欲吐的不适感，可单独存在，但常为呕吐的先兆，是延髓的呕吐中枢受到刺激的结果。恶心严重时可伴有迷走神经兴奋症状，如皮肤苍白、头晕、流涎和心动过速。

呕吐是胃内容物或部分肠内容物通过食管逆流出口腔的反射动作。呕吐可排出胃内有毒物质，对人体有保护作用，但持久而剧烈的呕吐可引起脱水、电解质紊乱及营养障碍等不良结果。

（一）评估

1. 病因评估

（1）反射性呕吐

1）消化系统疾病：①口咽刺激；②胃肠疾病：如急性胃肠炎、慢性胃炎、幽门梗阻、肠梗阻等；③肝、胆、胰疾病：如急性肝炎、急性胆囊炎、胆石症、急性胰腺炎等；④腹膜及肠系膜疾病：如急性腹膜炎。

2）其他系统疾病：①泌尿系统及生殖系统疾病：如泌尿系统结石、肾绞痛、急性肾盂肾炎、盆腔炎等；②心血管疾病：如急性心肌梗死、心力衰竭及休克等；③眼部疾病：如青光眼、屈光不正等；④急性传染病。

（2）中枢性呕吐

1）中枢神经系统疾病：①中枢神经感染：如各种病原体引起的脑膜炎、脑炎；②颅内血管疾病：如脑出血、脑栓塞或脑动脉血栓形成等；③颅脑损伤：如脑震荡、颅内血肿。

2）药物或化学毒物的作用：如洋地黄、各类抗菌药物、抗癌药物以及砷、有机磷等。

3）其他：如妊娠、代谢障碍（如尿毒症）、酮中毒、低钠血症等。

（3）前庭障碍性呕吐：如迷路炎、晕动病等。

（4）神经官能性呕吐：如胃神经官能症、癔病等。

2. 症状评估

（1）发作状态：注意呕吐前有无恶心，呕吐发生的时间、频率、呕吐方式，呕吐与进食的关系。

（2）呕吐物的量、性状和特点：观察呕吐物的性质、气味和量及消化程度，并注意是否混有血液、胆汁、粪便等。上消化道出血时呕吐物呈咖啡色甚至鲜红色；消化性溃疡并发幽门梗阻时呕吐常在餐后发生，呕吐量大，呕吐物含酸性发酵宿食；低位肠梗阻时呕吐物带粪臭味；急性胰腺炎可出现频繁剧烈的呕吐，吐出胃内容物甚至胆汁。呕吐频繁且量大者可引起水电解质紊乱、代谢性碱中毒。

（3）伴随症状及身心状况：是否伴有腹痛、腹泻、食欲减退、发热、头痛、眩晕等，以及患者的生命体征、神志、营养状况，有无疲乏无力，有无焦虑、抑郁及其程度。如伴腹泻多见于急性胃肠炎或细菌性食物中毒、霍乱等；长期呕吐伴畏食者可致营养不良；伴右上腹痛及发热、寒战或有黄疸者应考虑胆囊炎或胆石症。

3. 实验室评估　呕吐物的毒物分析或细菌培养等检查，呕吐量大者监测血清电解质、酸碱平衡状况。

（二）护理措施

（1）清醒患者呕吐时应协助其坐起或侧卧位，膝部弯曲，使其头偏向一侧，取容器接呕吐物；对昏迷患者应尽可能吸尽口腔呕吐物，避免因不慎将呕吐物吸入气道而引发窒息。

（2）观察呕吐特点，记录呕吐的次数，呕吐物的性质、量、颜色及气味。

（3）呕吐后应及时给患者漱口，清理被污染的床褥、衣被等。

（4）监测生命体征，准确记录出入水量，观察有无脱水征象。

（5）积极补充水分和电解质，口服补液时，应少量多次饮用，以免引起恶心呕吐，严重时应遵医嘱予以静脉补液。

（6）当出现恶心、呕吐时鼓励患者做深呼吸或转移注意力，对频繁呕吐的患者可针刺内关、足三里等穴位，或按医嘱给甲氧氯普胺（胃复安）、多潘立酮（吗丁啉）等止呕药物。镇吐药物可引起倦怠、嗜睡等反应，应予以解释。对剧烈呕吐的患者，应用镇吐剂后，尤应加强观察，以防掩盖其他病情。

（7）使用棉签、纱布清洁口腔时，注意避免刺激舌、咽、上腭等，以防诱发呕吐。

二、腹痛 （bellyache/abdominal pain）

腹痛是指各种原因引起的腹部的疼痛，为消化系统最常见症状，也是患者就诊的重要原因。腹痛可为器质性或功能性，多数由腹部脏器疾病引起，但胸部及全身性疾病也可引起腹痛。

（一）评估

1. 病因评估　急性腹痛多由腹腔脏器的急性炎症、扭转或破裂，空腔脏器梗阻或扩张，腹腔内血管阻塞等引起；慢性腹痛的原因常为腹腔脏器的慢性炎症、腹腔脏器包膜的张力增加、消化性溃疡、胃肠神经功能紊乱、肿瘤压迫及浸润等。

2. 症状评估

（1）发作状态及诱发因素：了解起病急骤或缓慢，腹痛与进食、活动、体位等因素的关系；多数腹痛有一定的诱发因素，如胆囊炎或胆石症发作前常有进食肥腻食物，急性胰腺炎发作前常有酗酒史。

（2）腹痛的部位、性质、程度和持续时间：腹痛可表现为隐痛、钝痛、灼痛、胀痛、刀割样痛、钻痛或绞痛等，可为持续性或阵发性疼痛，其部位、性质和程度常与疾病有关。如胃、十二指肠疾病引起的腹痛多为中上腹部隐痛、灼痛或不适感，伴畏食、恶心、呕吐、嗳气、反酸等。小肠疾病多呈脐周疼痛，并有腹泻、腹胀等表现。大肠病变所致的腹痛为腹部一侧或双侧疼痛。急性胰腺炎常出现上腹部剧烈疼痛，为持续性钝痛、钻痛或绞痛，并向腰背部呈带状放射。急性腹膜炎时疼痛弥漫全腹，腹肌紧张，有压痛、反跳痛。

（3）伴随症状：腹痛可伴有恶心、呕吐、腹泻、呕血、便血、血尿、发热等症状，如腹痛伴发热寒战者显示有炎症存在，见于急性胆管感染、胆囊炎、肝脓肿等；腹痛伴黄疸者可能与胆系疾病或胰腺疾病有关；腹痛伴休克，同时有贫血者可能是腹腔脏器破裂，无贫血者则见于胃肠穿孔、绞窄性肠梗阻、急性出血性坏死性胰腺炎。

（4）全身评估：评估患者生命体征、神志、神态、体位、营养状况，以及有关疾病的相应体征等。

3. 实验室及其他检查　根据不同病种进行相应的实验室检查，必要时需做 X 线检查、消化内镜检查、B 超检查等。

（二）护理措施

1. 疼痛评估　观察并记录患者腹痛的部位、性质及程度，发作的时间、频率、持续时间，以及相关疾病的其他临床表现。

2. 指导患者采用非药物性缓解疼痛的方法

（1）分散注意力：如深呼吸、数数、谈话等。

（2）行为疗法：如放松技术、冥想、音乐疗法、生物反馈等。

（3）局部热疗法：除急腹症外，对疼痛局部可使用热水袋进行热敷，从而解除肌肉痉挛而达到止痛效果。

（4）针灸止痛：根据不同疾病和疼痛部位选择针疗穴位。

3. 药物止痛 根据病情、疼痛性质和程度遵医嘱给予药物止痛。癌性疼痛应遵循按需给药的原则，有效控制患者的疼痛，疼痛缓解或消失后及时停药。观察药物的止痛效果及不良反应。急性剧烈腹痛诊断未明时，不可随意使用镇痛药物，以免掩盖症状，延误病情。

4. 生活护理 协助患者取适当体位以利于休息，减少疲劳感和体力消耗。急性剧烈腹痛患者应卧床休息，要加强巡视，随时了解和满足患者所需，做好生活护理。烦躁不安者应采取防护措施，防止坠床等意外发生。

5. 心理护理 针对性地对患者进行心理疏导，使其减轻紧张恐惧心理，精神放松，情绪稳定，从而利于增强患者对疼痛的耐受性，减轻疼痛。

三、腹胀（abdominal distention）

腹胀是一种腹部胀满、膨隆的不适感觉，可由胃肠道积气、积食或积粪、腹水、气腹、腹腔内肿物、胃肠功能紊乱等引起，亦可由低钾血症所致。

（一）评估

1. 病因评估

（1）胃肠胀气

1）吞咽大量空气：如饮用大量碳酸饮料、嚼口香糖、张口呼吸、打鼾、吃饭狼吞虎咽等，以及十二指肠溃疡、胆囊炎、食管炎等任何引起胸腹部疼痛及恶心、呕吐的疾病，都会使人在不知不觉中吞下大量的空气。

2）胃肠道内产气过多：包括消化不良、食入大量不易消化的食物或产气食物。

3）肠内气体通过障碍：一般情况下，小肠梗阻时腹部膨胀是逐渐增加的；大肠梗阻时则是严重腹胀，但症状亦是逐渐出现的；但是高位性小肠梗阻时最明显的症状是呕吐，当腹部剧烈疼痛时呕吐呈喷射状，且含绿色胆汁；低位性小肠梗阻时有明显的腹胀，且呕吐物呈粪臭味；大肠梗阻时有明显的腹胀、完全性便秘，呕吐少见。

4）肠壁气体吸收障碍：如门脉高压、各种原因引起的肠炎、结肠过敏等，因胃肠血液循环障碍使得消化吸收功能降低，影响气体的吸收。

5）肠蠕动减弱：如肠梗阻、肠麻痹、巨结肠症、甲状腺功能低下、低钾血症、长期卧床或使用药物（如吗啡、654-2）。

（2）腹水

1）低蛋白血症：造成胶体渗透压降低。

2）水分排泄障碍：因血清中含高浓度的抗利尿激素（ADH），使排尿量减少。

3）类固醇分泌过多：醛固酮过多症是因肝脏无法代谢醛固酮，使水钠重吸收增加，排尿量减少，水分存积于体内。

4）渗出性腹水：引起的病因包括癌症侵犯腹膜、结核性腹膜炎、腹外伤、主动脉瘤破裂、胆管或肠道穿孔等。

5）漏出性腹水：引起的病因包括肝硬化、心力衰竭、肾病综合征等。

（3）腹腔内肿物：包括腹腔内的组织或器官发生肿大形成腹腔内异常包块，如肝硬化、脾大；腹腔内巨大肿瘤或肿物。

2. 症状评估

（1）发作状态：腹胀出现的时间长短、发展速度，询问患者过去有无胃炎、溃疡病、腹部手术史、心血管系统疾病、呼吸系统疾病、肝肾疾病及外伤史。

（2）腹胀的部位、程度。

（3）伴随症状及体征：有无腹痛、恶心、呕吐、食欲不振、呼吸困难、排便异常、体重减轻等。如伴有蜘蛛痣、肝掌、肚脐周围静脉曲张则考虑肝硬化所造成的腹水和门脉高压；伴有肠鸣音 > 10 次/min、声音高调亢奋则表明有肠梗阻；腹部叩诊如为鼓音则为肠胀气，若为移动性浊音，则应考虑腹水的可能，若为实音，则为腹部肿物。

（4）全身评估：评估患者生命体征、神志、体重、腹围、出入量、体位、行动、营养状况，有无精神紧张、焦虑不安等，以及有关疾病的相应体征。

（二）护理措施

1. 胀气

（1）根据病情，针对性地选择以下措施

1）肛管排气法：将肛管由肛门插入直肠，排除肠腔内积气，减轻腹胀。

2）胃肠减压法：对于术后肠蠕动未恢复或肠梗阻的患者，给予插入胃管以抽出胃液和气体达到减轻腹胀的作用。

3）热敷腹部顺时针按摩法：热敷执行完后应注意排气的时间，腹胀是否减轻或解除。

4）给予洗肠或软便剂：如是便秘引起的腹胀，则根据医嘱给予洗肠或软便剂，以促进肠蠕动。

（2）保持病室安静：倾听患者的不安、不满、不舒适及痛苦的主诉，并使之获得充分的休息。

（3）适时告诉患者病情：使之对自己的疾病有所认识、了解，避免害怕与焦虑。

（4）饮食：限制产气食物如豆制品、芋头、土豆、包心菜、洋葱、牛奶、汽水、啤酒、胡萝卜，多摄取促进肠蠕动的蔬菜、糙米和富含纤维素的食品。限制发酵食品，如面包、馒头、面食类。必要时少量多餐，严重腹胀时禁食。

（5）增加活动量，经常更换体位，以促进肠蠕动。

2. 腹水

（1）每日详细记录出入水量，并根据出入水量随时评估患者体液平衡的情况。

（2）根据病情定期在同一时间、同一条件下测量体重、腹围，并记录。

（3）维持水及电解质平衡：合理安排和调整输液顺序，密切观察皮肤弹性或者黏膜干燥情况，必要时监测中心静脉压；观察并记录生命体征、体重、出入水量及尿比重，作为液体补充的根据；给予低钾血症患者补钾；监测尿及血清电解质的生化检验值，并随时报告不正常值，以便及时补充和调整。

（4）饮食：腹水患者常伴有食欲不振，故饮食应符合患者的嗜好，以促进患者的食欲为原则。采用高蛋白、高维生素、低钠易于消化的饮食，必要时限制水分，少量多餐。若合并肾病，则应给予低蛋白饮食。限制易发酵食品，如马铃薯、碳酸饮料。腹水严重时，可遵医嘱禁食。

（5）药物治疗的护理：遵医嘱给予利尿剂，告知患者利尿剂用后的反应及不良反应；应用利尿剂应注意监测血压、脉搏、体重、腹围及血清电解质、肝功能等；嘱患者多食含钾高的食物如柑橘、菠菜、牛奶、蛋类、豆类；腹水严重时，为增加胶体渗透压，可遵医嘱输入新鲜冷冻血浆，再用利尿剂加速体液的排出。

（6）腹腔穿刺放液的护理：当饮食和药疗法无法有效控制腹水的形成时，则采取腹腔穿刺放液术，暂时缓解腹水所带来的不适。护理措施见本章腹腔穿刺术的护理。

（7）卧位：协助患者采取舒适卧位，如半坐卧位或高坐卧位，维持安静的治疗环境。

（8）皮肤护理：保持皮肤完整性，加强翻身，预防压疮，剪短手指甲以防抓伤皮肤。

（9）加强心理护理。

四、腹泻（diarrhea）

排便次数增多，粪便稀薄并带有黏液、脓血或未消化的食物，称为腹泻。腹泻多由肠管蠕动增快，水分不能充分吸收以及肠分泌增多、脂肪消化不良而引起。

（一）评估

1. 病因评估　腹泻多由于肠道疾病引起，其他原因有药物、全身性疾病、过敏和心理因素等。

2. 症状评估

（1）发作状态：腹泻发生的时间、与进食的关系。急性腹泻起病多骤然，病程较短，多为感染或食物中毒；慢性腹泻病程较长，多见于慢性感染、炎症、吸收不良或肠道肿瘤。食物中毒所致的腹泻多有不洁食物进食史，进食某些食物后即发生腹泻可能与过敏反应有关，神经官能性腹泻多发生于进食后1h 左右。

（2）评估粪便的性状、次数、量、气味及颜色：小肠病变引起的腹泻粪便呈糊状或水样，可含有未完全消化的食物成分；大肠病变引起的腹泻粪便可含脓、血、黏液，病变累及直肠可出现里急后重。阿米巴痢疾的大便呈暗红色（或果酱样）；如为细菌感染，则初为水样后为黏液血便或脓血便；粪便中带大量黏液而无病理成分者常见于肠易激综合征。

（3）伴随症状：有无腹痛及疼痛的部位，有无里急后重、恶心呕吐、发热等伴随症状。如急性腹泻常有腹痛，尤以感染性腹泻为明显。小肠疾病的腹泻疼痛常在脐周，便后腹痛多不缓解，而结肠疾病则疼痛多在下腹，且便后疼痛常可缓解或减轻。

（4）全身评估：评估患者的生命体征、神志、尿量、皮肤弹性、肛周皮肤等，有无口渴、疲乏无力等失水表现，有无水电解质紊乱、酸碱失衡等。慢性腹泻时应注意患者的营养状况，有无消瘦、贫血体征。腹部体检时了解有无腹部肿块或腹水、肠鸣音情况。有无精神紧张、焦虑不安等。

3. 实验室评估　粪便标本的显微镜检查或细菌检查，监测血清电解质、酸碱平衡状况。

（二）护理措施

1. 病情观察　包括排便情况、伴随症状、全身情况及血生化指标的监测。

2. 合理饮食　选择低脂、少渣、易消化食物，适当补充水分和食盐，避免食用茄子、韭菜、芹菜、酸性食物和碳酸类饮料等多纤维易胀气的食物，避免刺激性食物。急性腹泻应根据病情和医嘱采取禁食，逐渐过渡到流质、半流质、软食以至普通饮食。

3. 活动与休息　急性起病、全身症状明显的患者应卧床休息，避免精神紧张，注意腹部保暖。慢性轻症者可适当活动。

4. 用药护理　遵医嘱给予抗感染药物、止泻药以及输液。应用止泻药时注意观察患者排便情况，腹泻得到控制时及时停药。应用解痉止痛剂如阿托品时，注意观察药物不良反应如口干、视力模糊、心动过速等。

5. 肛周皮肤护理　排便后应用温水清洗肛周，保持肛门清洁干燥。排便次数较多、肛门刺激较明显者，给予便后温水坐浴或肛门热敷，可用凡士林油或抗生素软膏涂抹肛周，以保护肛周皮肤，促进损伤处愈合。

6. 心理护理　向患者解释情绪、运动与肠道活动的关系。指导患者作松弛训练，安排患者每天至少用 20～30min 进行做操、散步等活动，减轻心理不安和恐惧。

五、吞咽困难（dysphagia）

吞咽困难是由于下颌、双唇、舌、软腭、咽喉、食道上括约肌或食道功能受损所致的吞咽功能障碍，表现为吞咽费力，咽食或饮水时有梗阻感觉或发噎感，吞咽过程较长，伴有或不伴有吞咽痛，严重时不能咽下食物。

（一）评估

1. 病因评估

（1）口咽部疾病：如口炎、咽炎、咽后壁脓肿、咽肿瘤等。

（2）食管疾病：如食管炎、食管瘢痕性狭窄、食管癌、胃食管反流病、贲门失弛缓症等。

（3）神经肌肉病：如各种原因引起的球麻痹、重症肌无力、多发性肌炎等。

（4）结缔组织病：如系统性硬化症累及食管。

（5）纵隔肿瘤、主动脉瘤等压迫食管。

（6）精神性疾病：如癔病等。

2. 症状评估

（1）发作状态：评估患者起病形式是渐进性的还是突发的，有无外伤史。

（2）评估患者的吞咽动作，吞咽障碍持续时间及严重程度，梗阻平面。

（3）伴随症状：是否存在反流，是否存在疼痛及声音嘶哑，吞咽时是否出现咳嗽或气梗；有无无法解释的体重下降、反复肺部炎症，有无进食习惯的改变，或是牙齿疾患或颈椎病等。

（二）护理措施

1. **饮食护理**　吞咽困难的患者进食量少，必然导致营养失调，因此应嘱患者保证饮食的质量，并根据病情鼓励患者进流质或半流质饮食，但应少食多餐，避免粗糙、过冷、过热和有刺激的食物，如浓茶、咖啡、辣椒、醋酸、酒及对食管黏膜有损害的药物，应禁烟。中晚期食管癌引起的吞咽困难，可插胃管进行鼻饲要素饮食，以保证营养平衡，为手术、化疗和放疗创造条件。

2. **静脉补充营养**　静脉内给予治疗药物的同时，可酌情静脉补充高价营养，如静脉用多种维生素、脂肪乳、血浆等，以增强体质配合治疗。输注营养液时，应严格注意无菌操作，防止污染，并做好输液的巡视工作，定期测体重和判断营养状况。

3. **病情观察**　认真、细致的观察病情变化，首先了解吞咽困难的原因，实施对症护理，告诉患者注意事项，并做好解释工作，配合医生做出正确判断。

4. **睡眠与休息**　吞咽困难的患者进食量相对减少，身体衰弱，故应保证足够的睡眠以减少机体消耗，增加抵抗力，但应注意睡眠的姿势。

5. **对症护理**　进食后出现呕吐的患者，应立即将头偏向一侧，防止呕吐物吸入气管引起窒息，仔细观察呕吐物的性质、颜色、气味及量的变化，并立即清洁口腔，清除被褥上的呕吐物以减少恶性刺激。患者进食后出现胸闷、胸痛，应报告医生及时处理。

6. **心理护理**　吞咽困难的患者进食时常伴有疼痛，因而可能出现畏食或拒食，导致营养不良而加重病情。医护人员应从心理上给予安慰，耐心地向患者讲明疾病发生、发展规律及康复过程，帮助患者了解病情，正确指导进食的方法及应配合的体位，消除患者的恐惧心理，使患者积极地进食，配合治疗，以期改善吞咽困难的症状。

7. **加强基础护理**　口腔护理是防止口腔感染、保持口腔正常生理功能及促进食欲的重要措施，清晨、餐后及睡前均应进行口腔护理。长期卧床的患者应多翻身，以防止压疮的发生。

（吴　璇）

第二节　急性胃炎

一、概述

急性胃炎指由各种原因引起的急性胃黏膜炎症，其病变可以仅局限于胃底、胃体、胃窦的任何一部分，病变深度大多局限于黏膜层，严重时则可累及黏膜下层、肌层，甚至达浆膜层。临床表现多种多样，可以有上腹痛、恶心、呕吐、上腹不适、呕血、黑粪，也可无症状，而仅有胃镜下表现。急性胃炎的病因虽然多样，但各种类型在临床表现、病变的发展规律和临床诊治等方面有一些共性。大多数患者，通过及时诊治能很快痊愈，但也有部分患者其病变可以长期存在并转化为慢性胃炎。

二、护理评估

（一）健康史

评估患者既往有无胃病史，有无服用对胃有刺激的药物，如阿司匹林、保泰松、洋地黄、铁剂等，评估患者的饮食情况及睡眠。

（二）临床症状评估与观察

1. 腹痛的评估　患者主要表现为上腹痛、饱胀不适。多数患者无症状，或症状被原发疾病所掩盖。

2. 恶心、呕吐的评估　患者可有恶心、呕吐、食欲不振等症状，注意观察患者呕吐的次数及呕吐物的性质、量的情况。

3. 腹泻的评估　食用沙门菌、嗜盐菌或葡萄球菌毒素污染食物引起的胃炎患者常伴有腹泻。评估患者的大便次数、颜色、性状及量的情况。

4. 呕血和（或）黑粪的评估　在所有上消化道出血的病例中，急性糜烂出血性胃炎所致的消化道出血占 10%～30%，仅次于消化性溃疡。

（三）辅助检查的评估

1. 病理　主要表现为中性粒细胞浸润。

2. 胃镜检查　可见胃黏膜充血、水肿、糜烂、出血及炎性渗出。

3. 实验室检查　血常规检查：糜烂性胃炎可有红细胞、血红蛋白减少。大便常规检查：大便潜血阳性。血电解质检查：剧烈腹泻患者可有水、电解质紊乱。

（四）心理－社会因素评估

1. 生活方式　评估患者生活是否规律，包括学习或工作、活动、休息与睡眠的规律性，有无烟酒嗜好等。评估患者是否能得到亲人及朋友的关爱。

2. 饮食习惯　评估患者是否进食过冷、过热、过于粗糙的食物；是否食用刺激性食物，如辛辣、过酸或过甜的食物，以及浓茶、浓咖啡、烈酒等；是否注意饮食卫生。

3. 焦虑或恐惧　因出现呕血、黑粪或症状反复发作而产生紧张、焦虑、恐惧心理。

4. 认知程度　是否了解急性胃炎的病因及诱发因素，以及如何防护。

（五）腹部体征评估

上腹部压痛是常见体征，有时上腹胀气明显。

三、护理问题

1. 腹痛　由胃黏膜的炎性病变所致。

2. 营养失调：低于机体需要量　由胃黏膜的炎性病变所致的食物摄入、吸收障碍所致。

3. 焦虑　由呕血、黑粪及病情反复所致。

四、护理目标

（1）患者腹痛症状减轻或消失。

（2）患者住院期间保证机体需热量，维持水电解质及酸碱平衡。

（3）患者焦虑程度减轻或消失。

五、护理措施

（一）一般护理

1. 休息　患者应注意休息，减少活动，对急性应激造成者应卧床休息，同时应做好患者的心理疏导。

2. 饮食　一般可给予无渣、半流质的温热饮食。如少量出血可给予牛奶、米汤等以中和胃酸，有利于黏膜的修复。剧烈呕吐、呕血的患者应禁食，可静脉补充营养。

3. 环境　为患者创造整洁、舒适、安静的环境，定时开窗通风，保证空气新鲜及温湿度适宜，使其心情舒畅。

（二）心理护理

1. 解释症状出现的原因　患者因出现呕血、黑粪或症状反复发作而产生紧张、焦虑、恐惧心理。护理人员应向其耐心说明出血原因，并给予解释和安慰。应告知患者，通过有效治疗，出血会很快停止；并通过自我护理和保健，可减少本病的复发次数。

2. 心理疏导　耐心解答患者及家属提出的问题，向患者解释精神紧张不利于呕吐的缓解，特别是有的呕吐与精神因素有关，紧张、焦虑还会影响食欲和消化能力，而树立信心及情绪稳定则有利于症状的缓解。

3. 应用放松技术　利用深呼吸、转移注意力等放松技术，减少呕吐的发生。

（三）治疗配合

1. 患者腹痛的时候　遵医嘱给予局部热敷、按摩、针灸，或给予止痛药物等缓解腹痛症状，同时应安慰、陪伴患者以使其精神放松，消除紧张恐惧心理，保持情绪稳定，从而增强患者对疼痛的耐受性；非药物止痛方法还可以用分散注意力法，如数数、谈话、深呼吸等；行为疗法，如放松技术、冥想、音乐疗法等。

2. 患者恶心、呕吐、上腹不适　评估症状是否与精神因素有关，关心和帮助患者消除紧张情绪。观察患者呕吐的次数及呕吐物的性质和量的情况。一般呕吐物为消化液和食物时有酸臭味。混有大量胆汁时呈绿色，混有血液呈鲜红色或棕色残渣。及时为患者清理呕吐物、更换衣物，协助患者采取舒适体位。

3. 患者呕血、黑粪　排除鼻腔出血及进食大量动物血、铁剂等所致呕吐物呈咖啡色或黑粪。观察患者呕血与黑粪的颜色性状和量的情况，必要时遵医嘱给予输血、补液、补充血容量治疗。

（四）用药护理

（1）向患者讲解药物的作用、不良反应、服用时的注意事项，如抑制胃酸的药物多于饭前服用；抗生素类多于饭后服用，并询问患者有无过敏史，严密观察用药后的反应；应用止泻药时应注意观察排便情况，观察大便的颜色、性状、次数及量，腹泻控制时应及时停药；保护胃黏膜的药物大多数是餐前服用，个别药例外；应用解痉止痛药如654-2或阿托品时，会出现口干等不良反应，并且青光眼及前列腺肥大者禁用。

（2）保证患者每日的液体入量，根据患者情况和药物性质调节滴注速度，合理安排所用药物的前后顺序。

（五）健康教育

（1）应向患者及家属讲明病因，如是药物引起，应告诫今后禁止用此药；如疾病需要必须用该药，必须遵医嘱配合服用制酸剂以及胃黏膜保护剂。

（2）嗜酒者应劝告戒酒。

（3）嘱患者进食要有规律，避免食生、冷、硬及刺激性食物和饮料。

（4）让患者及家属了解本病为急性病，应及时治疗及预防复发，防止发展为慢性胃炎。

（5）应遵医嘱按时用药，如有不适，及时来院就医。

（吴　璇）

第三节　慢性胃炎

一、概述

慢性胃炎系指不同病因引起的慢性胃黏膜炎性病变，其发病率在各种胃病中居位首。随着年龄增长而逐渐增高，男性稍多于女性。

二、护理评估

（一）健康史

评估患者既往有无其他疾病，是否长期服用 NSAID 类消炎药如阿司匹林、吲哚美辛等，有无烟酒嗜好及饮食、睡眠情况。

（二）临床症状评估与观察

1. 腹痛的评估　评估腹痛发生的原因或诱因，疼痛的部位、性质和程度；与进食、活动、体位等因素的关系，有无伴随症状。慢性胃炎进展缓慢，多无明显症状。部分患者可有上腹部隐痛与饱胀的表现。腹痛无明显节律性，通常进食后较重，空腹时较轻。

2. 恶心、呕吐的评估　评估恶心、呕吐发生的时间、频率、原因或诱因，与进食的关系；呕吐的特点及呕吐物的性质、量；有无伴随症状，是否与精神因素有关。慢性胃炎的患者进食硬、冷、辛辣或其他刺激性食物时可引发恶心、反酸、嗳气、上腹不适、食欲不振等症状。

3. 贫血的评估　慢性胃炎并发胃黏膜糜烂者可出现少量或大量上消化道出血，表现以黑粪为主，持续 3~4d 停止。长期少量出血可引发缺铁性贫血，患者可出现头晕、乏力及消瘦等症状。

（三）辅助检查的评估

1. 胃镜及黏膜活组织检查　这是最可靠的诊断方法，可直接观察黏膜病损。慢性萎缩性胃炎可见黏膜呈颗粒状、黏膜血管显露、色泽灰暗、皱襞细小；慢性浅表性胃炎可见红斑、黏膜粗糙不平、出血点（斑）。两种胃炎皆可见伴有糜烂、胆汁反流。活组织检查可进行病理诊断，同时可检测幽门螺杆菌。

2. 胃酸的测定　慢性浅表性胃炎胃酸分泌可正常或轻度降低，而萎缩性胃炎胃酸明显降低，其分泌胃酸功能随胃腺体的萎缩、肠腺化生程度的加重而降低。

3. 血清学检查　慢性胃体炎患者血清抗壁细胞抗体和内因子抗体呈阳性，血清胃泌素明显升高；慢性胃窦炎患者血清抗壁细胞抗体多呈阴性，血清胃泌素下降或正常。

4. 幽门螺杆菌检测　通过侵入性和非侵入性方法检测幽门螺杆菌。慢性胃炎患者胃黏膜中幽门螺杆菌阳性率的高低与胃炎活动与否有关，且不同部位的胃黏膜其幽门螺杆菌的检测率亦不相同。幽门螺杆菌的检测对慢性胃炎患者的临床治疗有指导意义。

（四）心理－社会因素评估

1. 生活方式　评估患者生活是否有规律；生活或工作负担及承受能力；有无过度紧张、焦虑等负性情绪；睡眠的质量等。

2. 饮食习惯　评估患者平时饮食习惯及食欲，进食时间是否规律；有无特殊的食物喜好或禁忌，有无食物过敏，有无烟酒嗜好。

3. 心理－社会状况　评估患者的性格及精神状态；患病对患者日常生活、工作的影响。患者有无焦虑、抑郁、悲观等负性情绪及其程度。评估患者的家庭成员组成，家庭经济、文化、教育背景，对患者的关怀和支持程度；医疗费用来源或支付方式。

4. 认知程度　评估患者对慢性胃炎的病因、诱因及如何预防的了解程度。

（五）腹部体征的评估

慢性胃炎的体征多不明显，少数患者可出现上腹轻压痛。

三、护理问题

1. 疼痛　由胃黏膜炎性病变所致。
2. 营养失调：低于机体需要量　由厌食、消化吸收不良所致。
3. 焦虑　由病情反复、病程迁延所致。
4. 活动无耐力　由慢性胃炎引起贫血所致。
5. 知识缺乏　缺乏对慢性胃炎病因和预防知识的了解。

四、护理目标

（1）患者疼痛减轻或消失。
（2）患者住院期间能保证机体所需热量、水分、电解质的摄入。
（3）患者焦虑程度减轻或消失。
（4）患者活动耐力恢复或有所改善。
（5）患者能自述疾病的诱因及预防保健知识。

五、护理措施

（一）一般护理

1. 休息　指导患者急性发作时应卧床休息，并可用转移注意力、做深呼吸等方法来减轻。
2. 活动　病情缓解时，进行适当的锻炼，以增强机体抵抗力。嘱患者生活要有规律，避免过度劳累，注意劳逸结合。
3. 饮食　急性发作时可予少渣半流食，恢复期患者指导其食用富含营养、易消化的食物，避免食用辛辣、生冷等刺激性食物及浓茶、咖啡等饮料。嗜酒患者嘱其戒酒。指导患者加强饮食卫生并养成良好的饮食习惯，定时进餐、少量多餐、细嚼慢咽。如胃酸缺乏者可酌情食用酸性食物如山楂、食醋等。
4. 环境　为患者创造良好的休息环境，定时开窗通风，保证病室的温湿度适宜。

（二）心理护理

1. 减轻焦虑　提供安全舒适的环境，减少患者的不良刺激。避免患者与其他有焦虑情绪的患者或亲属接触。指导其散步、听音乐等转移注意力的方法。
2. 心理疏导　首先帮助患者分析这次产生焦虑的原因，了解患者内心的期待和要求；然后共同商讨这些要求是否能够实现，以及错误的应对机制所产生的后果。指导患者采取正确的应对机制。
3. 树立信心　向患者讲解疾病的病因及防治知识，指导患者如何保持合理的生活方式和去除对疾病的不利因素。并可以请有过类似疾病的患者讲解采取正确应对机制所取得的良好效果。

（三）治疗配合

1. 腹痛　评估患者疼痛的部位、性质及程度。嘱患者卧床休息，协助患者采取有利于减轻疼痛的体位。可利用局部热敷、针灸等方法来缓解疼痛。必要时遵医嘱给予药物止痛。
2. 活动无耐力　协助患者进行日常生活活动。指导患者体位改变时动作要慢，以免发生直立性低血压。根据患者病情与患者共同制定每日的活动计划，指导患者逐渐增加活动量。
3. 恶心、呕吐　协助患者采取正确体位，头偏向一侧，防止误吸。安慰患者，消除患者紧张、焦虑的情绪。呕吐后及时为患者清理，更换床单位并协助患者采取舒适体位。观察呕吐物的性质、量及呕吐次数。必要时遵医嘱给予止吐药物治疗。

附：呕吐物性质及特点分析

1. 呕吐不伴恶心　呕吐突然发生，无恶心、干呕的先兆，伴明显头痛，且呕吐于头痛剧烈时出现，常见于神经血管头痛、脑震荡、脑溢血、脑炎、脑膜炎及脑肿瘤等。

2. 呕吐伴恶心　多见于胃源性呕吐，例如胃炎、胃溃疡、胃穿孔、胃癌等，呕吐多与进食、饮酒、服用药物有关，吐后常感轻松。

3. 清晨呕吐　多见于妊娠呕吐和酒精性胃炎的呕吐。

4. 食后即恶心、呕吐　如果食物尚未到达胃内就发生呕吐，多为食管的疾病，如食管癌、食管贲门失弛缓症。食后即有恶心、呕吐伴腹痛、腹胀者常见于急性胃肠炎、阿米巴痢疾。

5. 呕吐发生于饭后 2~3h　可见于胃炎、胃溃疡和胃癌。

6. 呕吐发生于饭后 4~6h　可见于十二指肠溃疡。

7. 呕吐发生在夜间　呕吐发生在夜间，且量多有发酵味者，常见于幽门梗阻、胃及十二指肠溃疡、胃癌。

8. 大量呕吐　呕吐物如为大量，提示有幽门梗阻、胃潴留或十二指肠瘀滞。

9. 少量呕吐　呕吐常不费力，每口吐出量不多，可有恶心，进食后可立即发生，吐完后可再进食，多见于神经官能性呕吐。

10. 呕吐物性质辨别　如下所述。

（1）呕吐物酸臭：呕吐物酸臭或呕吐隔日食物见于幽门梗阻、急性胃炎。

（2）呕吐物中有血：应考虑消化性溃疡、胃癌。

（3）呕吐黄绿苦水：应考虑十二指肠梗阻。

（4）呕吐物带粪便：见于肠梗阻晚期，带有粪臭味见于小肠梗阻。

（四）用药护理

（1）向患者讲解药物的作用、不良反应及用药的注意事项，观察患者用药后的反应。

（2）根据患者的情况进行指导，避免使用对胃黏膜有刺激的药物，必须使用时应同时服用抑酸剂或胃黏膜保护剂。

（3）有幽门螺杆菌感染的患者，应向其讲解清除幽门螺杆菌的重要性，嘱其连续服药两周，停药 4 周后再复查。

（4）静脉给药患者，应根据患者的病情、年龄等情况调节滴注速度，保证入量。

（五）健康教育

（1）向患者及家属介绍本病的有关病因，指导患者避免诱发因素。

（2）教育患者保持良好的心理状态，平时生活要有规律，合理安排工作和休息时间，注意劳逸结合，积极配合治疗。

（3）强调饮食调理对防止疾病复发的重要性，指导患者加强饮食卫生和饮食营养，养成有规律的饮食习惯。

（4）避免刺激性食物及饮料，嗜酒患者应戒酒。

（5）向患者介绍所用药物的名称、作用、不良反应，以及服用的方法剂量和疗程。

（6）嘱患者定期按时服药，如有不适及时就诊。

（吴　璇）

第四节　上消化道大出血

一、概述

上消化道出血（upper gastrointestinal hemorrhage）系指屈氏韧带（the ligament of Treitz）以上的消化道，包括食管、胃、十二指肠、胃空肠吻合术后的空肠病变，以及胰、胆病变的出血，是常见急症之一。

上消化道大量出血：指数小时内的失血量大于 1 000ml，或大于循环血容量的20%，临床表现为呕血或黑粪，常伴有血容量减少而引起的急性周围循环衰竭，导致失血性休克而危及患者的生命。

二、护理评估

（一）临床表现

上消化道出血的临床表现一般取决于病变性质、部位和出血量与速度。

1. 呕血与黑粪　是上消化道出血的特征性表现。上消化道大量出血之后，均有黑粪。出血部位在幽门以上者常伴有呕血。若出血量较少、速度慢也可无呕血。反之，幽门以下出血如出血量大、速度快，可因血反流入胃腔引起恶心、呕吐而表现为呕血。

呕血多为棕褐色，呈咖啡渣样，这是血液经胃酸作用形成正铁血红素所致。如出血量大，未经胃酸充分混合即呕出，则为鲜红或有血块。黑粪呈柏油样，黏稠而发亮，系血红蛋白的铁经肠内硫化物作用形成硫化铁所致。出血量大时，血液在肠内推进快，粪便可呈暗红甚至鲜红色，酷似下消化道出血。呕吐物及黑粪潜血试验呈强阳性。

2. 失血性周围循环衰竭　急性大量失血由于循环血容量迅速减少而导致周围循环衰竭。一般表现为头晕、心慌、乏力，突然起立发生晕厥、口渴、出冷汗、心率加快、血压偏低等。严重者呈休克状态，表现为烦躁不安或神志不清、面色苍白、四肢湿冷、口唇发绀、呼吸急促、血压下降、脉压差缩小、心率加快，休克未改善时尿量减少。

3. 贫血和血象变化　慢性出血可表现为贫血。急性大量出血后均有急性失血后贫血，但在出血的早期，血红蛋白浓度、红细胞计数与血细胞比容可无明显变化。在出血后，一般须经 3～4h 以上才出现贫血，出血后 24～72h 红细胞稀释到最大限度。贫血程度除取决于失血量外，还和出血前有无贫血基础、出血后液体平衡状况等因素有关。

急性出血患者为正细胞正色素性贫血，在出血后骨髓有明显代偿性增生，可暂时出现大细胞性贫血，慢性失血则呈小细胞低色素性贫血。出血 24h 内网织红细胞即见增高，至出血后 4～7d 可高达 5%～15%，以后逐渐降至正常。如出血未止，网织红细胞可持续升高。

上消化道大量出血 2～5h，白细胞计数升达（10～20）$\times 10^9$/L，出血停止后 2～3d 才恢复正常。但在肝硬化患者，如同时有脾功能亢进，则白细胞计数可不增高。

4. 发热　上消化道大量出血后，多数患者在 24h 内出现低热，但一般不超过 38.5℃，持续 3～5d 降至正常。

5. 氮质血症　在上消化道大量出血后，由于大量血液蛋白质的消化产物在肠道被吸收，血中尿素氮浓度可暂时增高，称为肠性氮质血症。一般于一次出血后数小时血尿素氮开始上升，约 24～48h 可达高峰，大多不超出 14.3mmol/L（40mg/dl），3～4 日后降至正常。

血容量减少及低血压，导致肾血流量减少、肾小球过滤率下降，亦可引起一过性氮质血症。对血尿素氮持续升高超过 3～4d 或明显升高超过 17.9mmol/L（50mg/dl）者，若活动性出血已停止，且血容量已基本纠正而尿量仍少，则应考虑由于休克时间过长或原有肾脏病变基础而发生肾功能衰竭。

（二）辅助检查

1. 实验室检查　测定红细胞、白细胞和血小板计数，血红蛋白浓度、血细胞比容、肝功能、肾功能、粪潜血等，有助于估计失血量及动态观察有无活动性出血，判断治疗效果及协助病因诊断。

2. 胃镜检查　是目前诊断上消化道出血病因的首选检查方法。胃镜检查在直视下顺序观察食管、胃、十二指肠球部直至降段，从而判断出血病变的部位、病因及出血情况。多主张检查在出血后 24 ~ 48h 内进行，称急诊胃镜检查（emergency endoscopy）。一般认为这可大大提高出血病因诊断的准确性，因为有些病变如急性糜烂出血性胃炎可在短短几天内愈合而不留痕迹；有些病变如血管异常在活动性出血或近期出血期间才易于发现；对同时存在两个或多个病变者可确定其出血所在。急诊胃镜检查还可根据病变的特征判断是否继续出血或估计再出血的危险性，并同时进行内镜止血治疗。在急诊胃镜检查前需先纠正休克、补充血容量、改善贫血。如有大量活动性出血，可先插胃管抽吸胃内积血，并用生理盐水灌洗，以免积血影响观察。

3. X 线钡餐检查　X 线钡餐检查目前已多为胃镜检查所代替，故主要适用于有胃镜检查禁忌证或不愿进行胃镜检查者，但对经胃镜检查出血原因未明，疑病变在十二指肠降段以下小肠段，则有特殊诊断价值。检查一般在出血停止且病情基本稳定数日后进行。

4. 其他检查　选择性动脉造影、放射性核素^{99m}Tc 标记红细胞扫描、吞棉线试验及小肠镜检查等主要适用于不明原因的小肠出血。由于胃镜检查已能彻底搜寻十二指肠降段以上消化道病变，故上述检查很少应用于上消化道出血的诊断。但在某些特殊情况，如患者处于上消化道持续严重大量出血紧急状态，以致胃镜检查无法安全进行或因积血影响视野而无法判断出血灶，而患者又有手术禁忌，此时行选择性肠系膜动脉造影可能发现出血部位，并同时进行介入治疗。

（三）治疗原则

上消化道大量出血病情急、变化快，严重者可危及生命，应采取积极措施进行抢救。抗休克、迅速补充血容量应放在一切医疗措施的首位。

1. 一般急救措施　患者应卧位休息，保持呼吸道通畅，避免呕血时血液吸入引起窒息，必要时吸氧，活动性出血期间禁食。

严密监测患者生命体征，如心率、血压、呼吸、尿量及神志变化。观察呕血与黑粪情况。定期复查血红蛋白浓度、红细胞计数、血细胞比容与血尿素氮。必要时行中心静脉压测定。对老年患者根据情况进行心电监护。

2. 积极补充血容量　立即查血型和配血，尽快建立有效的静脉输液通道，尽快补充血容量。在配血过程中，可先输平衡液或葡萄糖盐水。遇血源缺乏，可用右旋糖酐或其他血浆代用品暂时代替输血。改善急性失血性周围循环衰竭的关键是要输足全血。下列情况为紧急输血指征（图 4 - 1）。

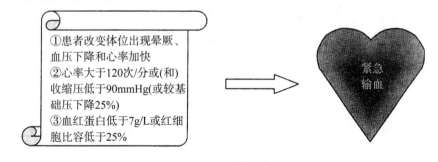

图 4 - 1　紧急输血指征

输血量视患者周围循环动力学及贫血改善情况而定，尿量是有价值的参考指标。应注意避免因输液、输血过快、过多而引起肺水肿，原有心脏病或老年患者必要时可根据中心静脉压调节输入量。肝硬化患者宜用新鲜血。

3. 止血措施　见图 4 - 2。

（四）护理诊断（图 4 - 3）

1. 组织灌注量改变　与上消化道大量出血有关。

2. 体液不足　与出血有关。

3. 恐惧　与出血有关。

4. 活动无耐力　与血容量减少有关。

5. 有受伤的危险，如创伤、窒息、误吸　与食管胃底黏膜长时间受压、囊管阻塞气道、血液或分泌物反流入气管有关。

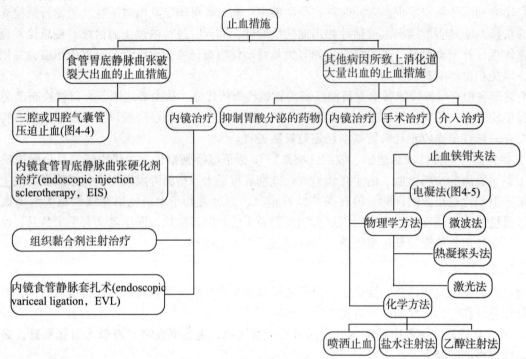

图 4 - 2　止血措施

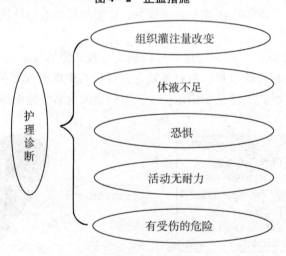

图 4 - 3　护理诊断

（五）护理目标（图 4 - 6）

患者无继续出血的征象，组织灌注恢复正常；没有脱水征，生命体征稳定；因出血引起的恐惧感减轻；能够获得足够休息，活动耐力逐渐增加，能叙述活动时保证安全的要点；患者呼吸道通畅，无窒息、误吸，食管胃底黏膜未因受气囊压迫而损伤。

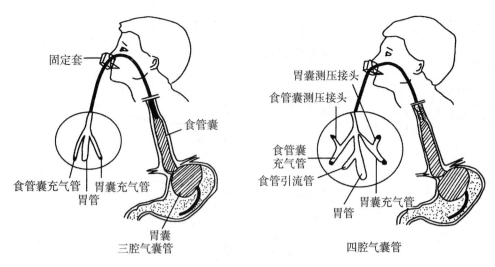

图4-4 三（四）腔气囊管的使用

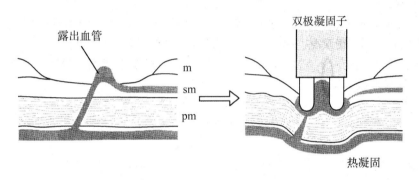

图4-5 电凝止血

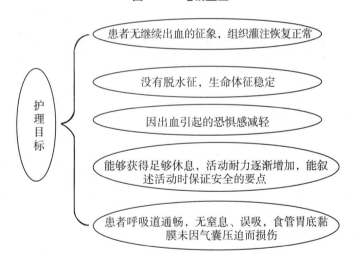

图4-6 护理目标

三、护理措施

（一）评估（图4-7）

（1）患者生命体征，观察发生呕血、黑粪的时间、颜色、性质，准确记录出入量。

（2）评估患者脱水的程度、尿量、尿色、电解质水平。

（3）评估患者的耐受力，观察患者有无出血性改变。

（4）评估患者的情绪状况。

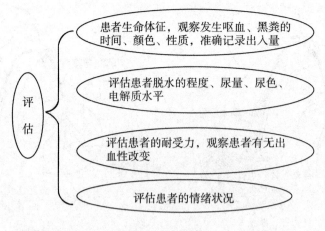

图 4 - 7 评估

（二）生活护理

1. **休息与体位** 大出血时患者应绝对卧床休息，保持安静，及时帮助患者清理被污染的床单，取平卧位并将下肢略抬高，以保证脑部供血。呕吐时头偏向一侧，保证呼吸道通畅，防止窒息或误吸；必要时用负压吸引器清除气道内的分泌物、血液或呕吐物，保持呼吸道通畅。遵医嘱给予吸氧。

2. **饮食护理** 见图 4 - 8。

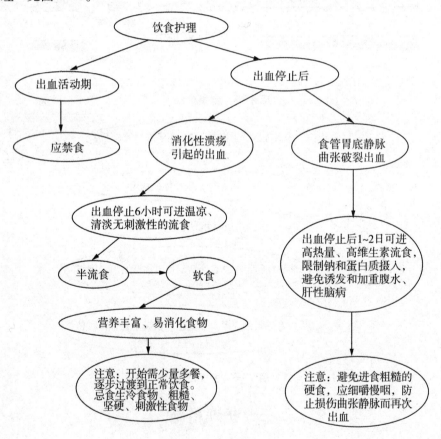

图 4 - 8 饮食护理

（1）出血活动期应禁食。

（2）出血停止后

1）消化性溃疡引起的出血，于出血停止 6h 可进温凉、清淡无刺激性的流食，以后可改为半流食、软食，或营养丰富、易消化食物。开始需少量多餐，逐步过渡到正常饮食。忌食生冷食物、粗糙、坚硬、刺激性食物。

2）食管胃底静脉曲张破裂出血，出血停止后 1～2 日可进高热量、高维生素流食，限制钠和蛋白质摄入，避免诱发和加重腹水、肝性脑病。避免进食粗糙的硬食，应细嚼慢咽，防止损伤曲张静脉而再次出血。

（三）心理护理

突然大量的呕血，常使患者及其家属极度恐惧不安。反复长期消化道出血，则容易使患者产生恐惧、悲观、绝望的心理反应，对疾病的治疗失去信心。而患者的消极情绪，又可加重病情，不利于疾病的康复。应关心、安慰、陪伴患者，但避免在床边讨论病情。抢救工作应迅速、忙而不乱，以减轻患者的紧张情绪及恐惧心理。经常巡视，大出血时陪伴患者，使其有安全感。呕血或解黑粪后及时清除血迹、污物，以减少对患者的恶性刺激。解释各项检查、治疗措施，听取并解答患者或家属的提问，以减轻他们的疑虑。

（四）治疗配合

1. 病情观察　上消化道大量出血在短期内出现休克症状，为临床常见的急症，应做好病情的观察。

（1）出血量的估计（表 4－1）及出血程度的分类（表 4－2）。

表 4－1　出血量的估计

出血量	临床表现
＞5ml	粪潜血（＋）
＞50～70ml	黑粪
250～300ml	呕血
＜400ml	不引起全身症状
400～500ml	可引起全身症状
＞1 000ml	急性周围循环衰竭或失血性休克

表 4－2　上消化道出血程度的分类

分级	失血量	血压	脉搏	血红蛋白	症状
轻度	全身总血量的 10%～15%（成人失血量＜500ml）	基本正常	正常	无变化	可有头晕
中度	全身总血量的 20%（成人失血量的 800～1 000ml）	下降	100 次/分	70～100g/L	一时性眩晕、口渴、心悸、少尿
重度	全身总血量 30% 以上（成人失血量＞1 500ml）	＜80mmHg	＞120 次/分	＜70g/L	心悸、冷汗、四肢厥冷、尿少、神志恍惚

（2）继续或再次出血的判断：观察中出现图 4－9 中提及的迹象，提示有活动性出血或再次出血。

（3）出血性休克的观察：大出血时严密监测患者的心率、血压、呼吸和神志变化，必要时进行心电监护。准确记录出入量，疑有休克时留置导尿管，测每小时尿量，应保持尿量 30ml/h。注意症状、体征的观察，如患者烦躁不安、面色苍白、皮肤湿冷、四肢湿冷提示微循环血液灌注不足；而皮肤逐渐转暖、出汗停止则提示血液灌注好转。

2. 用药护理　立即建立静脉通道。遵医嘱迅速、准确地实施输血、输液、各种止血药物治疗及用药等抢救措施，并观察治疗效果及不良反应。输液开始应快，必要时测定中心静脉压作为调整输液量和速度的依据。避免因输液、输血过多、过快而引起急性肺水肿，对老年患者和心肺功能不全者尤应注意。肝病患者忌用吗啡、巴比妥类药物；应输新鲜血，因库存血含氨量高，易诱发肝性脑病。血管加压素可引起腹痛、血压升高、心律失常、心肌缺血，甚至发生心肌梗死，故滴注速度应遵医嘱准确无误，并严密观察不良反应。患有冠心病的患者忌用血管加压素。

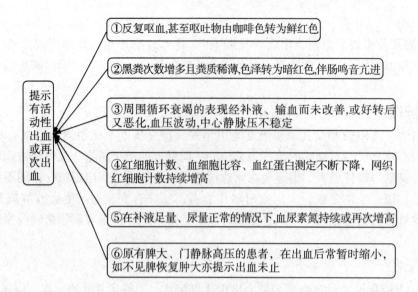

图4-9 判断是否存在活动性出血

3. 三（四）腔气囊管的护理 熟练的操作和插管后的密切观察及细致护理是达到预期止血效果的关键。留置三（四）腔气囊管流程见图4-10。留置三（四）腔气囊管的注意事项见图4-11。

插管前仔细检查，确保食管引流管、胃管、食管囊管、胃囊管通畅，并分别做好标记，检查两气囊无漏气后抽尽囊内气体，备用

向患者解释，以消除恐惧，说明插管的目的，告知插管时配合方法，并给患者做深呼吸和吞咽示范动作

协助医师为患者做鼻腔、咽喉部局麻，经鼻腔或口腔插管至胃内，将食管引流管、胃管连接负压吸引器或定时抽吸，观察出血是否停止，并记录引流液的性状、颜色及量

出血停止后，放松牵引，放出囊内气体，保留管道继续观察24小时未再出血可考虑拔管，对昏迷患者可继续留置管道用于注入流质食物和药液

拔管前口服石蜡油20～30ml，润滑黏膜和管、囊外壁，抽尽囊内气体，以缓慢、轻巧的动作拔管。气囊压迫一般以3～4日为限，继续出血者可适当延长

图4-10 留置三（四）腔气囊管流程

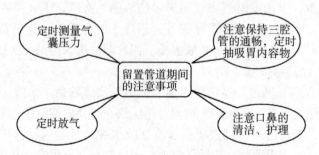

图4-11 留置三（四）腔气囊管的注意事项

（五）健康指导

1. 介绍病因 上消化道出血的临床过程及预后因引起出血的病因而异。

2. 介绍治疗 应帮助患者和家属掌握有关疾病的预防、治疗和护理知识，以减少再度出血的危险。

3. 饮食指导 注意饮食卫生和规律，进食营养丰富、易消化的食物，避免过饥或暴饮暴食，避免粗糙、刺激性食物，或过冷、过热、产气多的食物、饮料等，合理饮食是避免诱发上消化道出血的重要环节。

4. 生活指导 加强口腔护理，保持皮肤清洁，预防并发症。生活起居要有规律，劳逸结合，保持乐观情绪，保证睡眠，减少外部刺激，重者需卧床休息并注意保暖。应戒烟、戒酒，在医师指导下用药。

5. 特殊交代 指导患者及家属学会早期识别出血征象及应急措施，若出现呕血、黑粪或头晕、心悸等不适，立即卧床休息，保持安静，减少身体活动；呕吐时取侧卧位以免误吸；立即送医院治疗。

6. 复查指导 有呕血、黑粪、上腹不适应随时就诊。

（六）护理评价

患者出血停止，组织灌注恢复正常；无脱水征，生命体征恢复正常；恐惧感减轻；休息和睡眠充足，活动耐力增加或恢复至出血前的水平；患者活动时无晕厥、跌倒等意外发生；无窒息或误吸，食管胃底黏膜无糜烂、坏死。

（吴　璇）

第五节　假膜性肠炎

一、概述

假膜性肠炎（pseudomembranous colitis，PMC）是一种主要发生于结肠，也可累及小肠的急性黏膜坏死、纤维素渗出性炎症，黏膜表面覆有黄白或黄绿色假膜，其多系在应用抗生素后导致正常肠道菌群失调，难辨梭状芽孢杆菌（clostridium difficile，CD）大量繁殖，产生毒素致病，因此，有人称其为 CD 相关性腹泻（clostridium difficile – associated diarrhea，CDAD）。Henoun 报道 CDAD 占医院感染性腹泻患者的 25%。该病多发生于老年人、重症患者、免疫功能低下和外科手术后等患者。年龄多在 50 ~ 59 岁，女性稍多于男性。

二、护理评估

（一）评估患者的健康史及家族史

询问患者既往身体状况，尤其是近期是否发生过比较严重的感染，以及近期使用抗生素的情况。

（二）临床症状评估与观察

1. 评估患者腹泻的症状 临床表现可轻如一般腹泻，重至严重血便。患者表现为水泻（90% ~ 95%），可达 10 次/日，较重病例水样便中可见漂浮的假膜，5% ~ 10% 的患者可有血便。顽固腹泻可长达 2 ~ 4 周。

2. 评估患者腹痛的情况 80% ~ 90% 的患者会出现腹痛。

3. 评估患者有无发热症状 近 80% 的患者有发热。

4. 评估患者营养状况 因患者腹泻、发热可致不同程度的营养不良。

5. 评估患者精神状态 有些患者可表现为精神萎靡、乏力和神志模糊，严重者可进入昏迷状态。

（三）辅助检查评估

1. 血液检查 白细胞增多，多在（10 ~ 20）× 10^9/L 以上，甚至高达 40 × 10^9/L 或更高，以中性粒细胞增多为主。有低白蛋白血症、电解质失常或酸碱平衡失调。

2. 粪便检查　大便涂片如发现大量革兰阳性球菌，提示葡萄球菌性肠炎。难辨梭状芽孢杆菌培养及毒素测定对诊断假膜性肠炎具有非常重要的意义。

3. 内镜检查　是诊断假膜性肠炎快速而可靠的方法。轻者内镜下可无典型表现，肠黏膜可正常或仅有轻度充血水肿。严重者可见黏膜表面覆以黄白或黄绿色假膜。早期，假膜呈斑点状跳跃分布；进一步发展，病灶扩大，隆起，周围有红晕，红晕周边黏膜正常或水肿。假膜相互融合成各种形态，重者可形成假膜管型。假膜附着较紧，强行剥脱后可见其下黏膜凹陷、充血、出血。皱襞顶部最易受累，可因水肿而增粗增厚。

4. X 线检查　腹平片可见结肠扩张、结肠袋肥大、肠腔积液和指压痕。气钡灌肠双重造影显示结肠黏膜紊乱，边缘呈毛刷状，黏膜表面见许多圆形或不规则结节状阴影、指压痕及溃疡征。

5. B 超检查　可见肠腔扩张、积液。

6. CT 检查　提示肠壁增厚，皱襞增粗。

（四）心理 - 社会因素评估

（1）评估患者对假膜性肠炎的认识程度。

（2）评估患者心理承受能力、性格类型。

（3）评估患者是否缺少亲人及朋友的关爱。

（4）评估患者是否存在焦虑及恐惧心理。

（5）评估患者是否有经济负担。

（6）评估患者的生活方式及饮食习惯。

（五）腹部体征的评估

其中 10% ~20% 的患者在查体时腹部会出现反跳痛。

三、护理问题

1. 腹泻　由肠毒素与细胞毒素在致病过程中的协同作用，肠毒素通过黏膜上皮细胞的 cAMP 系统使水、盐分泌增加所致。

2. 腹痛　由肠内容物通过充血、水肿的肠管而引起的刺激痛所致。

3. 体温过高　由肠道炎症活动及继发感染所致。

4. 部分生活自理能力缺陷　与静脉输液有关。

5. 营养失调：低于机体需要量　由腹泻、肠道吸收障碍所致。

6. 有体液不足的危险　与肠道炎症所致腹泻有关。

7. 有肛周皮肤完整性受损的危险　与腹泻有关。

8. 潜在的并发症：肠穿孔、中毒性巨结肠　与肠黏膜基底层受损，结肠扩张有关。

9. 潜在的并发症：水、电解质紊乱，低蛋白血症　与腹泻、肠黏膜上皮细胞脱落、基底膜受损、液体和纤维素有关。

10. 焦虑　由腹痛腹泻所致。

四、护理目标

（1）患者主诉大便次数减少或恢复正常排便。

（2）患者主诉腹痛症状减轻或缓解。

（3）患者体温恢复正常。

（4）患者住院期间生活需要得到满足。

（5）患者住院期间体重增加，贫血症状得到改善。

（6）保持体液平衡，患者不感到口渴，皮肤弹性良好，血压和心率在正常范围。

（7）患者住院期间肛周皮肤完整无破损。

（8）患者住院期间，通过护士的密切观察，能够及早发现并发症，得到及时治疗。

（9）患者住院期间不出现水、电解质紊乱，或通过护士的密切观察，能够及早发现，得到及时纠正；血清总蛋白、白蛋白达到正常水平。

（10）患者住院期间保持良好的心理状态。

五、护理措施

（一）一般护理

（1）为患者提供舒适安静的环境，嘱患者卧床休息，避免劳累。

（2）室内定时通风，保持空气清新，调节合适的温度湿度。

（3）患者大便次数多，指导患者保护肛周皮肤，每次便后用柔软的卫生纸擦拭，并用温水清洗、软毛巾蘸干，避免用力搓擦，保持局部清洁干燥，如有发红，可局部涂抹鞣酸软膏或润肤油。

（4）将日常用品放置于患者随手可及的地方，定时巡视病房，满足患者各项生理需要。

（二）心理护理

（1）患者入院时主动接待，热情服务，向患者及家属介绍病房环境及规章制度，取得患者及家属的配合，消除恐惧心理。

（2）患者腹痛、腹泻时，应耐心倾听患者主诉，安慰患者，稳定患者情绪，帮助患者建立战胜疾病的信心。

（3）向患者讲解各项检查的目的、方法，术前准备及术后注意事项，消除患者的恐惧心理。

（三）治疗配合

（1）观察患者大便的次数、性状、量以及有无黏液脓血，及时通知医生给予药物治疗。

（2）观察患者腹痛的部位、性质、持续时间、缓解方式及腹部体征的变化，及时发现，避免肠穿孔及中毒性巨结肠的发生。

（3）观察患者生命体征变化，尤其是体温变化，注意观察热型，遵医嘱应用物理降温及药物降温。

（4）评估患者营养状况，监测血常规、电解质及血清白蛋白、总蛋白的变化，观察患者有无皮肤黏膜干燥、弹性差、尿少等脱水表现。

（5）指导患者合理选择饮食，一般给予高营养低渣饮食，适量补充维生素及微量元素。

（6）指导患者合理用药，观察药物效果及不良反应。

（四）用药护理

（1）抗菌治疗（表4-3）。

表4-3 假膜性肠炎患者的抗菌治疗

万古霉素、去甲万古霉素使用注意事项

·输入速度不可过快：否则可产生红斑样或荨麻疹样反应

　·浓度不可过高：可致血栓性静脉炎，应适当控制药液浓度和滴注速度

　·不可肌内注射

　·不良反应：可引起口麻、刺痛感、皮肤瘙痒、嗜酸粒细胞增多、药物热、感冒样反应以及血压剧降、过敏性休克反应等，与许多药物可产生沉淀反应

·含本品的输液中不得添加其他药物

（2）保证患者每日液体入量，根据药物的性质和患者自身情况合理调节滴注速度。

（五）健康教育

（1）向患者及家属介绍假膜性肠炎的病因、疾病过程以及预防方法。

（2）指导患者合理选择饮食，避免粗纤维和刺激性食物。

（3）讲解用药的注意事项、不良反应及服用方法，教会患者自我观察。

（4）嘱患者注意腹部保暖，避免受凉，如有不适随时就医。

（朱薇薇）

第六节　病毒性肝炎

一、概述

（一）概念

病毒性肝炎是由几种不同的嗜肝病毒（肝炎病毒）引起的以肝脏炎症和坏死病变为主的一组感染性疾病。它是法定乙类传染病，具有传染性较强、传播途径复杂、流行面广泛、发病率高等特点。目前已确定的有甲型、乙型、丙型、丁型及戊型病毒性肝炎五种类型，部分乙型、丙型和丁型肝炎患者可演变成慢性，并可发展为肝硬化和原发性肝细胞癌，对人民健康危害甚大。

（二）病原学

甲型肝炎病毒（HAV）属于小 RNA 病毒科的嗜肝病毒属，感染后在肝细胞内复制，随胆汁经肠道排出，对外界抵抗力较强，能耐受 56℃30min、室温一周。在干燥粪便中 25℃能存活 30 天，在贝壳类动物、樽水、淡水、海水、泥土中能存活数月。这种稳定性对 HAV 通过水和食物传播十分有利。高压蒸汽（121℃，20min），煮沸 5min，紫外线照射 1h 可灭活，70% 乙醇 25℃3min 均可有效灭活 HAV。

乙型肝炎病毒（HEV）属于嗜肝 DNA 病毒科，在肝细胞内合成后释放入血，还可存在于唾液、精液、阴道分泌物等各种体液中。完整的 HBV 病毒分包膜和核心两部分，包膜含乙肝表面抗原（HBsAg），核心部分含有环状双股 DNA、DNA 聚合酶（DNAP）、核心抗原（HBcAg）和 e 抗原（HBeAg），是病毒复制的主体，具有传染性。HBV 抵抗力很强，对高温、低温、干燥、紫外线及一般浓度的消毒剂均能耐受，但煮沸 10min、高压蒸汽消毒、2% 戊二醛、5% 过氧乙酸等可使之灭活。

丙型肝炎病毒（HCV）属于黄病毒科，为单股正链 RNA 病毒，易发生变异，不易被机体清除，但对有机溶剂敏感，煮沸 5min、氯仿（10% ~20%）、甲醛（1：1 000）6h、高压蒸汽和紫外线等可使之灭活。

丁型肝炎病毒（HDV）为一种缺陷的 RNA 病毒，位于细胞核内，其生物周期的完成要依赖于乙型肝炎病毒的帮助，因此丁型肝炎不能单独存在，必须在 HBV 存在的条件下才能感染和引起疾病，以 HBsAg 作为病毒外壳，与 HBV 共存时才能复制、表达。

戊型肝炎病毒（HEV）属萼状病毒科，为单股正链 RNA 病毒，感染后在肝细胞内复制，经胆道随粪便排出，发病早期可在感染者的粪便和血液中存在，碱性环境下较稳定，对热、氯仿敏感。

（三）发病机制

病毒性肝炎发病机制较复杂，不同类型的病毒引起疾病的机制也不尽相同。目前认为 HAV 可能通过免疫介导引起肝细胞损伤，HBV 并不直接引起肝细胞损伤，肝细胞损伤主要由病毒诱发的免疫反应引起，乙型肝炎慢性化可能与免疫耐受有关，HCV 引起肝细胞损伤的机制与 HCV 直接致病作用及免疫损伤有关，而 HCV 易慢性化的特点可能与病毒在血中水平低，具有泛嗜性、易变性等有关，复制状态的 HDV 与肝损害关系密切，免疫应答可能是导致肝损害的主要原因，戊型肝炎的发病机制与甲型肝炎相似。

（四）流行病学

1. **传染源**　①甲型和戊型肝炎：为急性期患者和亚临床感染者在发病前 2 周至起病后 1 周传染性最强。②乙型、丙型和丁型肝炎：为急、慢性患者，亚临床感染者和病毒携带者，其中慢性患者和病毒携带者是主要传染源。乙型肝炎有家庭聚集现象。

2. **传播途径**　①粪 - 口传播：甲型和戊型肝炎的主要传播途径。②血液传播、体液传播：乙型，丙型和丁型肝炎的主要传播途径。③母婴传播：乙型肝炎感染的一种重要传播途径。

3. 人群易感性　普遍易感，各型肝炎之间无交叉免疫力。①甲型肝炎：成人抗 – HAVIgG 阳性率达80%，感染后免疫力可持续终身。②乙型肝炎：我国成人抗 – HBs 阳性率达 50%。③丙型肝炎：抗HCV 并非保护性抗体。④丁型肝炎：目前仍未发现对 HDV 的保护性抗体。⑤戊型肝炎：普遍易感，尤以孕妇易感性较高。感染后免疫力不持久。

4. 流行特征　甲型肝炎以秋冬季为发病高峰，戊型肝炎多发生于雨季，其他型肝炎无明显的季节性。我国是乙型肝炎的高发区，一般人群无症状携带者占 10%～15%；丁型肝炎以南美洲、中东为高发区，我国以西南地区感染率最高；戊型肝炎主要流行于亚洲和非洲。

二、护理评估

评估时重点询问有无家人患病史及与肝炎患者密切接触史，近期有无进食过污染的水和食物（如水生贝类）；近期有无血液和血制品应用史、血液透析、有创性检查治疗等，有无静脉药物依赖、意外针刺伤、不安全性接触等，是否接种过疫苗。

（一）身体状况

潜伏期：甲型肝炎 5～45 天，平均 30 天，乙型肝炎 30～180 天，平均 70 天，丙型肝炎 15～150天，平均 50 天；丁型肝炎 28～140 天，平均 30 天，戊型肝炎 10～70 天，平均 40 天。

1. 症状　甲型和戊型肝炎主要表现为急性肝炎。乙型、丙型和丁型肝炎除表现为急性肝炎外，慢性肝炎更常见。

（1）急性肝炎：急性肝炎又分为急性黄疸型肝炎和急性无黄疸型肝炎。

1）急性黄疸型肝炎典型的表现分为三期：①黄疸前期：平均 5～7 天，甲、戊型肝炎起病较急，乙、丙、丁型肝炎起病较缓慢，表现为畏寒、发热、疲乏、全身不适等病毒血症和食欲减退、厌油、恶心、呕吐、腹胀、腹痛、腹泻等消化系统症状，本期快结束时可出现尿黄。②黄疸期：可持续 2～6 周，黄疸前期的症状逐渐好转，但尿色加深如浓茶样，巩膜和皮肤黄染，约 2 周达到高峰。部分患者伴有粪便颜色变浅、皮肤瘙痒、心动过缓等肝内阻塞性黄疸的表现。③恢复期：平均持续 4 周，症状逐渐消失，黄疸逐渐减退，肝脾回缩，肝功能逐渐恢复正常。

2）急性无黄疸型肝炎：较黄疸型肝炎多见，症状也较轻，主要表现为消化道症状常不易被发现而成为重要的传染源。

（2）慢性肝炎：病程超过半年者，称为慢性肝炎，见于乙型、丙型和丁型肝炎。部分患者发病日期不确定或无急性肝炎病史，但临床有慢性肝炎表现，即反复出现疲乏、厌食、恶心、肝区不适等症状，晚期可出现肝硬化和肝外器官损害的表现。

（3）重型肝炎：重型肝炎是肝炎中最严重的一种类型。各型肝炎均可引起，常可因劳累、感染、饮酒、服用肝损药物、妊娠等诱发。预后差，病死率高。

1）急性重型肝炎：又称暴发性肝炎。起病急，初期表现似急性黄疸型肝炎，10 天内病情迅速进展，出现肝功能衰竭，主要表现为黄疸迅速加深、肝脏进行性缩小、肝臭、出血倾向、腹腔积液、中毒性鼓肠、肝性脑病和肝肾综合征。病程一般不超过 3 周，常因肝性脑病、继发感染、出血、肝肾综合征等并发症而死亡。

2）亚急性重型肝炎：又称亚急性肝坏死。发病 10 天后出现上述表现，易转化为肝硬化。病程多为 3 周至数月。出现肝肾综合征者，提示预后不良。

3）慢性重型肝炎：在慢性肝炎或肝硬化的基础上发生的重型肝炎，同时具有慢性肝病和重型肝炎的表现。预后差，病死率高。

（4）淤胆型肝炎：以肝内胆汁淤积为主要表现的一种特殊类型的肝炎，又称为毛细胆管型肝炎。临床表现类似于急性黄疸型肝炎，有黄疸深、消化道症状轻，同时伴全身皮肤瘙痒、粪便颜色变浅等梗阻性特征。病程较长，可达 2～4 个月或较长时间。

（5）肝炎后肝硬化：在肝炎基础上发展为肝硬化，表现为肝功能异常及门静脉高压症。

2. 体征 具体如下。

（1）急性肝炎：黄疸，肝大、质地软、轻度压痛和叩击痛，部分患者有轻度脾大。

（2）慢性肝炎：肝病面容，肝大、质地中等，伴有蜘蛛痣、肝掌、毛细血管扩张和进行性脾大。

（3）重型肝炎：肝脏缩小、肝臭、腹腔积液等。

（二）实验室和其他检查

1. 肝功能检查 如下所述。

（1）血清酶检测：谷氨酸氨基转移酶（ALT）是判定肝细胞损害的重要标志，急性黄疸型肝炎常明显升高，慢性肝炎可持续或反复升高，重型肝炎时因大量肝细胞坏死，ALT 随黄疸加深反而迅速下降，称为胆 - 酶分离。此外，部分肝炎患者天门冬氨酸氨基转移酶（AST）、碱性磷酸酶（ALP）、谷氨酰转肽酶（γ - GT）也升高。

（2）血清蛋白检测：慢性肝病可出现清蛋白下降，球蛋白升高和清/球比值下降。

（3）血清和尿胆红素检测：黄疸型肝炎时，血清直接和间接胆红素均升高，尿胆原和胆红素明显增加，淤胆型肝炎时，血清直接胆红素升高，尿胆红素增加，尿胆原减少或阴性。

（4）凝血酶原活动度（PTA）检查：PTA 与肝损害程度成反比，重型肝炎 PTA 常 <40%，PTA 愈低，预后愈差。

2. 肝炎病毒病原学（标记物）检测 如下所述。

（1）甲型肝炎：血清抗 HAV IgM 阳性提示近期有 HAV 感染，是确诊甲型肝炎最主要的标记物；血清抗 HAV IgG 是保护性抗体，见于甲型肝炎疫苗接种后或既往感染 HAV 的患者。

（2）乙型肝炎

1）血清病毒标记物的临床意义如下

乙型肝炎表面抗原（HBsAg）：阳性提示为 HBV 感染者，急性感染可自限，慢性感染者 HBsAg 阳性可持续多年，若无临床表现而 HBsAg 阳性持续 6 个月以上为慢性乙型肝炎病毒携带者；本身不具有传染性，但因其常与 HBV 同时存在，常作为传染性标志之一。

乙型肝炎表面抗体（抗 - HBs）：此为保护性抗体，阳性表示对 HBV 有免疫力，见于乙型肝炎恢复期乙肝疫苗接种后或既往感染者。

乙型肝炎 e 抗原（HBeAg）：阳性提示 HBV 复制活跃，表明乙型肝炎处于活动期，传染性强，持续阳性则易转为慢性，如转为阴性表示病毒停止复制。

乙型肝炎 e 抗体（抗 - HBe）：阳性提示 HBV 大部分被消除，复制减少，传染性减低，如急性期即出现阳性则易进展为慢性肝炎，慢性活动性肝炎出现阳性者则可进展为肝硬化。

乙型肝炎核心抗体（抗 HBc）：抗 - HBc IgG 阳性提示过去感染或近期低水平感染，抗 - HBc IgM 阳性提示目前有活动性复制。

2）HBV - DNA 和 DNA 聚合酶检测：阳性提示体内有 HBV 复制，传染性强。

（3）丙型肝炎：HCV - RNA 阳性提示有 HCV 病毒感染。抗 - HCV 为非保护性抗体，其阳性是 HCV 感染的标志，抗 HCV IgM 阳性提示丙型肝炎急性期，高效价的抗 - HCV IgG 常提示 HCV 的现症感染，而低效价的抗 - HCV IgG 提示丙型肝炎恢复期。

（4）丁型肝炎：血清或肝组织中的 HDVAg 和 HDV RNA 阳性有确诊意义，抗 - HDV IgG 是现症感染的标志，效价增高提示丁型肝炎慢性化。

（5）戊型肝炎：抗 - HEV IgM 和抗 - HEV IgG 阳性可作为近期 HEV 感染的标志。

（三）心理 - 社会状况

患者因住院治疗担心影响工作和学业而出现紧张、焦虑情绪，疾病反复和久治不愈易产生悲观、消极、怨恨愤怒情绪。部分患者因隔离治疗和疾病的传染性限制了社交而情绪低落。病情严重者因疾病进展、癌变、面临死亡而出现恐惧和绝望。

（四）治疗要点

肝炎目前尚无特效治疗方法，治疗原则为综合治疗，以休息、营养为主，辅以适当的药物进行治疗，避免使用肝脏损害的药物。

1. 急性肝炎　以一般治疗和对症、支持治疗为主，强调早期卧床休息，辅以适当的护肝药物，除急性丙型肝炎的早期可使用干扰素外，一般不主张抗病毒治疗。

2. 慢性肝炎　除了适当休息和营养外，还需要保肝、抗病毒、对症及防治肝纤维化等综合治疗。常用护肝药物有维生素类药物（如 B 族维生素及维生素 C、维生素 E、维生素 K 等）、促进解毒功能的药物（如葡醛内酯、维丙胺等）、促进能量代谢的药物（如肌苷、ATP、辅酶 A 等）、促进蛋白代谢的药物（如肝安）等；抗病毒药物有干扰素、核苷类药物（如拉米夫定、阿德福韦、恩替卡韦等）。

3. 重型肝炎　以支持、对症治疗为基础，促进肝细胞再生，预防和治疗并发症，有条件者可采用人工肝支持系统，争取肝移植。

三、主要护理诊断

1. 活动无耐力　与肝功能受损、能量代谢障碍有关。
2. 营养失调：低于机体需要量　与食欲下降、呕吐、腹泻、消化和吸收功能障碍有关。
3. 焦虑　与隔离治疗病情反复、久治不愈、担心预后等有关。
4. 知识缺乏　缺乏肝炎预防和护理知识。
5. 潜在并发症　肝硬化、肝性脑病、出血、感染、肝肾综合征。

四、护理目标

患者体力恢复，补充营养以改善营养失调，减轻或消除顾虑，无并发症发生。

五、护理措施

（一）一般护理

（1）隔离甲、戊型肝炎患者自发病之日起实行消化道隔离 3 周，急性乙型肝炎实行血液（体液）隔离至 HBsAg 转阴，慢性乙型和丙型肝炎按病原携带者管理。

（2）休息与活动急性肝炎、慢性肝炎活动期、重型肝炎均应卧床休息，待症状好转、黄疸减轻、肝功能改善后，逐渐增加活动量，以不感到疲劳为度。

（3）饮食护理：急性期患者应进食清淡、易消化、富含维生素的流质饮食，多食蔬菜和水果，保证足够热量，碳水化合物 250 ~ 400g/d，适量蛋白质（动物蛋白为主）1.0 ~ 1.5g/（kg·d），适当限制脂肪的摄入，腹胀时应减少牛奶、豆制品等产气食品的摄入，食欲差时可遵医嘱静脉补充葡萄糖、脂肪乳和维生素，食欲好转后应少食多餐，避免暴饮暴食。慢性肝炎患者宜进食适当高蛋白、高热量、高维生素、易消化的食物，蛋白质（优质蛋白为主）1.5 ~ 2.0g/（kg·d），但应避免长期摄入高糖、高热量饮食和饮酒。重型肝炎患者宜进食低盐、低脂高热量、高维生素饮食，有肝性脑病倾向者应限制或禁止蛋白质摄入。

（二）病情观察

观察患者消化道症状、黄疸、腹腔积液等的变化和程度，观察患者的生命体征和神志变化，有无并发症的早期表现和危险因素。一旦发现病情变化及时报告医生，积极配合处理。

（三）用药护理

遵医嘱用药，注意观察药物疗效和不良反应。使用干扰素前应向患者受家属解释使用干扰素治疗的目的和不良反应，嘱患者一定要按医嘱用药，不可自行停药或加量。常见的不良反应如下：①发热反应：一般在最初 3 ~ 5 次注射时发生，以第 1 次注射后的 2 ~ 3h 最明显，可伴有头痛，肌肉、骨骼酸痛，疲倦无力等，反而随治疗次数增加而不断减轻。发热时应嘱患者多饮水，卧床休息，必要时对症处理。②脱发：1/3 ~ 1/2 患者在疗程中后期出现脱发，停药后可恢复。③骨髓抑制：患者会出现白细胞计数减少，若白细胞计数 > 3×10^9/L。应坚持治疗，可遵医嘱给予升白细胞药物，若白细胞计数 < 3 ×

$10^9/L$。或血小板计数 $<40 \times 10^9/L$ 可减少干扰素的剂量甚至停药。此外，部分患者会出现胃肠道症状、肝功能损害和神经精神症状，一般对症处理，严重者应停药。

（四）心理护理

护士应向患者和家属解释疾病的特点、隔离的意义和预后，鼓励患者多与医务人员、家属、病友等交谈，说出自己心中的感受，给予患者精神上的安慰和支持，对患者所关心的问题耐心解答。此外，还需与其家属取得联系，使其消除对肝炎患者和肝炎传染性的恐惧，安排探视时日，给患者家庭的温暖和支持，同时积极协助患者取得社会支持。

（五）健康指导

1. 疾病知识指导　应向患者及家属宣传病毒性肝炎的家庭护理和自我保健知识，特别是慢性患者和无症状携带者。①正确对待疾病，保持乐观情绪，生活规律，劳逸结合，恢复期患者可参加散步、体操等轻体力活动，肝功能正常 1~3 个月后可恢复日常活动及工作，但应避免过度劳累和重体力劳动。②加强营养，适当增加蛋白质摄入，但要避免长期高热量、高脂肪饮食，戒烟酒。③不滥用保肝药物和其他损害肝脏的药物，如吗啡、苯巴比妥、磺胺药、氯丙嗪等，以免加重肝损害。④实施适当的家庭隔离，患者的食具用品、洗漱用品、美容美发用品、剃须刀等应专用，患者的排泄物、分泌物可用3%漂白粉消毒后弃去，防止污染环境。家中密切接触者应进行预防接种。⑤出院后定期复查，HBsAg、HBeAg、HBV DNA 和 HCV RNA 阳性者应禁止献血和从事托幼、餐饮业工作。

2. 疾病预防指导　甲型和戊型肝炎应预防消化道传播，重点加强粪便管理，保护水源，饮用水严格消毒，加强食品卫生和食具消毒。乙、丙、丁型肝炎重点防止血液和体液传播，做好血源监测，凡接受输血、应用血制品、大手术等的人，定期检测肝功能及肝炎病毒标记物，推广应用一次性注射用具，重复使用的医疗器械要严格消毒，个人生活用具应专用，接触患者后用肥皂和流动水洗手。

3. 易感人群指导　甲型肝炎易感者可接种甲型肝炎疫苗，接触者可在 10 天内注射人血清免疫球蛋白以防止发病。HBsAg 阳性患者的配偶、医护人员、血液透析者等和抗 HBs 均阴性的易感人群及未受 HBV 感染的对象可接种乙型肝炎疫苗。HBsAg 阳性母亲的新生儿应在出生后立即注射乙肝免疫球蛋白，2 周后接种乙肝疫苗。乙肝疫苗需接种 3 次（0、1 个月、6 个月），接种后若抗 – HBs $>10IU/L$，显示已有保护作用，保护期为 3~5 年。

（朱薇薇）

第七节　肝硬化

肝硬化（cirrhosis of liver）是一种常见的由一种或多种病因长期或反复作用引起的肝脏慢性、进行性、弥漫性病变。其特点是在肝细胞坏死基础上发生纤维化，并形成异常的再生结节和假小叶。临床早期可无症状，晚期可累及多系统，以肝功能损害和门静脉高压为主要表现，常出现消化道出血、肝性脑病和继发感染等严重并发症。

一、病因

引起肝硬化的病因很多，且具有地区差异性。亚洲和非洲以乙肝后肝硬化为多见，而美国、欧洲以酒精性肝硬化多见。部分肝硬化可能是多种致病因素共同作用的结果。

（一）病毒性肝炎

在我国，病毒性肝炎是导致肝硬化的主要原因，可以由乙型、丙型、丁型肝炎病毒重叠感染后演变而来，甲型和戊型肝炎不发展成肝硬化。多数表现为大结节或大小结节混合性肝硬化。

（二）慢性酒精中毒

为西方国家及地区肝硬化的常见病因，我国近年来有上升趋势。其发病机制主要是长期大量饮酒（每日摄入乙醇量男性 40g，女性 20g，>5 年）时，乙醇及其中间代谢产物乙醛对肝脏直接损害，形成脂肪肝、酒精性肝炎，严重时发展为酒精性肝硬化。乙醇量换算公式为：乙醇量（g）＝饮酒量（ml）×乙醇含量（％）×0.8。

（三）长期胆汁淤积

长期胆汁淤积由于胆酸及胆红素的作用引起肝细胞变性、坏死及纤维组织增生，最终可以发展为胆汁性肝硬化。与自身免疫有关者称为原发性胆汁性肝硬化；继发于肝外胆管阻塞者称为继发性胆汁性肝硬化。

（四）遗传和代谢疾病

由遗传性和代谢性疾病导致某些物质因代谢障碍而沉积于肝脏，引起肝细胞变性坏死、结缔组织增生而逐渐发展成的肝硬化称为代谢性肝硬化。主要有以下几种：①血色病：铁代谢障碍，肝组织中铁沉积过多引起的肝硬化。②肝豆状核变性（又称 wilson 病）：由于先天性铜代谢异常，导致铜过量沉积于肝脏、脑基底节及角膜，临床上表现为肝硬化、铜蓝蛋白降低、精神障碍等。③半乳糖血症：半乳糖代谢缺陷以致大量半乳糖和半乳糖－1－磷酸堆积在肝细胞，在数月和数年后可发展为肝硬化。④α_1抗胰蛋白酶缺乏症：α_1抗胰蛋白酶基因异常导致 α_1 抗胰蛋白酶缺乏引起的先天性代谢病。婴幼儿15%～20%的肝脏疾病可由 α_1 抗胰蛋白酶缺乏所致，成人 α_1 抗胰蛋白酶缺乏常表现为无症状性肝硬化，可伴肝癌。⑤糖原贮积症Ⅳ型（又称 Anderson 病）：因分支酶缺陷导致糖原在肝细胞内聚集引起进行性肝脏肿大，肝功能损害逐渐加重引起肝硬化。⑥肝脏淀粉样变性：由于淀粉样物质浸润于肝细胞之间或沉积于网状纤维支架所致，常伴其他脏器淀粉样变。临床表现多样，最突出表现为巨肝，肝功能轻度异常。⑦遗传性果糖不耐受症：由于缺乏磷酸果糖醛缩酶，使机体不能使用果糖，果糖的副产物果糖－1－磷酸半乳糖在体内累积，可引起肝硬化。⑧其他：如纤维性囊肿病、先天性酪氨酸血症，也可引起肝硬化。

（五）肝静脉回流受阻

长期肝静脉回流受阻，导致肝脏被动充血。病理特点为肝细胞肿胀、肝脏肿大、肝小叶中心性坏死及纤维化；外观为槟榔肝。常见病因有：①慢性充血性心力衰竭和慢性缩窄性心包炎：病程较长，往往＞10年，肝脏肿大且质地中等硬度，也称为心源性肝硬化。②Budd－Chiari 综合征：原发性肝静脉狭窄，多见于日本女性，其病理特点为肝静脉内膜下微血栓形成、血管壁增厚。目前认为其可能与口服避孕药及抗肿瘤药、X 线放射治疗有关。另外，本症有先天性的痕迹，如血管蹼、膜状闭锁、狭窄两端对位不良等。但由于本病发病多在 20～40 岁，所以推测多由先天性的胚胎遗迹，在生长发育过程中不断增长所致。③肝静脉或下腔静脉血栓：临床多见。常见病因有骨髓增生异常疾病，如真性红细胞增多症、镰状细胞贫血、阵发性血红蛋白尿症、正常凝血抑制物（如抗血栓素、蛋白 C、蛋白 S、FVLeidin）的遗传缺陷、腹部外伤、化脓性肝内病灶、肝静脉内肿瘤特别是原发性肝癌和肾细胞癌等。

（六）化学毒物或药物

由于吸入、摄入或静脉给予许多药物及化学制剂，如甲基多巴、双醋酚酊、四环素、磷、砷、四氯化碳等引起的中毒性肝炎，最后可演变为肝硬化。

（七）免疫紊乱

自身免疫性肝炎可进展为肝硬化。其病因和发病机制仍不十分清楚，临床上以女性多见，肝功能损害较轻。伴有其他系统自身免疫病如系统性红斑狼疮，可出现多种自身抗体及异常免疫球蛋白血症等。

（八）隐源性肝硬化

并不是一种特殊类型的肝硬化，而是限于诊断技术一时难以确定发病原因的肝硬化。病毒性肝炎和儿童脂肪性肝炎可能是隐源性肝硬化的重要原因。随着诊断技术的进步，隐源性肝硬化所占的比例将逐渐减少。

（九）其他

长期食物中缺乏蛋白质、维生素等可降低肝细胞对其他致病因素的抵抗力，成为肝硬化的间接病因。长期或反复感染血吸虫病者，虫卵在门静脉分支中沉积引起纤维组织增生，导致窦前性门静脉高压，在此基础上发展为血吸虫性肝硬化。

有的患者可同时具有以上几种病因，由混合病因引起者病程进展较快。

二、病理

在大体形态上，由于肝脏硬化失去原有的形态，体积变小，重量减轻，边缘变薄、变锐，外观由暗红色变为棕黄或灰褐色，肝左、右叶间裂隙增大，表面有大小不等的结节形成，肝包膜变厚。切面可见肝正常小叶被散在的圆形或不规则状大小不等的岛屿状再生结节取代，结节周围有灰白色结缔组织包绕。

病理特点是在肝细胞炎症坏死的基础上，小叶结构塌陷，发生弥漫性纤维化，再生肝细胞结节形成，由纤维组织包绕形成假小叶。以肝再生结节形态和大小作为分类标准，可分为3类。

（一）小结节性肝硬化

酒精性肝硬化常属此型。结节大小均匀，直径<3mm，结节间有纤细的灰白色纤维组织间隔。中央静脉位置和数目不规则，可有两三个中央静脉或一个偏在一边的中央静脉，或无中央静脉。

（二）大结节性肝硬化

病毒性肝炎导致的肝硬化常属此型。结节粗大，大小不均，直径>3mm，也可达5cm甚至更大，结节间的纤维组织间隔一般较宽。结缔组织增生导致汇管区显著增宽，常见程度不等的炎症细胞浸润和假胆管增生。

（三）大小结节混合性肝硬化

以上两型的混合，肝内同时存在大、小结节两种病理形态。肝炎后肝硬化也可属此型。

值得注意的是，肝硬化再生结节的大小与病因并非绝对相关。慢性持续的少量肝细胞坏死，其再生结节往往是小结节；而较大范围的肝细胞大量坏死，其再生结节一般是大结节。即一种病因可导致不同病理类型的肝硬化，不同的病因也可发展为同一种类型的肝硬化。

三、临床表现

起病常隐匿，早期可无明显的症状、体征，当病程进展至超过肝脏的代偿范围时，将出现明显的临床表现和并发症。据此，将肝硬化分为代偿期和失代偿期。

（一）代偿期肝硬化

全身症状一般无异常，少部分患者可表现为轻度乏力和食欲不振等非特异性消化道症状，部分患者面色灰暗，亦可见肝掌和（或）蜘蛛痣。肝功能正常或轻度异常，肝脏不肿大或轻度肿大，脾脏轻、中度肿大。人血白蛋白常在正常下限，球蛋白可偏高。此阶段肝硬化的确诊需肝穿刺组织学诊断。

（二）失代偿期肝硬化

症状显著且突出，可分为肝功能减退和门静脉高压症两大类。

1. 肝功能减退的临床表现　如下所述。

（1）全身症状：患者一般情况较差，体重减轻，面色灰暗，皮肤干枯，可有不同程度的色素沉着，部分患者可有口角炎、水肿。主要症状包括：①不同程度的乏力感：可由轻度乏力发展为卧床不起，常与肝病严重程度相一致，可能由于食欲减退、电解质紊乱、营养物质代谢障碍等。②不规则低热：主要原因为肝细胞炎症反应、内毒素血症、肝脏对某些致热物质的灭活减少等，少部分患者可因合并肝癌而导致癌性发热。持续高热常提示感染。③体重下降：这与胃肠道功能障碍、组织分解代谢增强有关。水肿和腹水有时会使体重减轻不明显。

（2）消化道症状：为较早出现且较为突出的症状，包括食欲不振甚至厌食，伴有恶心、呕吐、腹胀、腹痛、腹泻等症状。主要原因有：①肝硬化门静脉高压性胃病：肝硬化门静脉高压引起消化道黏膜充血、水肿，导致胃肠功能障碍，影响对食物的消化、吸收。②肠道菌群失调：肝硬化患者肠道球/杆菌比值异常，细菌毒素刺激胃肠蠕动，引起腹泻。③肝脏对激素代谢异常导致胃肠激素分泌障碍，影响胃肠蠕动及消化功能。④胰腺外分泌功能减退，胰酶分泌减少。⑤电解质紊乱：尤其是低钾、低钠均可加重胃肠道症状。⑥腹水量 >200ml 可出现腹胀。

呕血和便血也是肝硬化较常见且特异的消化道症状，其主要原因为：①食管－胃底静脉曲张破裂出血：为最多见，也最为凶险，出血量大且不易止，是肝硬化患者死亡的主要原因，胃镜检查是唯一可靠的诊断方法。②消化性溃疡出血：在肝硬化患者较正常人更为常见，可能原因为肝脏解毒功能下降，一些促胃液分泌的物质如组胺、5－羟色胺等不经肝脏灭活直接进入体循环，刺激胃酸分泌增加引起溃疡。③门静脉高压性胃病出血：门静脉高压性胃炎多为浅表性，伴有糜烂时可引起上消化道出血，出血量较少。④肝硬化患者合并反流性食管炎、胆系感染、食管癌、胃癌等亦可引起出血。

（3）血液系统表现：出血倾向及贫血是其重要的临床表现之一，有时是肝硬化患者就诊的首发症状。临床常表现为头晕、乏力、牙龈出血、鼻出血、皮肤黏膜出血点或瘀斑、女性月经过多等。主要为脾亢、凝血因子合成减少、毛细血管脆性增加、肠道吸收障碍、胃肠失血等因素引起。

（4）内分泌系统表现：患者面部、颈部、上胸部、肩背等上在静脉引流区出现蜘蛛痣。手掌大、小鱼际部位有红斑，称为开掌。男性患者常有性欲减退、睾丸萎缩、毛发脱落、乳房发育等女性化特征。女性患者有月经失调甚至闭经、不孕等。主要原因是肝功能减退对雌激素灭活作用减弱，致使雌激素在体内堆积，通过负反馈抑制腺垂体的分泌功能，影响垂体－性腺轴、垂体－肾上腺皮质轴的功能，致使雄激素和糖皮质激素减少，雌激素有扩张血管作用，形成蜘蛛痣和肝掌。近年来有研究认为这种表现可能还与肝硬化患者血循环中舒血管因子增加有关。肝功能减退对醛固酮和抗利尿激素灭活减少导致水钠潴留，对腹水的形成起到重要的促进作用。

2. 门静脉高压症的临床表现　门静脉压力由肝静脉楔嵌压和游离肝静脉压的差异估计而得。肝硬化时门静脉阻力增加是发生门静脉高压的始动因素，而门静脉血流量的增加是促进门静脉高压发展的重要因素。肝硬化引起的门静脉高压是窦性的。脾大、侧支循环形成、腹水是门静脉高压的三大临床表现。

（1）脾大：脾脏因被动充血而肿大，上消化道出血时脾脏可暂时缩小。脾脏肿大伴红细胞、白细胞、血小板减少称为脾亢；血吸虫性肝硬化可表现为巨脾，肝功能损害程度反而较轻。

（2）侧支循环形成：当门静脉压力增高到 10~12mmHg，门静脉与体循环之间的侧支循环建立和开放，主要有：①腹壁静脉曲张：为脐静脉开放与副脐静脉、腹壁静脉相连接而形成。血流方向为脐以上向上，脐以下向下。腹壁静脉曲张显著者可呈海蛇头状改变。②食管胃底静脉曲张：被认为是反映肝硬化门静脉高压症最客观的指标，由胃冠状静脉与食管静脉丛吻合形成。食管静脉曲张是肝硬化患者发生上消化道大出血的主要原因。③痔静脉丛扩张：是由直肠上静脉与直肠中、下静脉沟通而形成，可扩张形成痔核。极少部分肝硬化患者以痔破裂出血为首发症状。

（3）腹腔积液：肝硬化出现门静脉高压症时，腹腔内液体的形成速度超过重吸收速度，常导致腹水的发生。腹腔积液发生的机制复杂，主要与门静脉压力升高、低蛋白血症、淋巴生成过多、继发性醛固酮和抗利尿激素生成增多等因素有关。总的来说，腹腔积液主要来自细胞外液的渗出。腹水可突然或逐渐发生。前者常有诱因，如上消化道大出血、感染、酗酒等，导致肝功能迅速恶化，去除诱因后腹腔积液较易消除；后者常无明显诱因，腹腔积液发生前往往先有腹胀，腹腔积液量呈持续增加且不易消除。少量腹腔积液仅有轻微腹胀，随腹腔积液量的增多出现腹壁膨隆、腹胀加重、行走困难、呼吸困难甚至心功能障碍。部分患者伴有右侧胸腔积液，是腹腔积液通过膈淋巴管进入胸腔所致。

四、治疗

肝硬化目前尚无特效治疗，主要是一般支持治疗及预防、治疗各种并发症。

（一）一般治疗

1. 休息　在肝硬化代偿期应动静结合，可参加轻体力活动，但均以不引起疲乏感为原则。肝功能明显异常，并发有肝硬化并发症时，则应以卧床休息为主。

2. 饮食治疗　肝硬化患者以高热量、高蛋白、高维生素及适量脂肪饮食为原则。出现肝性脑病前兆的患者应少用甚至不用蛋白质。出现腹水时应严格控制水分和盐的摄入量。禁用损害肝功能的药物。

3. 支持治疗　失代偿期患者可静脉补充葡萄糖、维生素和氯化钾等营养物质，补液应特别注意维持水、电解质和酸碱平衡，白蛋白严重降低时可静脉补充白蛋白。

（二）药物治疗

病毒复制活跃的患者应根据情况选择干扰素或核苷类似物，给予抗病毒治疗。秋水仙碱有分解胶原和抗炎症作用，剂量为 1mg/d，分 2 次服用，每周 5d。水飞蓟宾可保护肝细胞膜，促进肝细胞再生，每次 2 片，每日 3 次。可适量补充维生素，维生素 C 有促进代谢和解毒作用，维生素 E 有抗氧化和保护肝细胞作用，有凝血障碍者可注射维生素 K_1，B 族维生素有防止脂肪肝和保护肝细胞作用。甘草酸制剂是肝炎及肝硬化最常用的治疗药物，具有较好的保肝降酶、抗纤维化作用，采用异甘草酸镁注射液治疗失代偿期肝硬化取得了较好的疗效。

（三）腹水的治疗

1. 钠、水的摄入　腹水患者必须限钠，给予低盐饮食，每日钠摄入量应控制在 <90mmol/d（5.2g/d）。对于有低钠血症的患者，血钠在 126～135mmol/L 且血清肌酐正常者，可继续利尿疗法，无需限水；血钠在 121～125mmol/L 且血清肌酐正常者应停止利尿；血钠在 121～125mmol/L 且血清肌酐升高 >150μmol/L 者，应停止利尿，给予扩容疗法；血钠≤120mmol/L 者应停止利尿，用胶体物质或盐类给予扩容，但应控制血钠升高速度，避免每 24h 血钠升高 >12mmol/L。

2. 应用利尿剂　首选螺内酯，剂量可由 100mg/d 增加至 400mg/d。如效果不佳，可加用呋塞米，最大可用 160mg/d。使用螺内酯和呋塞米的剂量比例为 100mg∶40mg，同时密切检测临床和生化指标。

3. 治疗性腹腔穿刺术　是治疗大量腹水或顽固性腹水的首选治疗方法。抽吸腹水量 <5L 时，应补充血浆扩容剂，如 150～200ml 琥珀酰明胶（佳乐施）或尿素交联明胶，不需要用白蛋白扩容。抽吸大量腹水时应补充白蛋白 8g/L 扩容，即 20% 白蛋白 100ml/3L 腹水。

4. 经颈静脉肝内门 - 体分流术（TIPS）　TIPS 是一种治疗难治性腹水很有效的方法，在很大程度上代替了门 - 腔分流术。TIPS 可使肾素 - 血管紧张素 - 醛固酮系统功能继发性降低，从而增加钠和水的排出。行 TIPS 后有大约 25% 患者发生肝性脑病，60 岁以上患者发生率更高。需要频繁行穿刺术的患者（一般在每月 3 次以上）可考虑 TIPS 治疗。还有研究表明，TIPS 可使 60%～70% 患者的胸腔积液消退。

5. 肝移植　所有肝硬化腹水患者都应考虑肝移植。

（四）并发症的治疗

1. 上消化道出血　根据症状及体征估计出血量，迅速恢复血容量（静脉补液或输血），并密切检测生命体征，采取有效止血措施并预防肝性脑病、肝肾综合征等严重并发症。止血措施可根据实际情况，采用内镜下注硬化剂至曲张的静脉或用皮圈套扎曲张静脉，或两种方法同时使用。药物止血治疗，如食管胃底静脉曲张破裂出血，可使用垂体后叶素、血管加压素等降低门静脉压力的药物；如消化性溃疡所致出血，可使用抑制胃酸分泌的药物。

2. 自发性细菌性腹膜炎　腹水中性粒细胞计数 $>250×10^6/L$ 的患者可经验性地使用抗生素治疗。无症状、有肠鸣音的患者可使用口服抗生素治疗，第三代头孢菌素已被证明为有效。如抗生素治疗 2d 后腹水中性粒细胞计数比治疗前降低不到 25%，应考虑治疗失败，应高度怀疑继发性腹膜炎。SBP 患者如出现肾功能不全的体征，应输注白蛋白，前 6h 为 1.5g/kg，然后 1g/kg，用 3d。所有 SBP 患者都应考虑肝移植。

3. 肝性脑病　目前尚无特效疗法，需采取综合措施。去除诱发肝性脑病的诱因如上消化道出血、感染等，纠正低钾低氯性碱中毒等代谢紊乱，促进氨等毒性物质的清除，清洁肠道、控制肠道菌群及降低肠道 pH。

4. 肝肾综合征　无有效治疗方法。可采取以下措施：去除诱因，如上消化道出血、感染等；限制水、钠摄入，保持水、电解质平衡；输注右旋糖酐 40、白蛋白或腹水回输等方法，对低排高阻型肝肾综合征有疗效；使用八肽加压素、多巴胺舒张肾血管，增加肾皮质血流量，提高肾小球滤过率。

（五）肝移植

肝移植是目前治疗肝硬化及其并发症最有效的方法。

五、护理措施

（一）一般护理

（1）失代偿期应卧床休息，尽量取平卧位，以增加肝肾血流量。卧床期间注意保护皮肤。

（2）给予高热量、高维生素、易消化、无刺激的软食，选用优质蛋白。适量脂肪，限制动物脂肪的摄入。有肝性脑病先兆时应暂禁蛋白质摄入，有腹水者应给低盐或无盐饮食。必要时遵医嘱给予静脉补充营养。

（3）黄疸可致皮肤瘙痒，应避免搔抓皮肤，定时翻身，使用温水或性质柔和的护肤品清洁皮肤。

（4）指导患者遵医嘱按时、按量服药，片剂口服药应研碎服用。肝功能不全或肝性脑病前期症状出现时不能随意应用镇静剂、麻醉剂。便秘者给予缓泻剂，保持大便通畅。

（5）观察患者生命体征、意识及尿量变化，定期监测生化指标。

（6）肝硬化病程漫长，患者常有消极悲观情绪，应给予精神上安慰和支持，保持愉快心情，安心休养，有助于病情缓解。

（二）症状护理

腹腔积液及水肿的护理：

（1）大量腹腔积液时取半卧位，以利呼吸。抬高下肢，以减轻下肢水肿。男性患者出现阴囊水肿时可用吊带将阴囊托起。

（2）根据病情给予低盐或无盐饮食，每日液体摄入量不超过 1 000ml。

（3）保持床铺干燥平整，经常更换体位，避免局部长期受压。

（4）观察患者腹水消退情况注意有无呼吸困难和心悸表现，准确记录每日出入量，定期测量腹围和体重，协助医师作好腹腔穿刺的护理。

六、健康教育

（1）合理安排作息时间，保证充足睡眠；防止便秘，减少有害物质的产生。

（2）禁止饮酒、吸烟；指导正确饮食。

（3）注意保暖，保持居住环境卫生，防止感染。

（4）避免食管静脉曲张破裂的诱发因素，如粗糙食物、剧烈咳嗽、腹压增高等。

（5）教会患者正确记录尿量、腹围、体重的方法。

（6）严格遵医嘱服药，尽量避免使用对肝脏有损害的药物，学会识别药物的不良反应及肝性脑病的前期症状，定期门诊随访。

（朱薇薇）

第八节　肝性脑病

一、概述

肝性脑病是由肝衰竭或肝硬化等严重慢性肝病发生一系列代谢紊乱，影响中枢神经系统的正常功能，出现以神经、精神症状为主的一种综合征。主要表现是意识障碍、行为失常和昏迷，过去也称肝昏迷。

二、护理评估

1. 病史　仔细询问病史，了解主要的症状及特点，即患者的性格、神志、精神状态有无异常，此次发病缓急、病程长短、有无诱发因素。询问患者今日是否进食大量的动物蛋白质，有无便秘。既往有无精神病史。了解患者是哪类肝病，是否行门体分流术。既往及目前的检查、用药和治疗情况。还应了解患者的心理状态。

2. 身体评估　患者的意识状态、营养状况、皮肤黏膜、肝脾情况、腹部体征、神经系统检查及实验室检查。

（一）临床表现

分四期。

1. 前驱期　轻度的性格改变和行为失常、思维迟钝、记忆减退、智能障碍、欣快激动或淡漠少言，可有扑翼样震颤。

2. 昏迷前期　以意识错乱、睡眠障碍、行为失常为主。患者可出现计算力、定向力减退，言语不清，举止反常，昼睡夜醒，甚至有幻觉、恐惧、狂躁，有明显的神经系统体征。患者可出现不随意运动或运动失调。

3. 昏睡期　以昏睡及精神错乱为主。大部分时间为昏睡状态，可唤醒，醒时可应答，但常有神志不清和幻觉、肌张力增加，神经系统症状持续加重。

4. 昏迷期　神志完全丧失，不能唤醒。浅昏迷时对疼痛等强刺激有反应。腱反射和肌张力仍亢进。深昏迷时各种反射消失，肌张力降低，瞳孔散大，可出现阵发性惊厥。

（二）实验室辅助检查

1. 因肝病类型而异　急性肝性脑病常以血清胆红素、PT异常为主。慢性肝性脑病多伴低白蛋白血症、高γ-球蛋白血症。严重肝性脑病多有电解质异常，血清尿素氮、肌酐在伴有功能性肾衰竭时升高。

2. 血氨　慢性肝性脑病尤其是门体分流性肝病患者多有血氨升高。急性肝衰竭所致肝病血氨多正常。

3. 血浆氨基酸　BCAA减少，AAA尤其是色氨酸常明显增加，两者比例倒置<1，在慢性肝性脑病更明显。

4. 简易智力测验　如计算力、定向力等。

（三）护理诊断

1. 感知的改变　与肝功能减退、血氨增高有关。

2. 受伤的危险　与患者意识障碍有关。

3. 营养失调：低于机体需要量　与限制蛋白质饮食有关。

4. 活动无耐力　与肝功能减退、营养摄入不足有关。

5. 感染的危险　与长期卧床、营养失调、抵抗力下降有关。

6. 知识缺乏　与缺乏相关知识有关。

（四）护理评估及处理（图 4 – 12）

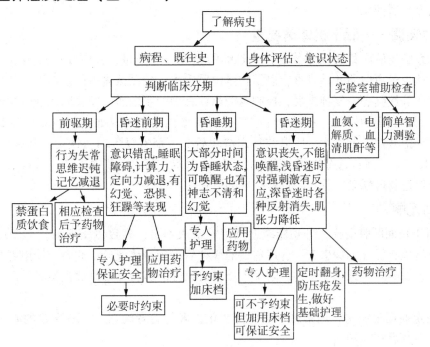

图 4 – 12　肝性脑病患者的评估及处理

三、护理措施

（一）感知改变

（1）严密观察患者思维，判断意识障碍的程度，加强对患者生命体征的监测并记录。

（2）安抚患者，给予情感上的支持。

（3）安排专人护理。

（4）保持患者排便通畅：如有便秘，禁用肥皂水灌肠，因会增加氨的吸收。可用杜秘克 90ml 加生理盐水 100ml 灌肠，灌肠时应注意让患者先将臀部抬高，待药液灌注后采取右侧卧位，使药液进入右半结肠，因右半结肠是产氨最多的地方。

（二）受伤的危险

（1）患者出现意识障碍或躁动时，有可能威胁到生命安全，故应在患者的床上加用床档，必要时可应用约束带，防止坠床或撞伤。约束带在使用时应注意患者肢体皮肤的变化，应用棉垫包裹后再约束，每 2 小时放松一次，观察皮肤的情况。躁狂的患者可用大单在其胸腹部及膝部处进行约束，注意大单的宽度和松紧度要适宜。

保护用具的种类：

1）床档：预防患者坠床。半自动床档：可按需升降。

2）约束带的应用：需限制患者肢体活动时使用约束带，常用于固定手腕、踝部及膝部，防止发生意外。

3）宽绷带约束：先用棉垫包裹手腕或踝部，再用宽绷带打成双套结，套在棉垫外稍拉紧，使不脱出，以不影响肢体血循环为度，然后将带子固定于床缘上。

（2）如出现昏迷的患者首先保持呼吸道的通畅，保证氧气的供给：注意观察患者口中有无分泌物，可将患者头偏向一侧，并及时清除分泌物。有尿失禁或尿潴留者，可予留置导尿管，保持会阴部皮肤的干燥、清洁，预防感染，并准确记录尿的量及颜色。

（3）昏迷患者应预防压疮的发生，每 2 小时翻身一次，每次翻身后应在骨突处按摩或热敷以促进血液循环,可在两腿之间放软枕,在骶尾部给予防压疮垫加以保护,必要时也可应用防压疮气垫床置于床垫与褥子之间充气后使用。

(三)营养失调——低于机体需要量

患者出现肝性脑病后应禁蛋白质饮食,予足够的糖类补充能量,并应配以高热量、高维生素的饮食。清醒后可以从少量蛋白质开始进食,以植物蛋白质为主。控制饮食中的蛋白质:严重肝病患者,在发生肝性脑病前或肝性脑病恢复神志后,控制与调整饮食中的蛋白质是减少肠源性物质的重要措施。长期禁食蛋白质不利于疾病的恢复。慢性肝性脑病患者有蛋白质消耗,如限蛋白质会降低机体的抗病能力,增加感染及其他并发症的危险,所以在神志清醒后,逐渐恢复蛋白质饮食。开始 0.5g/(kg·d),能耐受时增至 40g/d。目前首选植物蛋白质代替动物蛋白质,每日可提高至 40~80g,因植物蛋白质含纤维素丰富,能促进肠道蠕动,且有降低氨生成的潜在作用。

(四)活动无耐力

(1)患者由于长期肝脏受损,肝功能减退及营养摄入不足,导致体质下降,不能从事重体力劳动或长时间的活动,也有肝性脑病患者在昏迷前期的躁狂后出现身体疲乏,此时应让患者卧床,有专人陪护,在患者进食、如厕时保证其安全性,陪护人员暂时离开时应将信号灯放在患者伸手可及处,以随时通知医护人员。

(2)护士应定时巡视病房,观察患者的病情变化,多与患者沟通,了解患者的心理状态,以帮助患者进行生活护理及晨晚间护理。

(五)感染的危险

(1)患者抵抗力低下,应注意避免感染,首先保持床单位的清洁、干燥,保证患者的个人卫生,减少外来人员探视,减少与外界的接触。

(2)如有感染,应遵医嘱正确及时的应用抗生素,并观察药物的作用。

(六)知识缺乏

(1)向家属患者介绍有关知识,介绍预防措施,如多与患者交流沟通,以判断患者的意识状态。

(2)让患者保持大便通畅,便秘时及时应用药物。预防便秘:便秘时可使肠道内的氨产生增多,诱发肝性脑病,故应保持排便通畅,可口服缓泻药,也可灌肠,但禁用肥皂水灌肠。

(3)进蛋白质饮食时以植物蛋白质为主如豆腐,减少动物蛋白质的摄入如肉类。

(4)让患者注意个人卫生及家庭卫生,避免感染。

四、肝性脑病患者护理流程(图 4-13)

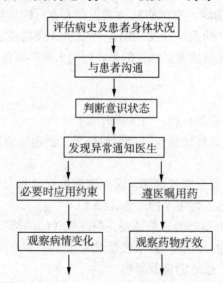

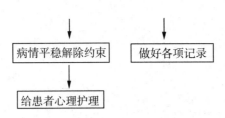

图 4 – 13 肝性脑病患者护理流程

五、预防和处理各种诱因

1. 预防和处理上消化道出血 如有上消化道出血要对症处理，及时止血。停止出血后要及时清除胃肠道内的积血，可口服泻药或清洁灌肠。如有出血倾向的要加用增加凝血机制的药物。

2. 降氨疗法 可以静脉滴注支链氨基酸、精氨酸或谷氨酸钠治疗。

（朱薇薇）

第五章

泌尿系统疾病的护理

第一节 急性肾小球肾炎

一、概述

急性肾小球肾炎，简称急性肾炎，是以急性肾炎综合征为主要临床表现的一组疾病。急性起病，以血尿、蛋白尿、水肿、高血压为特点，并可有一过性氮质血症。多见于链球菌感染后，少数患者由其他细菌、病毒及寄生虫感染引起。本节主要介绍链球菌感染后急性肾炎。

本病是一种常见的肾脏疾病。好发于儿童，男性多见，预后大多良好，常在数月内自愈。

二、病因及发病机制

根据流行病学、临床表现、动物实验的研究已知本病多由 β-溶血性链球菌 "致肾炎菌株" 感染所致。常在扁桃体炎、咽炎、猩红热、丹毒、化脓性皮肤病等链球菌感染后发病，患者血中抗溶血性链球菌溶血素 "O" 滴度增高。感染的严重程度与是否发生急性肾炎及其严重性之间不完全一致。

本病主要由感染所诱发的免疫反应引起。链球菌感染后导致机体免疫反应，可在肾小球内形成抗原-抗体免疫复合物。链球菌的细胞壁成分或某些分泌蛋白刺激机体产生抗体，形成循环免疫复合物沉积于肾小球，或原位免疫复合物种植于肾小球，最终发生免疫反应引起双侧肾脏弥漫性炎症。

三、病理

本病病理类型为毛细血管内增生性肾炎。

（一）大体标本

肾脏体积增大，色灰白而光滑，表面可有出血点。切面皮质和髓质境界分明，锥体充血、肾小球呈灰白色点状。

（二）光镜

病变通常为弥漫性肾小球病变，以内皮细胞和系膜细胞增生为主要表现。累及大多数肾小球。由于抗原抗体免疫复合物的形成，使得毛细血管内皮细胞及系膜细胞发生肿胀和增生，当增生时会促进微血管周围产生新月形的肥厚，肿大的新月形区产生纤维化，并形成瘢痕组织，阻塞肾小球的血液循环并压迫毛细血管，导致毛细血管腔狭窄，甚至闭塞。急性期可伴有中性粒细胞及单核细胞的浸润。电镜检查可见肾小球上皮细胞下有驼峰状大块电子致密物沉积。

（三）免疫荧光

可见 IgG 及 C3 呈粗颗粒状沿系膜区和/或毛细血管壁沉积。

四、护理评估

（一）病史

询问患者有无近期感染，特别是皮肤及上呼吸道感染（如皮肤脓疱疮、咽炎、扁桃体炎等）。有无近期外出或旅游接触病毒、细菌、真菌或寄生虫等情况。此外，近期的患病、手术或侵入性检查也会造成感染的发生。

（二）身体评估

1. 潜伏期　急性肾炎多发生于前驱感染后，常有一定的潜伏期，平均 10～14d。这段时间相当于机体接触抗原后产生初次免疫应答所需时间。潜伏期的时间通常与前驱感染部位有关：咽炎一般 6～12d，平均 10d；皮肤感染一般 14～28d，平均 20d，由此可以看出通常呼吸道感染潜伏期较皮肤感染短。

2. 尿液异常　如以下内容所述。

（1）血尿：几乎全部患者都有肾小球源性血尿，约 30%～40% 的患者出现肉眼血尿，且常为第一症状，尿液呈混浊红棕色，为洗肉水样或棕褐色酱油样。肉眼血尿持续 1～2 周后转为镜下血尿。镜下血尿持续时间较长，常 3～6 月或更久。

（2）蛋白尿：绝大多数患者有蛋白尿。蛋白尿一般不重，常为轻、中度，仅不到 20% 的病例呈大量蛋白尿（>3.5g/d）。尿沉渣中尚可见白细胞，并常有管型（颗粒管型、红细胞管型及白细胞管型等）。

3. 水肿　常为首发症状。见于 70%～90% 左右的患者，多表现为早起眼睑水肿，面部肿胀，呈现所谓的"肾炎病容"，并与平卧位置及组织疏松程度有关。严重时出现全身水肿、胸腔积液、腹腔积液，指压可凹性不明显。

4. 高血压　70%～90% 的患者有不同程度的高血压，一般为轻度或中度的增高，成人多在（150～180）/（90～100）mmHg。少数出现严重高血压，甚至并发高血压脑病。患者可表现为头痛、头昏、失眠，甚至昏迷、抽搐。

5. 肾功能异常　部分患者在起病早期可因尿量减少而出现一过性氮质血症，常于 1～2 周后随尿量增加而恢复正常，仅极少数患者可出现急性肾衰竭。

6. 全身症状　除水肿、血尿之外，患者常伴有腰酸腰痛、食欲减退、恶心呕吐、疲乏、精神不振、心悸、气急，部分患者有发热，体温一般在 38℃ 左右。

7. 并发症　部分患者在急性期可发生较严重的并发症。

（1）急性充血性心力衰竭：多见于老年人。在小儿患者中急性左心衰竭可成为急性肾炎首发症状，如不及时治疗，可迅速致死。此症常发生于肾炎起病后第 1～2 周内，一般表现为少尿、水肿加重，渐有呼吸困难，不能平卧，肺底有水泡音或哮鸣音，心界扩大，心率加速，第一心音变钝，常有收缩期杂音，有时可出现奔马律，肝大，颈静脉怒张。患者病情危急，但经过积极抢救利尿后，症状常迅速好转。急性肾炎并发急性心力衰竭的原因主要是肾小球滤过率降低及一系列内分泌因素引起水钠潴留，循环血容量急骤增加。

（2）高血压脑病：常见症状是剧烈头痛及呕吐，继之出现视力障碍，意识改变，嗜睡，并可发生阵发性惊厥或癫痫样发作。本症是在全身高血压的基础上，脑内阻力小血管自身调节紊乱，血压急剧升高，脑血管痉挛引起脑缺血和脑水肿所致。

（3）急性肾衰竭：随着近年来对急性充血性心力衰竭和高血压脑病及时有效地防治，这两类并发症的死亡率已明显下降，因此急性肾炎的主要致死并发症为急性肾衰竭。链球菌感染后急性肾炎并发急性肾衰竭预后较其他病因所致者为佳，少尿或无尿一般持续 3～5d 后，肾小球滤过功能改善，尿量增加，肾功能逐渐恢复。

（三）实验室检查

1. 尿液检查　相差显微镜检查示尿中 80% 以上的红细胞是外形扭曲变形的多形性红细胞。尿沉渣中红细胞管型具有诊断价值，也可见到少量白细胞、上皮细胞、透明管型及颗粒管型。尿蛋白一般不重，定量通常为 1~2g/d，只有大约不到 20% 的病例可呈大量蛋白尿（ >3.5g/d）。

2. 血常规检查　常见轻度贫血，呈轻度正色素、正红细胞性贫血，此与血容量增大血液稀释有关。白细胞计数大多正常，但当感染病灶未愈时，白细胞总数及中性粒细胞常增高。

3. 血生化检查　血清补体 C3 及总补体在起病时下降，8 周内逐渐恢复至正常，血清抗链球菌溶血素 O（ASO）抗体升高（大于 1：400），循环免疫复合物及血清冷球蛋白可呈阳性。血沉常增快，一般在 30~60mm/h（魏氏法）。

（四）心理社会评估

（1）评估患者对疾病的反应：是否存在焦虑、恐惧等负性情绪，护士要耐心听取患者的倾诉以判断他（或她）对患病的态度。

（2）评估可能会帮助患者的家属、朋友、重要关系人的能力。

（3）评估患者及其家属对疾病治疗的态度：对于年龄较小的患者，家属往往因过分着急而过分约束或放纵患儿，护理人员应特别注意评估患儿及其家属对疾病病因、注意事项及预后的认识、目前的心理状态及对护理的要求。

五、护理诊断及医护合作性问题

1. 体液过多　与肾小球滤过率下降、尿量减少、水钠潴留有关。
2. 活动无耐力　与水肿及低盐饮食有关。
3. 营养不良：低于机体需要量　与食欲不振，摄入量减少有关。
4. 潜在并发症　急性充血性心力衰竭、高血压脑病、急性肾衰竭。
5. 有皮肤完整性受损的危险　与水肿、营养摄入差有关。

六、计划与实施

通过治疗与护理，患者的水、电解质保持平衡，水肿减轻，无体液潴留症状。患者体重维持在正常范围内，无营养不良的表现。护士能及时发现并发症并能及时给予处理。

（一）观察病情

注意观察水肿的部位、程度及消长情况，记录 24h 出入液量，监测尿量变化。密切观察血压及体重改变的情况。观察有无急性左心衰竭和高血压脑病的表现。监测实验室检查指标如尿常规、肾功能、血电解质等结果。

（二）活动与休息

急性期患者应绝对卧床休息，症状比较明显者卧床休息 4~6 周，直至肉眼血尿消失、水肿消退及血压恢复正常后，逐步增加活动，可从事轻体力活动，1~2 年内避免重体力活动和劳累。

（三）饮食护理

根据水肿、高血压及肾功能损害程度确定饮食原则。一般认为肾功能正常者蛋白质入量宜保持正常，按 1g/（kg·d）供给。出现氮质血症及明显少尿阶段时应限制蛋白质的摄入，按 0.5g/（kg·d）供给，且优质蛋白，即富含必需氨基酸的动物蛋白如牛奶、鸡蛋、瘦肉等所占的比例在 50% 以上。

热能的供给：25~30kcal/（kg·d），约为每日 1 600~2 000kcal。热能的主要来源是碳水化合物及脂肪，其中脂肪以植物性脂肪为主。

在水肿及高血压时，每日食盐以 1~2g 为宜。如果患者出现少尿或高钾血症，应限制富含钾的食物，如海带、紫菜、菠菜、山药、香蕉、枣、坚果、浓肉汤、菜汤等。

根据患者的尿量适当控制液体摄入，一般计算方法是前一天患者尿量 +500ml。严重水肿、少尿或无尿者液体入量应低于 1 000ml/d。

（四）用药护理

急性肾炎主要的病理生理改变是水钠潴留，细胞外液容量增大，发生水肿、高血压，直至循环过度负荷，心功能不全，故利尿降压是对症治疗的重点。

1. 利尿剂　高度水肿者使用利尿剂，达到消肿、降压，预防心、脑并发症的目的。常用噻嗪类利尿剂，如使用氢氯噻嗪 25mg，每日 2～3 次口服。必要时给予袢利尿剂，如呋塞米 20～60mg/d，注射或分次口服。一般不用保钾利尿剂。长期使用利尿剂可以发生电解质紊乱（如低血钾等）、低氯性代谢性碱中毒、继发性高尿酸血症、高血糖及高脂蛋白血症等，护士应严密观察患者有无不良反应。

2. 降压药物　积极而稳步地控制血压可增加肾血流量，改善肾功能，预防心、脑并发症。常用的药物为普萘洛尔 20～30mg，每日 3 次口服。还可使用钙通道阻滞剂如硝苯地平 20～40mg/d，分次口服，或者使用血管扩张药如肼屈嗪 25mg，每日 2 次。

3. 抗炎药物　有上呼吸道或皮肤感染者，应选用无肾毒性抗生素治疗，如青霉素、头孢霉素等，一般不主张长期预防性使用抗生素。反复发作的慢性扁桃体炎，待肾炎病情稳定后（尿蛋白少于＋，尿沉渣红细胞少于 10 个/高倍视野）可做扁桃体摘除。术前术后两周注射青霉素。

4. 中药治疗　本病多属实证，根据辨证可分为风寒、风热、湿热，因此可分别予以宣肺利尿、凉血解毒等疗法。但应注意目前有文献报道防己、厚朴和马兜铃等中药可引起肾间质炎症和纤维化，应避免应用上述中药。

（五）透析治疗的护理

少数发生急性肾衰竭而有透析指征时（参见"慢性肾衰竭护理"），应及时给予透析（血液透析或腹膜透析均可）。特别是下列两种情况：

（1）出现急性肾衰竭，特别是发生高血钾时。

（2）严重水钠潴留，引起急性左心衰竭者。由于本病具有自愈倾向，肾功能多可逐渐恢复，一般不需要长期维持透析。

（六）健康教育

（1）指导患者积极锻炼身体，增强体质，改善身体防御功能，减少感冒的发生，改善环境卫生，注意个人清洁卫生，避免或减少上呼吸道及皮肤感染，可降低急性肾炎的发病率。嘱患者及家属一旦发生感染应及时使用抗菌药物，重视慢性疾病治疗，如慢性扁桃体炎、咽炎、龋齿、鼻窦炎及中耳炎。在链球菌流行时可短期使用抗菌药物以减少发病。

（2）指导患者避免接触有害于肾的因素，如劳累、妊娠及应用肾毒性药物，如氨基糖苷类抗生素。

（3）教会患者及家属计算出入量、测量体重和血压的方法。

（4）指导患者及家属有关药物的药理作用、剂量、不良反应及服用时的注意事项。

（5）嘱患者病情变化时应及时就医，不可耽误。

（6）病情预后：患者可于 1～4 周内出现利尿、消肿、降压。仅 6%～18% 的患者遗留尿异常和高血压而转成慢性肾炎，只有不到 1% 的患者可因急性肾衰竭救治不当而死亡。

七、预期结果与评价

（1）患者的水、电解质保持平衡，水肿减轻，无体液潴留。

（2）患者体重维持在正常范围内，无营养不良的表现。

（3）患者能充分休息。

（4）护士及时发现患者有无并发症出现。

（5）患者皮肤完整，无受损。

（余昌娥）

第二节 急进性肾小球肾炎

一、概述

急进性肾小球肾炎是以急性肾炎综合征、肾功能急剧恶化、多早期出现少尿型急性肾衰竭为临床特征，病理类型为新月体肾小球肾炎的一组疾病。根据免疫病理可分为三型：Ⅰ型（抗肾小球基膜型）、Ⅱ型（免疫复合物型）、Ⅲ型（无免疫复合物）。

二、病因及发病机制

引起急进性肾炎的有下列疾病：

（一）原发性肾小球疾病

（1）原发性弥漫性新月体肾炎。

（2）继发于其他原发性肾小球肾炎：如膜增殖性肾小球肾炎、IgA肾炎等。

（二）继发于全身性疾病

急性链球菌感染后肾小球肾炎、急性感染性心内膜炎、系统性红斑狼疮，肺出血－肾炎综合征等。

三、病理

病理类型为新月体肾小球肾炎。光镜下以广泛的大新月体形成为主要特征，病变早期为细胞新月体，后期为纤维新月体。另外，Ⅱ型常伴有肾小球内皮细胞和系膜细胞增生，Ⅲ型常可见肾小球节段性纤维素样坏死。免疫病理学检查是分型的主要依据，Ⅰ型IgG和C3呈光滑线条状沿肾小球毛细血管壁分布；Ⅱ型IgG和C3呈颗粒状沉积于系膜区及毛细血管壁；Ⅲ型肾小球内无或仅有微量免疫沉积物。电镜下可见Ⅱ型电子致密物在系膜区和内皮下沉积，Ⅰ型和Ⅲ型无电子致密物。

四、护理评估

（一）健康史

护士要询问患者有无近期感染，特别是皮肤及上呼吸道感染（例如近期得过皮肤脓疱疮、咽炎、扁桃体炎等）。有无近期外出或旅游而暴露于病毒、细菌、真菌或寄生虫的情况。

（二）身体评估

患者可有前驱呼吸道感染，起病多突然，病情急骤进展。急性肾炎综合征（血尿、蛋白尿、水肿、高血压）、早期出现少尿或无尿、进行性肾功能恶化并发展成尿毒症，为其临床特征。患者常伴有中度贫血。此病可有三种转归：①在数周内迅速发展为尿毒症。②肾功能损害的进行速度较慢，在几个月或1年内发展为尿毒症。③少数患者治疗后病情稳定，甚至痊愈或残留不同程度肾功能损害。

（三）辅助检查

（1）血尿素氮及肌酐呈持续性增高，内生肌酐清除率明显降低，不同程度的代谢性酸中毒及高血钾，血钙一般正常，血磷也在正常范围，镜下血尿。

（2）血常规有贫血表现。

（3）免疫学检查异常主要有抗GBM抗体阳性（Ⅰ型）、ANCA阳性（Ⅲ型）。此外，Ⅱ型患者的血循环免疫复合物及冷球蛋白可呈阳性，并可伴血清补体C3降低。

（四）心理社会评估

（1）评估患者对疾病的反应，护士要耐心听取患者的倾诉以判断他（或她）对患病的态度。

（2）评估可能会帮助患者的家属、朋友、重要关系人的能力。

（3）评估患者及其家属对疾病治疗的态度。

五、护理诊断及医护合作性问题

1. 营养不良：低于机体需要量　与食欲不振，摄入量减少有关。
2. 潜在并发症　急性充血性心力衰竭、高血压脑病、急性肾衰竭。
3. 有感染的危险　与机体免疫力低下有关。
4. 体液过多　与肾功能损害、水钠潴留有关。
5. 焦虑　与缺乏诊断及治疗的相关知识，或对治疗及预后不可知有关。

六、计划与实施

急进性肾小球肾炎的治疗包括针对急性免疫介导性炎症病变的强化治疗以及针对肾病变后果的对症治疗两方面。总体治疗目标是患者能够维持营养平衡、维持出入量平衡、维持水电解质和酸碱平衡、无感染发生、焦虑程度减轻。

（一）一般治疗及护理

患者应卧床休息，进低盐、低蛋白饮食，每日每公斤体重所给蛋白质量及水分可按急性肾炎原则处理，纠正代谢性酸中毒及防治高钾血症。注意个人卫生，保持皮肤清洁，要经常用温水擦洗，剪短指甲以免抓破皮肤。保持床铺被褥整洁、干燥、平整，预防皮肤感染。一旦发生感染后及早给予青霉素或敏感抗生素治疗。

（二）强化血浆置换疗法

应用血浆置换机分离患者的血浆和血细胞，弃去血浆，以等量正常人的血浆和患者血细胞重新输入体内，以降低血中抗体或免疫复合物浓度。通常每日或隔日 1 次，每次置换血浆 2～4L，直到血清抗体或免疫复合物转阴、病情好转，一般需置换 10 次左右。该疗法需配合糖皮质激素及细胞毒药物，以防止在机体大量丢失免疫球蛋白后大量合成而造成反跳。该疗法适用于各型急进性肾炎，但主要适用于Ⅰ型。

（三）甲泼尼龙冲击伴环磷酰胺治疗

以抑制炎症反应，减少抗体生成，为强化治疗之一。甲泼尼龙 500～1 000mg 溶于 5% 葡萄糖液中静脉点滴，每日或隔日 1 次，3 次为一疗程。甲泼尼龙冲击疗法也需伴以泼尼松及环磷酰胺口服治疗。甲泼尼龙冲击时护士应注意观察有无感染和水、钠潴留等不良反应。

（四）替代治疗

急性肾衰竭已达透析指征者，应及时透析。肾移植应在病情静止半年后进行。

（五）健康教育

护士应给患者相关指导，包括用药、饮食、活动的方法。教育患者增强自我保健意识，预防感染，防止受凉；呼吸道感染高发季节应避免或尽量减少到人群密集的场所，以避免发生感染，加重病情。一旦发生感染后应及早就医。

七、预期结果与评价

（1）患者能够维持营养平衡。
（2）患者无感染发生。
（3）患者维持出入量平衡。
（4）患者维持水电解质和酸碱平衡。
（5）患者主诉焦虑程度减轻。

（余昌娥）

第三节　慢性肾小球肾炎

一、概述

慢性肾小球肾炎简称慢性肾炎，是以蛋白尿、血尿、水肿、高血压为基本临床表现，起病方式各不相同，病程迁延，进展缓慢，可有不同程度的肾功能减退，最终将发展为慢性肾衰竭的一组肾小球病。慢性肾小球肾炎可发生于任何年龄，但多见于青壮年，男性多于女性。

二、病因及发病机制

多数患者病因不明，急性链球菌感染后肾炎迁延不愈，可转为慢性肾炎。大部分慢性肾炎与急性肾炎之间并无明确关系，可能是由于各种细菌、病毒、原虫、支原体、真菌、药物及毒物侵入体内后通过免疫机制、炎症介质因子及非免疫机制等引起本病。目前乙型肝炎病毒感染所致的肾炎，已引起人们的重视。

（1）免疫机制：一般认为是变态反应所致的肾小球免疫性炎症损伤，大部分是免疫复合物型。循环免疫复合物沉积于肾小球，或由于肾小球原位的抗原与抗体形成复合物而激活补体，引起肾组织损伤。

（2）非免疫机制：①肾内血管硬化：肾小球病变能引起肾内血管硬化，加重肾实质缺血性损害。肾脏病理检查显示，慢性肾炎患者的肾小动脉血管硬化的发生率明显高于正常肾脏，而硬化的小动脉可进一步引起肾缺血从而加重肾小球的损害。②高血压加速肾小球硬化：在肾炎后期，患者可因水、钠潴留等因素而出现高血压，持续的高血压会引起缺血性改变，导致肾小动脉狭窄、闭塞，加速肾小球的硬化。③高蛋白负荷的影响：高蛋白饮食使肾血流量及肾小球滤过率增加，持续的高灌注及高滤过最终将导致肾小球硬化。④肾小球系膜的超负荷状态：正常时肾小球系膜具有吞噬、清除免疫复合物及其他蛋白质颗粒的功能，是一种正常保护性作用。当超负荷时，为了吞噬这些物质，促使系膜细胞增生，系膜基质增多，系膜区明显扩张，终于使肾小球毛细血管阻塞、萎缩。

三、病理

常见的为系膜增生性肾小球肾炎、膜性肾病、系膜毛细血管性肾小球肾炎及局灶性节段性肾小球硬化等。早期可表现为肾小球内皮细胞及系膜细胞增生，基底膜增厚；晚期肾皮质变薄、肾小球毛细血管袢萎缩，发展为玻璃样变或纤维化，剩余肾单位呈代偿性增生与肥大，使肾表面呈颗粒状，肾体积缩小，最后呈"固缩肾"。除肾小球病变外，尚可伴有不同程度肾间质炎症及纤维化，肾小管萎缩，肾内小血管硬化等。

四、护理评估

（一）健康史

详细询问患者有无急性肾小球肾炎及其他肾病史，就诊情况和治疗经过，家族中有无类似疾病者等。

（二）身体评估

慢性肾炎多发生于青壮年，出现症状时的年龄多在 20～40 岁之间。起病多隐匿，进展较缓慢（2～3 年至数十年不等）。大多数慢性肾炎患者无明显的急性肾炎史，小部分则是由急性肾炎迁延不愈而进入慢性阶段。由于慢性肾炎是一组病因和病理改变不完全相同的疾病，故临床表现有很大差异，现将慢性肾炎的共同性表现，归纳如下。

1. 尿液异常改变　尿异常几乎是慢性肾炎患者必有的症状。蛋白尿和血尿出现较早，多数为轻度蛋白尿和镜下血尿，部分患者可出现大量蛋白尿或肉眼血尿。多数患者由于蛋白尿因而排尿时泡沫明显增多且不易消失，尿蛋白含量不等，一般常在 $1 \sim 3g/d$，亦可呈大量蛋白尿（$>3.5g/d$）。在尿沉渣中常有颗粒管型和透明管型，伴有轻度至中度血尿，偶有肉眼血尿。

2. 水肿　大多数患者有不同程度的水肿，轻者仅面部、眼睑和组织疏松部位轻至中度可凹性水肿，一般无体腔积液。水肿重时则遍及全身，并可有胸腔或腹腔积液，少数患者始终无水肿。

3. 高血压　大多数慢性肾炎患者迟早会出现高血压，有些患者以高血压为首发症状，多为中等度血压增高，尤其以舒张压增高明显。血压可持续性升高，亦可呈间歇性升高。有的患者因血压显著增高而出现头胀、头晕、头痛、失眠、记忆力减退。持续高血压数年之后，可使心肌肥厚，心脏增大，心律失常，甚至发生心力衰竭。患者可伴有"慢性肾炎眼底改变"，即眼底视网膜动脉变细、迂曲反光增强和动静脉交叉压迫现象，少数可见絮状渗出物和出血。

4. 肾功能损害　慢性肾炎的肾功能损害呈慢性进行性损害，早期主要表现为肾小球滤过率下降，多数患者在就诊时未降到正常值的 50% 以下，因此血清肌酐及尿素氮可在正常范围内，临床上不出现氮质血症等肾功能不全的症状。后期随着被损害的肾单位增多，肾小球滤过率下降至正常值的 50% 以下，若这时在应激状态（如外伤、出血、手术或药物损害等）下，加重肾脏的负担，则可发生尿毒症症状。进展快慢主要与病理类型相关，如系膜毛细血管性肾炎进展较快，膜性肾病进展较慢，但也与是否配合治疗、护理和有无加速病情发展的因素，如感染、劳累、血压增高及使用肾毒性药物等有关。

5. 贫血　慢性肾炎在水肿明显时，可有轻度贫血，这可能与血液稀释有关。如有中度以上贫血，多数是与肾内促红细胞生成素减少有关，表明肾单位损伤严重。

（三）实验室检查及辅助检查

1. 尿液检查　尿蛋白为轻度至中度增加，定性为 $+ \sim + +$，定量常在 $1 \sim 3g/d$，尿沉渣可见红细胞增多和管型。

2. 血液检查　早期血常规检查多正常或轻度贫血。晚期红细胞计数和血红蛋白明显下降。晚期肾功能检查示血肌酐和尿毒氮增高，内生肌酐清除率下降。

3. B超　晚期可见肾脏缩小，皮质变薄，肾脏表面不平，肾内结构紊乱。

4. 肾活检病理检查　有助于确诊本病，判明临床病理类型、指导治疗及预后。

（四）心理社会评估

（1）患者对疾病的反应，如焦虑、否认、悲观情绪。

（2）家庭成员对疾病的认识及应对能力，是否能督促患者按时服药、定期复诊。

（3）患者及家属有无坚持长期用药的思想准备，如果患者最终发展为慢性肾衰竭，是否有足够的经济基础以保证患者的终生用药及透析治疗。

五、护理诊断与医护合作性问题

1. 营养失调：低于机体需要量　与食欲降低有关。

2. 活动无耐力　与低蛋白血症有关。

3. 体液过多　与肾小球滤过率下降有关。

4. 知识缺乏　缺乏慢性肾炎治疗、护理知识。

5. 预感性悲哀　与疾病的漫长病程及预后不良有关。

六、计划与实施

通过积极地治疗与护理，患者食欲增加，营养状况得到改善，患者水肿等症状得到缓解，能遵医嘱按时、准确地服用药物并坚持合理饮食。在进行健康教育之后，能够积极参与自我护理。患者焦虑感或恐惧感减轻，情绪稳定。

（一）饮食护理

视患者水肿、高血压和肾功能情况控制盐、蛋白质和水的摄入。给予优质蛋白、低磷饮食，以减轻肾小球毛细血管高压力、高滤过状态，延缓肾小球硬化和肾功能减退。有明显水肿和高血压者需低盐饮食。

（二）用药护理

药物治疗的目的主要是保护肾功能，延缓或阻止肾功能的下降。

1. 利尿降压药物　积极控制高血压是防止本病恶化的重要环节，但降压不宜过低，以避免肾血流量骤减。有钠水潴留容量依赖性高血压患者可选用噻嗪类利尿药，如氢氯噻嗪，一般剂量为 12.5 ~ 50mg，1 次或分次口服。对肾素依赖性高血压则首选血管紧张素转换酶抑制剂，如贝那普利 10 ~ 20mg，每日 1 次。此外，常用钙拮抗剂，如氨氯地平 5 ~ 10mg，每日 1 次。也可选用 β 受体阻断药，如阿替洛尔 12.5 ~ 25mg，每日 2 次。高血压难控制时可选用不同类型降压药联合应用。近年研究证实，血管紧张素转换酶抑制剂延缓肾功能恶化的疗效，并不完全依赖于它的降全身高血压作用，已证实该类药对出球小动脉的扩张强于对入球小动脉的扩张，所以能直接降低肾小球内高压，减轻高滤过，抑制系膜细胞增生和细胞外基质的堆积，以减轻肾小球硬化，延缓肾衰竭，故此药可作为慢性肾炎患者控制高血压的首选药物。应用血管紧张素转换酶抑制剂时应注意防止高钾血症，血肌酐大于 $350\mu mol/L$ 的非透析治疗患者不宜使用。

2. 血小板解聚药　长期使用血小板解聚药可延缓肾功能减退，应用大剂量双嘧达莫或小剂量阿司匹林对系膜毛细血管性肾小球肾炎有一定疗效。

3. 糖皮质激素和细胞毒药物　一般不主张积极应用，但患者肾功能正常或仅轻度受损，肾体积正常，病理类型较轻，尿蛋白较多，如无禁忌者可试用。

（三）活动与休息

慢性肾炎患者若无明显水肿、高血压、血尿、尿蛋白及无肾功能不全表现者可以从事轻度的工作或学习，但不能从事重体力劳动、避免劳累、受寒、防止呼吸道感染等。有明显水肿、血尿、持续性高血压或有肾功能进行性减退者，均应卧床休息和积极治疗。若有发热或感染时，应尽快控制。

（四）健康教育

（1）护士应告诉患者常见的诱发因素：慢性肾炎病因尚未明确，但反复发作常有明显的诱因，如感染、劳累、妊娠等。应向患者及家属解释各种诱因均能导致慢性肾炎的急性发作，加重肾功能的恶化，必须尽量避免这些诱发因素。

（2）慎用或免用肾毒性及诱发肾损伤的药物：药物引起的肾损害有两种类型，一类是药物本身具有肾毒性，如氨基糖苷类抗生素（包括新霉素、庆大霉素、妥布霉素、阿米卡星和链霉素等）、先锋霉素、二性霉素、顺铂及造影剂也是具有肾毒性的药物。另一类是药物可引起过敏反应而导致肾损害，此类药物常见的有磺胺药、非类固醇类消炎药（如吲哚美辛、布洛芬、芬必得等）、利福平等。

（3）戒烟戒酒，不要盲目相信甚至服用"偏方秘方"药物。

（4）告诉患者一旦出现水肿或水肿加重、尿液泡沫增多、血压增高或有急性感染时，应及时到医院就诊。

七、预期结果与评价

（1）患者的营养状况能最大限度地促进康复，防止病情恶化。

（2）患者能充分地休息，有充足的睡眠。

（3）患者的水、电解质能保持平衡。

（4）患者能正视自己的疾病，积极参与自我护理。

（5）患者情绪状态稳定，焦虑、悲哀程度减轻。

（余昌娥）

第四节　IgA肾病

IgA肾病是肾小球系膜区以IgA为主的免疫复合物沉积，以肾小球系膜增生为基本组织学改变，是一种常见的原发性肾小球疾病。其临床表现多种多样，主要表现为血尿，可伴有不同程度的蛋白尿、高血压和肾脏功能受损，是导致终末期肾脏病的常见的原发性肾小球疾病之一。

一、常见病因

IgA肾病的病因不明，目前尚未发现与IgA抗体反应的稳定抗原。IgA肾病通常呈散发性，一般不认为是一种家族性疾病，但有些家族性聚集的报道，提示免疫遗传因素可能在IgA肾病的发病中起到一定的作用。近年，对IgA肾病发病机制的研究有了不少新的进展，主要归纳为两点：①黏膜免疫缺陷；②IgA分子异常。

二、临床表现

1. 起病前，多有感染　常为上呼吸道感染（24～27h，偶可更短）。
2. 发作性肉眼血尿　肉眼血尿持续数小时至数日不等。肉眼血尿有反复发生的特点，发作间隔随年龄延长而延长。肉眼血尿常继发于咽炎与扁桃体炎后，亦可以在受凉、过度劳累、预防接种、肺炎、胃肠炎等影响下出现。
3. 无症状镜下血尿伴或不伴蛋白尿　30%～40%的IgA肾病患者表现为无症状性尿检异常，多为体检时发现。
4. 蛋白尿　多数患者表现为轻度蛋白尿，10%～24%的患者出现大量蛋白尿，甚至肾病综合征。
5. 高血压　成年IgA肾病患者高血压的发生率为9.1%，儿童IgA肾病患者中仅占5%。IgA肾病患者可发生恶性高血压，多见于青壮年男性。

三、辅助检查

1. 尿常规检查　持续镜下血尿和蛋白尿。
2. 肾功能检查　肌酐清除率降低，血尿素氮和肌酐逐渐升高，血尿酸常增高。
3. 免疫学检查　血清中IgA水平增高。有些患者血清存在抗肾小球基底膜、抗系膜细胞、抗内皮细胞的抗体和IgA类风湿因子。IgG、IgM与正常对照相比无明显变化，血清C3，CH_{50}正常或轻度升高。

四、治疗原则

1. 一般治疗　如以下内容所述。
（1）注意保暖，感冒要及时治疗。
（2）避免剧烈运动。
（3）控制感染：感染刺激可诱发IgA肾病。因此，积极治疗和去除口咽部（咽炎、扁桃体炎）、上颌窦感染灶，对减少肉眼血尿反复发作有益。
（4）控制高血压：控制高血压是IgA肾病长期治疗的基础，目标血压控制在17.29/10.64kPa以下；若蛋白尿>1g/24h，目标血压控制在16.63/9.98kPa以下；血管紧张素转化酶抑制药（ACEI）或血管紧张素Ⅰ型受体拮抗药（ARB）为首选降压药物。降压药应用同时，适当限制钠盐摄入，可改善和增强抗高血压药物的作用。
（5）饮食疗法：避免过度钠摄入及过量蛋白质摄入，保证足够热量供应。
2. 调整异常的免疫反应　如以下内容所述。
（1）糖皮质激素：包括泼尼松和甲泼尼龙等。糖皮质激素和免疫抑制药在IgA肾病的应用。激素和免疫抑制药对肾脏有明显的保护作用。

（2）免疫抑制药：包括环磷酰胺和环孢素 A 等。激素联合细胞毒药物在 IgA 肾病治疗中的应用。可明显延缓 IgA 肾病肾功能的进展和降低尿蛋白、改善病理损伤。

3. 清除循环免疫复合物　血浆置换能迅速清除 IgA 免疫复合物，主要用于急进性 IgA 肾病患者。

4. 减轻肾小球病理损害，延缓其进展　如以下内容所述。

（1）抗凝、抗血小板聚集及促纤溶药物：IgA 肾病患者除系膜区有 IgA 沉积外，常并发有 C3、IgM、IgG 沉积，部分还伴有纤维蛋白原沉积，故大多数主张用抗凝、抗血小板聚集及促纤溶药物治疗，如肝素、尿激酶、华法林、双嘧达莫等。

（2）血管紧张素转化酶抑制药（ACEI）：该类药物的作用主要是扩张肾小球出球小动脉，降低肾小球内高灌注及基底膜的通透性，抑制系膜增生，对于减少 IgA 肾病患者尿蛋白，降血压，保护肾功能有较肯定的疗效。ACEI／ARB 在 IgA 肾病治疗中的应用。可明显减少患者蛋白尿的排出或改善和延缓肾功能进展。

（3）鱼油：鱼油含有丰富的多聚不饱和脂肪酸，可减轻肾小球损伤和肾小球硬化。

五、护理

1. 护理评估　如以下内容所述。

（1）水肿：患者眼睑及双下肢水肿。

（2）血尿：肉眼血尿或镜下血尿。

（3）蛋白尿：泡沫尿，尿蛋白。

（4）上呼吸道感染：扁桃体炎、咽炎等。

（5）高血压。

2. 护理要点及措施　如以下内容所述。

（1）病情观察

1）意识状态、呼吸频率、心率、血压、体温。

2）肾穿刺术后观察患者的尿色、尿量，腰痛、腹痛，有无出血。

3）自理能力和需要，有无担忧、焦虑、自卑异常心理。

4）观察患者水肿变化：详细记录 24h 出入量，每天记录腹围、体重，每周送检尿常规 2～3 次。

5）严重水肿和高血压时需卧床休息，一般无须严格限制活动，根据病情适当安排文娱活动，使患者精神愉快。

（2）症状护理

1）监测生命体征、血压及用药反应。注意观察有无出血及感染现象。

2）观察疼痛的性质、部位、强度、持续时间等，解释疼痛的原因。协助患者变换体位以减轻疼痛。让患者听音乐，与人交谈来分散注意力以减轻疼痛。遵医嘱给予镇痛药并观察疗效及不良反应。

3）长时间卧床休息时注意皮肤的护理，预防压疮的出现，肾穿刺后 4～6h，在医师允许的情况下可翻身侧卧。

4）观察尿色，如有血尿，立即告知医师，遵医嘱给予止血药物。

5）观察患者排尿情况，对床上排尿困难的患者先给予诱导排尿，如仍排不出，可给予导尿。

（3）一般护理

1）患者要注意休息：卧床休息可以松弛肌肉有利于疾病的康复。剧烈活动可见血尿，因剧烈活动时，肾脏血管收缩，导致肾血流量减少，氧供应暂时不足，导致肾小球毛细血管的通透性增加，从而引起血尿，使原有血尿加重。

2）每日监测血压：密切观察血压、水肿、尿量变化；一旦血压上升，尿量减少时，应警惕慢性肾衰竭。

3）观察疼痛的性质、部位、强度、持续时间等。疼痛严重时可局部热敷或理疗。

4）加强锻炼：锻炼身体，增强体质，预防感冒，积极预防感染和疖疮等皮肤疾病。

5）注意扁桃体的变化：急性扁桃体炎能诱发血尿的发作，扁桃体摘除后血尿明显减少、蛋白尿降低，血清中的 IgA 水平也降低。

6）注意病情的变化：一要观察水肿的程度、部位、皮肤情况；二要观察水肿的伴随症状，如倦怠，乏力，高血压、食欲减退、恶心呕吐；三要观察尿量、颜色、饮水量的变化，经常监测尿镜检或尿沉渣分析的指标。

7）注意避免使用对肾脏有损害的药物：有很多中成药和中草药对肾脏有一定的毒性，可以损害肾功能，应注意。

3. 健康教育　如以下内容所述。

（1）患者出院后避免过度劳累、外伤、保持情绪稳定，按时服药，避免受凉感冒及各种感染。在呼吸道感染疾病流行期，尽量少到公共场所。

（2）在医师的指导下合理使用糖皮质激素（包括泼尼松和甲泼尼龙）免疫抑制药等药物，不得私自减药，必须在医师的指导下，方可减药。

（3）注意可适量运动，锻炼身体增强体质，但不能运动过量，特别注意腰部不要过度受力，以免影响肾穿部位，导致出血。患者要根据自己的情况选择一些有助于恢复健康的运动。

（4）定期复查，随时门诊就医看诊。

（5）不能过于劳累，作息有规律，要保持健康、宽容的心态；季节交换时，注意加减衣服，以避免感冒；少食辛辣、高蛋白食物等。通过综合调节，达到治愈或延缓疾病进展的目的。

（余昌娥）

第五节　尿毒症

一、概述

指急性或慢性肾功能不全发展到严重阶段时，由于代谢物蓄积和水、电解质和酸碱平衡紊乱以致内分泌功能失调而引起机体出现的一系列自体中毒症状称之为尿毒症。

尿毒症时含氮代谢产物和其他毒性物质不能排出乃在体内蓄积，除造成水、电解质和酸碱平衡紊乱外，并可引起多个器官和系统的病变。病因如下。

1. 各型原发性肾小球肾炎　膜增殖性肾炎、急进性肾炎、膜性肾炎、局灶性肾小球硬化症等如果得不到积极有效的治疗，最终导致尿毒症。

2. 继发于全身性疾病　如高血压及动脉硬化、系统性红斑狼疮、过敏性紫癜肾炎、糖尿病、痛风等，可引发尿毒症。

3. 慢性肾脏感染性疾患　如慢性肾盂肾炎，也可导致尿毒症。

4. 慢性尿路梗阻　如肾结石、双侧输尿管结石，尿路狭窄，前列腺肥大、肿瘤等，也是尿毒症的病因之一。

5. 先天性肾脏疾病　如多囊肾，遗传性肾炎及各种先天性肾小管功能障碍等，也可引起尿毒症。

6. 其他原因　如服用肾毒性药物，以及盲目减肥等均有可能引发尿毒症。

二、临床表现

在尿毒症病期，除水、电解质、酸碱平衡紊乱、出血倾向、高血压等进一步加重外，还可出现各器官系统功能障碍以及物质代谢障碍所引起的临床表现，分述如下。

1. 神经系统症状　是尿毒症的主要症状。在尿毒症早期，患者往往有头晕、头痛、乏力、理解力及记忆力减退等症状。随着病情的加重可出现烦躁不安、肌肉颤动、抽搐；最后可发展到表情淡漠、嗜睡和昏迷。

2. 消化系统症状　最早症状是食欲缺乏或消化不良，很多患者会以为这个是胃病的症状；病情加重时可出现厌食，恶心、呕吐或腹泻。患者常并发胃肠道出血。此外恶心、呕吐也与中枢神经系统的功能障碍有关。

3. 心血管系统症状　慢性肾功能衰竭者由于肾性高血压、酸中毒、高钾血症、钠水潴留、贫血及毒性物质等的作用，可发生心力衰竭，心律失常和心肌受损等。由于尿素（可能还有尿酸）的刺激作用，还可发生无菌性心包炎，患者有心前区疼痛，体检时闻及心包摩擦音。严重时心包腔中有纤维素及血性渗出物出现。

4. 呼吸系统症状　酸中毒时患者呼吸慢而深，严重时可见到酸中毒的特殊性 Kussmaul 呼吸（库斯莫尔呼吸，又称酸中毒大呼吸）。患者呼出的气体有尿味，这是由于细菌分解唾液中的尿素形成氨的缘故。严重患者可出现肺水肿，纤维素性胸膜炎或肺钙化等病变，肺水肿与心力衰竭、低蛋白血症、钠水潴留等因素的作用有关。纤维素性胸膜炎是尿素刺激引起的炎症；肺钙化是磷酸钙在肺组织内沉积所致。

5. 皮肤症状　皮肤瘙痒是尿毒症患者常见的症状，可能是毒性产物对皮肤感受器的刺激引起的；此外，患者皮肤干燥、脱屑并呈黄褐色。

6. 物质代谢障碍　如以下内容所述。

（1）糖耐量降低：尿毒症患者对糖的耐量降低，其葡萄糖耐量曲线与轻度糖尿病患者相似，但这种变化对外源性胰岛素不敏感。

（2）负氮平衡：负氮平衡可造成患者消瘦、恶病质和低白蛋白血症。低白蛋白血症是引起肾性水肿的重要原因之一。

（3）高脂血症：尿毒症患者主要由于肝脏合成三酰甘油所需的脂蛋白（前 β - 脂蛋白）增多，故三酰甘油的生成增加；同时还可能因脂蛋白脂肪酶（lipoprotein lipase）活性降低而引起三酰甘油的清除率降低，故易形成高三酰甘油血症。

7. 辅助检查　如以下内容所述。

（1）尿常规：尿比重下降或固定，尿蛋白阳性，有不同程度血尿和管型。

（2）血常规：血红蛋白和红细胞计数减少，血细胞比容和网织红细胞计数减少，部分患者血三系细胞减少。

（3）生化检查、核医学（ECT）：①国内慢性肾功能衰竭分期：GFR 50～80ml/min，血尿素氮、肌酐正常，为肾功能不全代偿期；GFR 50～25ml/min，血肌酐 186～442μmol/L，尿素氮超过 7.1mmol/L，为肾功能不全失代偿期；GFR 25～10ml/min，血肌酐 451～707μmol/L，尿素氮 17.9～28.6mmol/L 为肾功能衰竭期。②GFR 小于 10ml/min，血肌酐高于 707μmol/L，尿素氮 28.6mmol/L 以上，为肾功能衰竭尿毒症期。肾功能衰竭时，常伴有低钙高磷血症、代谢性酸中毒等。

（4）影像学检查：B 超示双肾体积缩小，肾皮质回声增强；核素肾动态显像示肾小球滤过率下降及肾脏排泄功能障碍；核素骨扫描示肾性骨营养不良征；胸部 X 线可见肺淤血或肺水肿、心胸比例增大或心包积液、胸腔积液等。

（5）肾活检：可能有助于早期慢性肾功能不全原发病的诊断。

（6）肾功能测定：①肾小球滤过率、内生肌酐清除率降低。②酚红排泄试验及尿浓缩稀释试验均减退。③纯水清除率测定异常。④核素肾图，肾扫描及闪烁照相亦有助于了解肾功能。

三、治疗原则

1. 透析疗法　是利用半渗透膜来去除血液中的代谢废物和多余水分并维持酸碱平衡的一种治疗方法。透析疗法并不能治愈尿毒症或肾功能衰竭，它的作用是尽量以人工肾来取代已失去功能的肾脏，从而维持生命。

2. 中医特征疗法　详细内容见于中医辨证治疗相关内容，在此不多介绍。

3. 肾移植疗法　肾移植是指将肾脏作为移植物在两个个体间进行的移植。肾移植可使慢性肾脏患者脱离透析治疗的痛苦，并能改善生活质量。目前被公认为是治疗慢性肾功能衰竭尿毒症的最佳治疗方法。

4. 术前准备　如以下内容所述。

（1）供者

1）供者的种类

a. 活体供者：在不明显损害供者身体及不影响其未来生活的前提下，用手术方法取出自愿捐献的肾脏组织称为活体供者。包括亲属活体供者和非亲属活体供者两种。

b. 尸体供者：脑死亡者或无呼吸、无心搏的捐献器官死亡者称为尸体供者。

2）供者的选择

a. 免疫学方面的选择：血型鉴定、组织相容性试验、淋巴细胞度性试验等。

b. 实验室检查：血液生化检查、凝血功能测定、各种传染性疾病检测等。

c. 其他方面的选择：供者年龄应在 60 岁以下，行全身体格检查，无心血管、肝、肾等疾病，要求无全身性感染和局部化脓性疾病。

d. 排除恶性肿瘤。

3）供者的禁忌证：HIV 感染者、肝炎病毒携带者、颈静脉怒张、近期心肌梗死、房性或室性期前收缩、主动脉瓣狭窄或全身情况欠佳者禁忌作供者。

（2）受者

1）受者的禁忌证：HIV 感染者、肝炎病毒携带者、有活动性结核、患恶性肿瘤者、近期心肌梗死、顽固性心力衰竭、慢性呼吸功能衰竭、进展性肝脏疾病等。

2）受者的常规检查

a. 实验室检查：血常规、出凝血功能、血糖、肝肾功能、尿、便常规、乙肝、丙肝抗原抗体、巨细胞病毒等。

b. 体格检查：心电图、X 线胸片、腹部 B 超等。

c. 感染的评估：因术后应用免疫抑制药会降低患者的抗病毒和细菌感染的能力，故移植前需检查患者呼吸系统及泌尿系统有无感染病灶存在，如有感染应予以治愈。

（3）病室准备

1）术前彻底清洁病室，用消毒液擦拭门窗、桌椅、床及各种用物，紫外线空气消毒早、晚各 1 次，每次 30min，定时开窗通风。

2）床单位用经过高压蒸汽灭菌的床单、被罩铺好麻醉床，病床周围空间宽敞，有利于抢救和护理。

四、护理评估

1. 术前评估　如以下内容所述。

（1）健康史：了解患者肾病的原因、病程及治疗的经过、行血液透析治疗的频率及效果等；了解其他器官的功能状况；了解患者的既往史，有无心血管、呼吸、泌尿系统的病史。

（2）身心状况：患者的生命体征是否平稳、营养状况、有无并发症及伴随症状。各种辅助检查。

（3）心理社会评估：患者及家属对肾移植手术、术后治疗、康复相关知识的了解及接受程度，以及对所需高额医药费用的经济承受能力。

2. 术后评估　如以下内容所述。

（1）术中情况：了解术中血管吻合、出血、补液及尿量的情况等。

（2）生命体征：是否平稳。

（3）移植肾功能：移植肾的排泄功能及体液代谢变化。

（4）心理认知状况：肾移植术后患者对移植肾的认同程度，患者及家人对肾移植术后知识的了解及掌握情况。

五、护理要点及措施

1. 术前护理要点及措施　如以下内容所述。

（1）按泌尿外科疾病术前护理常规。

（2）全面评估患者：包括健康史及其相关因素、身体状况、生命体征，以及神志、精神状态、行动能力等。

（3）心理护理：由于患者担心手术失败，害怕排异反应，担心移植肾的功能恢复等而产生一系列紧张焦虑情绪，在患者住院期间多与其沟通，讲解有关肾移植的知识，尽可能减少患者的精神压力，应主动询问患者有何不适及要求，并及时解决患者的心理问题，多鼓励安慰患者，做好患者的思想工作，说明术后用药的重要意义，告诉患者不可随意减量或停药，并帮助患者掌握正确使用方法。

（4）做好术前护理：备皮，如果在晚7：00前大便尚未排干净，应于睡前进行清洁灌肠。

（5）做好术前指导：嘱患者保持情绪稳定，避免过度紧张焦虑，备皮后洗头、洗澡、更衣，准备好术后需要的各种物品如一次性尿垫、痰杯等，术前晚9：00以后禁食、水，术晨取下义齿，贵重物品交由家属保管等。

2. 术后护理要点及措施　如以下内容所述。

（1）按泌尿外科一般护理常规及全身麻醉手术后护理常规护理。

（2）严密监测生命体征：测血压、脉搏、呼吸，1/h。如手术成功，患者的血压、脉搏应逐步得到改善，血压降至正常，脉搏平稳、有力。

（3）尿量的观察：留置导尿管保持1周左右，应妥善固定，保持引流通畅，长短适宜，防止扭曲受压。不鼓励患者久坐，因会使移植的输尿管折叠。每小时记录尿液的色、质、量。如尿量＜100ml/h，应及时报告医生。

（4）观察伤口及引流管的情况：术中移植肾放于髂窝内，在移植肾周围放置引流管，以防肾周积液。

（5）注意观察伤口有无红、肿、热、痛及分泌物，保持敷料干燥，渗出较多时及时通知医生给予换药，预防感染，对有出血情况者应及时处理。注意观察引流液的色、质、量。妥善固定引流管，防止滑脱、扭曲。若短时间内出现较多血性液体，提示有活动性出血的可能；若引流出尿液样液体且量较多，提示有尿瘘的可能，应及时向医生报告。

（6）预防感染：十分重要，关系到手术的成败。患者术后住隔离间1周，禁止探视。房间内每日用有效氯擦拭门窗、桌椅、床及地面2次。以紫外线消毒进行空气消毒，2次/d，每次30min。医护人员进行各项操作时应严格遵守无菌操作原则，防止发生感染。患者术后卧床期间，护士应为其做好晨晚间护理，坚持每日早、晚刷牙，三餐后用漱口水含漱2~3min，预防口腔溃疡的发生。背部护理2/d，雾化吸入2/d，鼓励患者做深呼吸，翻身及有效咳嗽，以减少肺部并发症。保持床单位清洁、干燥、无渣，防止压疮的发生。引流袋每日更换1次，女患者每日进行会阴冲洗，男患者清洁尿道口，防止发生泌尿系统感染。

（7）加强生活护理：患者卧床期间，协助其洗漱、进食等个人卫生活动。协助患者翻身，更换体位，床头置呼叫器并教会患者使用方法，将常用的生活物品放在患者容易拿到的地方。

（8）饮食的护理：术后肠蠕动恢复肛门排气后，即可进半流质饮食，应遵循少食多餐的原则。饮食应以清淡易消化、富有营养为宜，但忌食各种补品，以免诱发排异反应。

（9）排异反应的观察与护理：主要表现为体温升高，关节痛，全身不适，食欲减退，血压升高，移植肾肿大伴局部疼痛，尿量显著减少，血肌酐及尿素氮升高，内生肌酐清除率降低，尿蛋白及红白细胞增多，B超显示移植肾区血流缓慢。主要分为以下几种。

1）超急性排异反应：一般发生于开放循环后的数分钟至数小时内，表现为开放循环后突然少尿或无尿，手术时可见移植肾呈花斑状，发绀，变硬，变大。

2）加速性排异反应：一般发生在术后2~7天，临床表现为体温高，突然尿少或停止，移植肾区肿胀，病情呈进行性发展。

3）急性排异反应：一般发生在术后7天~6个月，是一种全身明显的炎症性变化。临床长出现低热，尿少，血压升高，移植肾肿大，质硬，轻微的疼痛和胀痛，还常见伴有全身症状，如关节肌肉酸痛等。

4）慢性排异反应：发生于肾移植6个月以后，是急性排异反应反复的结果，也可是隐匿性缓慢发展，肌酐升高，蛋白尿，血压及血红蛋白升高，进行性贫血等。

（10）做好心理护理：解释发生排异反应的原因，药物治疗的效果。预防感染的重要性，消除其紧张恐惧的心理，积极配合治疗，使其增强信心。发热患者要及时给予物理降温，或遵医嘱应用解热药，及时更换衣服被褥。加强消毒隔离工作，严格限制陪伴人员，加强口腔护理，皮肤护理，预防感染的发生。正确执行抗排异药物的治疗。准确记录24h液体出入量。急性排异反应恢复的指标：体温下降至正常，尿量增多，体重稳定，移植肾肿胀消退，压痛消失。血清肌酐，尿素氮指标下降。

六、健康教育

1. 心理指导　如以下内容所述。

（1）指导患者正确认识疾病，告知患者肾移植术后6个月可从事正常社交、轻度娱乐活动，可重新恢复原来的工作。

（2）合理安排休息制度，劳逸结合，可进行适当户外活动。

（3）告知患者长期服用免疫抑制药的重要性，注意发生慢性排异反应的临床表现。

（4）服用激素的患者易激怒，应告诉家属体贴、理解、关心患者，保持心情愉快。

2. 用药指导　如以下内容所述。

（1）指导患者正确、准时服用各种药物，并强调按时服药的重要性。

（2）讲解并指导患者学会观察各种药物的不良反应。

3. 饮食指导　良好合理的饮食，对肾移植术后的恢复、伤口愈合，保持肾移植患者肾功能正常，有着重要的意义。多食蔬菜水果，不吃不洁净食物，禁食葡萄。禁止服用增加免疫功能的滋补品，以减少排异反应的发生。

4. 自我保健　如以下内容所述。

（1）指导患者学会自我监测，每天按时测体重、体温、血压、尿量。控制体重，如有异常及时就诊。

（2）告知患者预防感染的重要性，注意保暖，预防感冒，适当锻炼身体，增加抵抗力。

（3）定期门诊随访。

（杜　泓）

第六节　尿路感染

尿路感染是由病原微生物（主要是细菌）感染引起的尿路炎症。可分为上尿路感染（主要是肾盂肾炎，pyelonephritis）和下尿路感染（主要是膀胱炎，cystitis）。上尿路感染常伴有下尿路感染，下尿路感染可单独存在。

肾盂肾炎分为急性和慢性两类。急性肾盂肾炎具有明显的全身感染症状和膀胱刺激征；慢性肾盂肾炎常在尿液检查中发现致病菌的生长，逐渐产生肾功能损害。

一、护理评估

1. 健康史　如以下内容所述。

（1）致病菌：最常见的为革兰阴性杆菌，如大肠杆菌、产碱杆菌、变形杆菌、产气杆菌、绿脓杆菌等，革兰阳性细菌中以葡萄球菌和链球菌较常见，偶见厌氧菌、真菌、病毒和原虫感染等。

（2）感染途径

1）上行感染：为最常见的感染途径，病原体经尿道逆行达肾盂可引起感染。

2）血行感染：有全身性化脓性感染和炎症病灶时，可发生感染。

3）淋巴感染：结肠炎和盆腔炎时，细菌可经淋巴道交通支进入尿道。

4）直接感染：外伤或肾周器官发生感染时，该处的细菌偶可直接侵入肾而引起感染。

（3）易感因素

1）尿流不畅和尿路梗阻：如尿路结石、肿瘤、异物、狭窄等。

2）尿路畸形或功能缺陷：如多囊肾、输尿管括约肌松弛。

3）机体免疫功能低下：如糖尿病、贫血、慢性肝病、慢性肾病、肿瘤及长期应用免疫抑制剂者。

4）医源性感染：多见于导尿或尿路器械检查，操作会损伤尿道黏膜，还可将尿道口的细菌直接带入膀胱，促发尿路感染。如：插置导尿管、一次性导尿引起尿路感染的机会是 20% 左右，留置 4d 以上机会可达 90%。

5）尿道口周围或盆腔有炎症等。

2. 身心状况　如以下内容所述。

（1）膀胱炎的临床表现：主要表现为尿频、尿急、尿痛，伴有耻骨弓上不适。一般无全身感染表现。

（2）急性肾盂肾炎：主要临床表现如下。

1）全身感染症状：多为急促起病，常有寒战、高热（体温高达 39~40℃）、全身不适，疲乏无力，食欲减退，恶心、呕吐，甚至腹胀、腹痛或腹泻。

2）肾脏和尿路局部表现：常有尿频、尿急、尿痛等尿路刺激症状，大多伴有腰痛或肾区不适，肾区有压痛或叩击痛，腹部上输尿管点、中输尿管点和耻骨上膀胱区有压痛。

3）尿液变化：尿液外观浑浊、可见脓尿或血尿。

4）并发症

A. 肾乳头坏死：常发生于严重的肾盂肾炎伴糖尿病或尿路梗阻时，可出现败血症、急性肾功能衰竭等。临床表现为高热、剧烈腰痛、血尿，可有坏死组织脱落从尿中排出，发生肾绞痛。

B. 肾周围脓肿：常由严重的肾盂肾炎直接扩散而来，多有尿路梗阻等易感因素。患者原有临床表现加重，出现明显单侧腰痛，向健侧弯腰时疼痛加剧。宜使用强抗感染治疗，必要时做脓肿切开引流。

（3）慢性肾盂肾炎：患者主要临床表现如下。

1）低度发热，有菌尿及脓尿。

2）胃肠可有隐约的不适感。

3）贫血。

4）高血压。

5）急性发作时会出现胃痛及膀胱炎症状。

（4）心理社会状况：急性期患者因明显躯体不适和泌尿系症状常会出现烦躁、焦虑及精神紧张等情绪。慢性期需长期服药和多次尿液检查且病情仍有反复发作，因此，易产生消极情绪。

3. 实验室及其他检查　查尿液分析、尿培养、血常规、肾功能、血培养及泌尿系 B 超、X 线静脉肾盂造影。

二、治疗原则

有效的抗菌是本病治愈的关键。高热予以降温处理，鼓励患者多饮水，勿憋尿。

三、护理措施

1. 指导患者休息，做好基础护理　如以下内容所述。

（1）急性肾盂肾炎时应卧床休息，以使废物产生减少，进而减轻肾脏负担。

（2）慢性期时维持适当的休息与运动。

（3）发热时卧床休息；体温在38.5℃以上者可用物理降温或遵医嘱药物降温，按医嘱服用碳酸氢钠可碱化尿液，以减轻尿路刺激症状；增加液体摄入量；出汗时及时清洁身体，及时更换衣物。

2. 注意出入液平衡 如以下内容所述。

（1）鼓励患者摄入水分，每天应为2 000~3 000ml，以增加尿量。保持每天尿量在1 500ml，充分的液体摄入是解除排尿烧灼感的最快途径，且有助于发热的控制。

（2）每1~2h排尿1次，将细菌、废物冲洗出泌尿道。

3. 遵医嘱使用抗生素，预防肾脏的进一步损伤 如以下内容所述。

（1）根据尿培养或药敏试验结果，使用敏感抗生素。

（2）正确有效地使用抗生素后48~72h尿液呈无菌状态。第一次获得无菌尿后，仍需维持服用药物2周。

（3）停用抗生素一周后应再做一次尿液培养，且于感染后一年内到期追踪检查。

（4）保持皮肤、口腔、会阴清洁，特别注意月经期、妊娠期的卫生。

（5）指导患者每日应有适当的休息，避免剧烈运动和疲劳。

（6）多饮水，勤排尿是最简便有效的预防措施，在行侵入性检查后应多饮水，并遵医嘱使用抗生素预防感染的发生。

（7）给予高热量、高蛋白、高维生素易消化饮食。

（8）遵医嘱服药，定期返院检查，若有异常，及时就诊。

4. 积极预防全身疾病 如糖尿病、重症肝病、慢性肾病、晚期肿瘤等，解除尿路梗阻如尿道结石、肿瘤、尿路狭窄、前列腺肥大等易感因素。

5. 健康教育 如以下内容所述。

（1）注意个人清洁卫生：保持会阴部及肛周皮肤清洁，女婴勤换尿布和清洗会阴部，避免粪便污染尿道；女性忌盆浴，月经、妊娠产褥期更应注意卫生。

（2）坚持适当的体育运动：避免劳累和便秘。

（3）多饮水、勤排尿：每天摄入液体量最好在2 000ml以上。白天至少3h排尿一次，每次注意排空膀胱，不憋尿。

（4）及时治疗局部炎症：如女性尿道旁腺炎、阴道炎、男性前列腺炎等。如炎症发作与性生活有关，避免不洁性交，注意事后即排尿和清洁外阴，并口服合适的抗生素预防感染。

（5）疗效判断：正规用药后24h症状即可好转，如经48h治疗仍无效，应换药或联合用药。症状消失后再用药3~5d。2~3周内每周行血常规和尿细菌学检查各1次；第6周再检查1次，2项均正常方可认为痊愈。

（6）复查及随访：定期门诊复查，不适随诊。

（杜　泓）

第六章

内分泌与代谢系统疾病的护理

第一节　内分泌代谢性疾病常见症状的护理

一、身体外形改变（body outline form change）

（一）定义

包括体形的变化，毛发的质地、分布改变，面容的变化以及皮肤黏膜色素沉着等。这些异常多与脑垂体、甲状腺、甲状旁腺、肾上腺或部分代谢性疾病有关。

（二）评估

1. 病因评估

（1）身高异常：体格异常高大见于发生在青春期前腺垂体生长激素分泌过多的巨人症（gigantism），发生在青春期后的肢端肥大症（acromegaly）；体格异常矮小见于发生在儿童时期的腺垂体生长激素缺乏的垂体性侏儒症（dwarfism）；体格矮小和智力低下见于发生在成熟前的甲状腺功能减退的呆小病（cretinism）。

（2）体重异常：肥胖见于下丘脑疾病、Cushing 综合征、2 型糖尿病（肥胖型）、性功能减退症、甲状腺功能减退症、代谢综合征等疾病；消瘦见于甲状腺功能亢进症、1 型与 2 型糖尿病（非肥胖型）、嗜铬细胞瘤、神经性厌食等疾病。

（3）毛发异常：全身性多毛见于先天性肾上腺皮质增生、Cushing 病等疾病；毛发脱落见于甲状腺功能减退症、睾丸功能减退、肾上腺皮质和卵巢功能减退等疾病。

（4）面容异常：眼球突出见于甲状腺功能亢进症，满月脸见于 Cushing 病，头皮脸皮增厚、口唇增厚、耳鼻长大见于肢端肥大症等。

（5）皮肤异常：皮肤色素沉着见于原发性肾上腺皮质功能减退症、先天性肾上腺皮质增生症、异位 ACTH 综合征等；紫纹见于 Cushing 综合征；病理性痤疮见于 Cushing 综合征、先天性肾上腺皮质增生症等。

2. 症状评估　除了身高、体重的改变以外，还包括其他身体特征的改变，如生长发育及第二性征情况，全身营养状况，面容表情情况，皮肤的色泽、弹性情况，毛发颜色、分布和多少等情况。

3. 相关因素评估　身体外形的改变是否引起心理障碍，有无其他伴随症状，治疗及用药情况等。

（三）护理措施

1. 提供患者心理支持

（1）加强接触和沟通，鼓励患者表达自我感受。

（2）给予相关知识的讲解，提供资料和与其他病友交流，使其了解疾病的转归和治疗效果，使其有战胜疾病的信心。

（3）关注患者是否有自卑、焦虑、抑郁等心理问题，提供心理医生疏导。

2. 协助家庭给予支持

（1）了解家庭成员关系、知识结构，给予相关知识讲解。

（2）鼓励家属与患者多沟通、多交流，相互表达自身感受。

（3）把患者治疗情况告知家属，使其督促患者配合。

（4）家属和患者共同有信心，消除患者心理疾患，防止自杀等行为发生。

3. 促进患者社会交流

（1）鼓励患者参加社会团体或病友俱乐部等组织。

（2）帮助患者增加与他人沟通的技巧。

（3）教育周围人勿歧视患者，多给予患者心理安慰。

4. 协助患者装扮自己　指导患者选择适当饰物修饰自己，如突眼的佩戴眼镜；毛发稀疏的戴帽子；肥胖、侏儒和巨人症患者可指导其选择合适的衣服等。

二、性功能异常（sexual disfunction）

（一）定义

包括生殖器官发育迟缓或发育过早、性欲减退或丧失，女性月经紊乱、溢乳、闭经或不孕，男性勃起功能障碍（ED）、乳房发育迟缓等。

（二）评估

1. 病因评估

（1）下丘脑 - 垂体疾病：如垂体细胞瘤 - 催乳素瘤（prolactinoma）、成年人原发性腺垂体功能减退症等可引起女性溢乳、闭经、不育，男性阳痿、性功能减退；儿童期起病的腺垂体生长激素缺乏或性激素分泌不足可导致患者青春期器官不发育，第二性征缺如等。

（2）甲状腺疾病：如成年型甲减可引起男性阳痿、女性不育症；幼年型甲减可引起性早熟等。

（3）肾上腺疾病：如 Cushing 综合征由于肾上腺激素产生过多以及雄激素和皮质醇对垂体促性腺激素的抑制作用，女性可引起月经减少或停经，轻度多毛、痤疮，明显男性化，男性可引起性欲减退，阴茎缩小、睾丸变软；肾上腺皮质功能减退症由于肾上腺皮质激素分泌不足可引起女性阴毛、腋毛减少或脱落、稀疏，月经失调或闭经，男性可引起性功能减退。

（4）糖尿病：也可引起男性性功能减退。

2. 症状评估　患者有无皮肤干燥、粗糙，毛发脱落、稀疏或增多，女性闭经溢乳，男性乳房发育；外生殖器的发育是否正常，有无畸形。

3. 相关因素评估　性功能异常是否引起心理障碍，有无其他伴随症状，治疗及用药情况等。

（三）护理措施

1. 评估性功能障碍的型态　提供一个隐蔽舒适的环境和恰当的时间，鼓励患者描述目前的性功能、性活动与性生活型态，使患者以开放的态度讨论问题。

2. 提供专业指导

（1）护士应接受患者讨论性问题时所呈现的焦虑，对患者表示尊重、支持。询问患者使其烦恼的有关性爱或性功能方面的问题，给患者讲解所患疾病及用药治疗对性功能的影响，使患者积极配合治疗。

（2）提供可能的信息咨询服务，如专业医师、心理咨询师、性咨询门诊等。

（3）鼓励患者与配偶交流彼此的感受，并一起参加性健康教育及阅读有关性教育的材料。

（4）女性患者若有性交疼痛，可建议使用润滑剂。

三、排泄功能异常（excretory disfunction）

（一）定义

排泄是机体将新陈代谢所产生的废物排出体外的生理过程，是人体的基本生理需要之一，也是维持生命的必要条件之一。人体排泄废物的途径有皮肤、呼吸道、消化道及泌尿道。内分泌疾病常见排泄功能异常为多尿，腹泻及便秘。

（二）评估

1. 病因评估

（1）多尿

1）垂体性尿崩症：因下丘脑－垂体病变使抗利尿激素分泌减少或缺乏，肾远曲小管重吸收水分下降，排出低比重尿，量可达到 5 000ml/d 以上。

2）糖尿病：尿内含糖多引起溶质性利尿，尿量增多。

3）原发性醛固酮增多症：引起血中高浓度钠，刺激渗透压感受器，摄入水分增多，排尿增多。

（2）腹泻与便秘

1）甲状腺功能亢进症可引起多汗、排便次数增多、排稀软便；便秘则可见于甲状腺功能减退的患者。

2）糖尿病可引起患者胃肠功能紊乱，可腹泻、便秘交替出现。

2. 症状评估　患者排便、排尿次数、性质、量；尿量、尿比重是否正常；尿量与饮食的关系等。

3. 相关因素评估　多尿症状之外是否有其他的伴随症状，如有无多饮多尿，有无多食消瘦，有无高血压等。胃肠功能紊乱是否与用药有关、是否还伴随其他症状等。

（三）护理措施

1. 提供心理支持　安慰患者，消除焦虑和紧张的情绪。

2. 提供适当的排泄环境　为患者提供单独隐蔽的环境及充裕的时间。

3. 选取适宜的排泄姿势　床上使用便器时，采取患者舒适的体位及姿势。

4. 皮肤护理　多尿患者注意皮肤清洁干燥，温水清洗会阴部皮肤，勤换衣裤等，腹泻患者注意每次大便后用软纸轻擦肛门、温水清洗，并在肛门周围涂油膏以保护皮肤。

5. 给予药物　便秘患者给予缓泻剂、通便剂或灌肠；腹泻患者给予止泻药、口服补钾液，注意观察用药后的作用、效果。

6. 合理安排膳食　便秘患者多摄取富含纤维素的食物，如蔬菜、水果、粗粮等，并多饮水；腹泻患者鼓励多饮水，酌情给予清淡的饮食，避免油腻、辛辣、高纤维的食物。

7. 密切观察病情　准确记录排泄物的颜色、性质、量，正确留取标本送检。

四、骨痛（bone ache）

（一）定义

骨痛为代谢性骨病的常见症状，严重者常发生自发性骨折，或轻微外伤即引起骨折。

（二）评估

1. 病因评估

（1）由于维生素 D 代谢障碍所导致的骨质软化性骨关节病，如阳光照射不足、消化不良、维生素 D 缺乏和磷摄入不足等引起的老年性、失用性骨质疏松。

（2）脂质代谢障碍引起的高脂血症性关节病，骨膜和关节腔组织脂蛋白转运代谢障碍性关节炎。

（3）嘌呤代谢障碍引起的痛风。

（4）糖尿病引起的糖尿病性骨病。

（5）皮质醇增多引起的皮质醇增多症性骨病。

（6）甲状腺或甲状旁腺疾病引起的骨关节病。

2. 症状评估 骨痛出现的时间、诱因、部位、性质、缓急程度、加重缓解因素以及相关伴随症状等。

（三）护理措施

1. 心理护理 患者由于疼痛影响进食和睡眠，可能导致关节畸形、骨折及其他功能脏器的损害，带给患者巨大的精神压力，可能出现情绪低落、焦虑、抑郁、悲观等情绪，应给予患者及家属讲解相关疾病知识，适时告知预后，介绍成功病例，增强患者战胜疾病的信心；给予患者理解、同情和正确指引，防止患者发生意外；鼓励家属给予患者心理支持。

2. 休息与体位 急性期给予卧床休息，避免体力劳动，如痛风患者可抬高患肢，骨质疏松患者可卧硬板床等。

3. 饮食护理 进食避免复发及加重的食物或进食富含钙质和维生素 D 的食物，饮食宜清淡、易消化，避免辛辣和刺激性食物，戒烟酒，避免咖啡因的摄入过多。

4. 用药护理 指导患者正确用药，观察药物疗效、不良反应，及时处理不良反应。

（杜　泓）

第二节　甲状腺功能亢进症

甲状腺功能亢进症（hyperthyroidism，简称甲亢）是指多种病因导致甲状腺激素分泌增多而引起的临床综合征。

一、病因和发病机制

（一）甲亢的病因分类

见表 6 - 1。

表 6 - 1　甲亢病因分类

1. 甲状腺性甲亢
①Graves 病
②自主性高功能甲状腺结节或腺瘤（Plummer 病）
③多结节性甲状腺肿伴甲亢
④滤泡性甲状腺癌
⑤碘甲亢
⑥新生儿甲亢
2. 垂体性甲亢
3. 异源性 TSH 综合征
①绒毛膜上皮癌伴甲亢
②葡萄胎伴甲亢
③肺癌和胃肠道癌伴甲亢
4. 卵巢甲状腺肿伴甲亢
5. 仅有甲亢症状而甲状腺功能不增高
①甲状腺炎甲亢：亚急性甲状腺炎；慢性淋巴细胞性甲状腺炎；放射性甲状腺炎
②药源性甲亢

（二）Graves 病（简称 GD）病因

又称毒性弥漫性甲状腺肿或 Basedow 病、Parry 病。是一种伴甲状腺激素分泌增多的器官特异性自身免疫病，占甲亢的 80% ~ 85%。

1. 遗传因素 GD 的易感基因主要包括人类白细胞抗原（如 HLA - B8、DR3 等）、CTLA - 4 基因和其他一些与 GD 特征性相关的基因（如 GD-1，GD-2）。

2. 环境因素（危险因素）　细菌感染（肠耶森杆菌）、精神刺激、雌激素、妊娠与分娩、某些 X 染色体基因等。

3. GD 的发生与自身免疫有关　遗传易感性、感染、精神创伤等诱因，导致免疫系统功能紊乱，Ts 功能缺陷，对 Th 细胞（T 辅助细胞）抑制作用减弱，B 淋巴细胞产生自身抗体，TSH 受体抗体（TRAb）与 TSH 受体结合而产生类似于 TSH 的生物学效应，使 GD 有时表现出自身免疫性甲状腺功能减退症的特点。

二、临床表现

（一）一般临床表现

多见于女性，男：女为 1：（4~6），20~40 岁多见。

1. 高代谢综合征　患者可表现为怕热多汗，皮肤、手掌、面、颈、腋下皮肤红润多汗。常有低热，严重时可出现高热。患者常有心动过速、心悸、胃纳明显亢进，但体重下降，疲乏无力。

2. 甲状腺肿　不少患者以甲状腺肿大为主诉，呈弥漫性、对称性肿大，质软，吞咽时上下移动。少数患者的甲状腺肿大不对称，或肿大不明显。

3. 眼征　眼征有以下几种：①睑裂增宽，上睑挛缩（少眨眼睛和凝视）。②Mobius 征：双眼看近物时，眼球辐辏不良（眼球内侧聚合困难或欠佳）。③von Graefe 征：眼向下看时，上眼睑因后缩而不能跟随眼球下落，出现白巩膜。④Joffroy 征：眼向上看时，前额皮肤不能皱起。⑤Stellwag 征：瞬目减少，炯炯发亮。

4. 神经系统　神经过敏，易于激动，烦躁多虑，失眠紧张，多言多动，有时思想不集中，但偶有神情淡漠、寡言抑郁者。

5. 心血管系统　心率快，心排血量增多，脉压加大，多数患者述说心悸、胸闷、气促，活动后加重，可出现各种期前收缩及心房纤颤等。

6. 消化系统　食欲亢进，但体重明显减轻为本病特征。腹泻，一般大便呈糊状。肝可稍大，肝功能可不正常，少数可有黄疸及维生素 B 族缺乏的症状。

7. 肌肉骨骼　甲亢性肌病、肌无力、肌萎缩、周期性瘫痪。

8. 生殖系统　女性月经减少或闭经，男性阳痿，偶有乳腺增生。

9. 造血系统　白细胞总数减少，周围血淋巴细胞比例增高，单核细胞增加，血容量增大。

（二）特殊临床表现

（1）甲亢危象：甲状腺功能亢进症在某些应激因素作用下，导致病情突然恶化，出现高热（39℃以上）、烦躁不安、大汗淋漓、恶心、呕吐、心房颤动等，严重者出现虚脱、休克、谵妄、昏迷等全身代谢功能严重紊乱，并危及患者生命安全。对甲亢患者应提高警惕，从预防着手，一旦发生危象，应立即采取综合措施进行抢救。

（2）甲亢性心脏病：心脏增大、严重心律失常、心力衰竭。

（3）淡漠型甲亢：神志淡漠、乏力、嗜睡、反应迟钝、明显消瘦。

（4）T_3 型甲亢、T_4 型甲亢。

（5）亚临床型甲亢：T_3、T_4 正常，TSH 降低。

（6）妊娠期甲亢：体重不随妊娠相应增加，四肢近端肌肉消瘦，休息时心率 >100 次/min。

（7）胫前黏液性水肿。

（8）甲状腺功能正常的 Graves 眼病。

（9）甲亢性周期性瘫痪。

（三）实验室检查

1. 血清甲状腺激素测定　①血清总甲状腺素（TT_4）：是判断甲状腺功能最基本的筛选指标。TT_4

受甲状腺结合球蛋白（TBG）结合蛋白量和结合力变化的影响，又受妊娠、雌激素、急性病毒性肝炎等的影响而升高。受雄激素、低蛋白血症、糖皮质激素等的影响而下降。②血清总三碘甲状腺原氨酸（TT_3）：亦受 TBG 影响。③血清游离甲状腺素（FT_4）、游离三碘甲状腺原氨酸（FT_3）：是诊断甲亢的首选指标，其中 FT_4 敏感性和特异性较高。

2. 促甲状腺激素测定（TSH） 是反映甲状腺功能的最敏感的指标。ICMA（免疫化学发光法）：第三代 TSH 测定法，灵敏度达到 0.001mU/L。取代 TRH 兴奋试验，是诊断亚临床型甲状腺功能亢进症和亚临床型甲状腺功能减退症的主要指标。

3. TRH 兴奋试验 正常人 TSH 水平较注射前升高 3～5 倍，高峰出现在 30min，并且持续 2～3h。静注 TRH 后 TSH 无升高则支持甲亢。

4. 甲状腺摄^{131}碘率 总摄取量增加，高峰前移。

5. T_3 抑制试验 鉴别甲状腺肿伴摄碘增高由甲亢或单纯性甲状腺肿所致。

6. 其他 促甲状腺激素受体抗体（TRAb）、甲状腺刺激抗体（TSAb）测定。

三、诊断

1. 检测甲状腺功能 确定有无甲状腺毒症：有高代谢症状、甲状腺肿等临床表现者，常规进行 TSH、FT_4 和 FT_3 检查。如果血中 TSH 水平降低或者测不到，伴有 FT_4 和（或）FT_3 升高，可诊断为甲状腺毒症。当发现 FT_4，升高反而 TSH 正常或升高时，应注意有垂体 TSH 腺瘤或甲状腺激素不敏感综合征的可能。

2. 病因诊断 甲状腺毒症的诊断确立后，应结合甲状腺自身抗体、甲状腺摄^{131}I 率、甲状腺超声、甲状腺核素扫描等检查具体分析其是否由甲亢引起及甲亢的原因。

3. GD 的诊断标准 如下所述。

（1）甲亢诊断成立。

（2）甲状腺呈弥漫性肿大或者无肿大。

（3）TRAb 和 TSAb 阳性。

（4）其他甲状腺自身抗体如 TPPAb、TGAb 阳性。

（5）浸润性突眼。

（6）胫前黏液性水肿。

具备前 2 项者诊断即可成立，其他 4 项进一步支持诊断确立。

四、治疗

（一）一般治疗

情绪不稳定、精神紧张者可服用一些镇静药，如地西泮、氯氮䓬等；心悸及心动过速者可用普萘洛尔、阿替洛尔等药；保证足够的休息；增加营养，包括糖类、蛋白质、脂肪和维生素等摄入量较正常人增加。

（二）甲亢的特征性治疗

1. 抗甲状腺药物 常用的抗甲状腺药物分为硫脲类和咪唑类两类。硫脲类包括甲硫氧嘧啶或丙硫氧嘧啶；咪唑类包括甲巯咪唑、卡比马唑。比较常用的是丙硫氧嘧啶和甲巯咪唑。

适应证：①病情轻、中度患者；甲状腺轻、中度肿大，较小的毒性弥漫性甲状腺肿。②年龄在 20 岁以下。③手术前或放射碘治疗前的准备。④甲状腺手术后复发且不能做放射性核素^{131}碘治疗。⑤作为放射性核素^{131}碘治疗的辅助治疗。

不良反应：①粒细胞减少：发生率约为 10%，治疗开始后 2～3 个月内，或 WBC $< 3 \times 10^9/L$ 或中性粒细胞 $< 1.5 \times 10^9/L$ 时应停药。②皮疹：发生率为 2%～3%。③胆汁淤积性黄疸、血管神经性水肿、中毒性肝炎、急性关节痛等较为罕见，如发生则须立即停药。

2. 甲状腺手术治疗　如下所述。

（1）适应证：①中、重度甲亢，长期服药无效，停药后复发或不能坚持长期服药者。②甲状腺很大，有压迫症状。③胸骨后甲状腺肿。④结节性甲状腺肿伴甲亢。⑤毒性甲状腺腺瘤。

（2）禁忌证：①较重或发展较快的浸润性突眼。②合并较重心、肝、肾疾病，不能耐受手术者。③妊娠前3个月和第6个月以后。④轻症可用药物治疗者。

3. 放射性核素^{131}碘治疗　如下所述。

（1）适应证：①毒性弥漫性中度甲状腺肿，年龄在25～30岁以上。②抗甲状腺药物治疗无效或过敏。③不愿手术或不宜手术，或手术后复发。④毒性甲状腺腺瘤。

（2）禁忌证：①妊娠、哺乳期。②25岁以下。③严重心、肝、肾衰竭或活动性肺结核。④WBC < 3×10^9/L或中性粒 < 1.5×10^9/L。⑤重症浸润性突眼。⑥甲亢危象。⑦甲状腺不能摄碘。

（3）剂量：根据甲状腺组织重量和甲状腺^{131}I摄取率计算。

（4）并发症：①甲状腺功能减退症：国内报告治疗后1年内的发生率4.6%～5.4%，以后每年递增1%～2%。②放射性甲状腺炎：7～10d发生，严重者可给予阿司匹林或糖皮质激素治疗。

4. 其他药物治疗　如下所述。

（1）碘剂：应减少碘摄入，忌食含碘丰富的食物。复方碘化钠溶液仅用在术前、甲亢危象时。

（2）β-受体阻滞药：作用机制是阻断甲状腺激素对心脏的兴奋作用；阻断外周组织T$_4$向T$_3$转化，主要在抗甲状腺药物初治期使用，可较快控制甲亢的临床症状。

5. 甲亢危象的治疗　如下所述。

（1）抑制甲状腺激素合成及外周组织中，T$_4$转化为T$_3$：首选丙硫氧嘧啶，首次剂量600mg口服，以后给予250mg，每6h口服1次，待症状缓解后，或甲巯咪唑60mg，继而同等剂量每日3次口服至病情好转，逐渐减为一般治疗剂量。

（2）抑制甲状腺激素释放：服丙硫氧嘧啶1h后再加用复方碘口服溶液5滴，每8h服1次，首次剂量为30～60滴，以后每6～8h服5～10滴，或碘化钠1g加入10%葡萄糖盐水溶液中静脉滴注24h，以后视病情逐渐减量，一般使用3～7d。每日0.5～1.0g静脉滴注，病情缓解后停用。

（3）降低周围组织对TH反应：选用β肾上腺素能受体阻断药，无心力衰竭者可给予普萘洛尔30～50mg，6～8h给药1次，或给予利舍平肌内注射。

（4）肾上腺皮质激素：氢化可的松50～100mg加入5%～10%葡萄糖溶液静脉滴注，每6～8h滴注1次。

（5）对症处理：首先应去除诱因，其次高热者予物理或药物降温；缺氧者给予吸氧；监护心、肾功能；防治感染及各种并发症。

五、常见护理问题

（一）潜在并发症——甲亢危象

（1）保证病室环境安静。

（2）严格按规定的时间和剂量给予抢救药物。

（3）密切观察生命体征和意识状态并记录。

（4）昏迷者加强皮肤、口腔护理，定时翻身、以预防压疮、肺炎的发生。

（5）病情许可时，教育患者及家属感染、严重精神刺激、创伤等是诱发甲亢的重要因素，应加以避免；指导患者进行自我心理调节，增强应对能力；提醒家属或病友要理解患者现状，应多关心、爱护患者。

（二）营养失调（altered nutrition）——与基础代谢率增高，蛋白质分解加速有关

1. 饮食　高糖类、高蛋白、高维生素饮食，提供足够热量和营养以补充消耗，满足高代谢需要。成人每日总热量应在12 000～14 000kJ，约比正常人高50%。蛋白质每日1～2g/kg体重，膳食中可以

各种形式增加奶类、蛋类、瘦肉类等优质蛋白以纠正体内的负氮平衡。餐次以一日6餐或一日3餐中间辅以点心为宜。主食应足量。每日饮水2 000～3 000ml，补偿因腹泻、大量出汗及呼吸加快引起的水分丢失，心脏病者除外，以防水肿和心力衰竭。忌食生冷食物，减少食物中粗纤维的摄入，调味清淡可改善排便次数增多等消化道症状。慎用卷心菜、花椰菜、甘蓝等致甲状腺肿的食物。

2. 药物护理 有效治疗可使体重增加，应指导患者按时按量规则服药，不可自行减量或停服。

3. 其他 定期监测体重、血BUN等。

（三）感知改变——与甲亢所致浸润性突眼有关

1. 指导患者保护眼睛 戴深色眼镜，减少光线和灰尘的刺激。睡前涂抗生素眼膏，眼睑不能闭合者覆盖纱布或眼罩，将角膜、结膜损伤、感染和溃疡的可能性降至最低限度。眼睛勿向上凝视，以免加剧眼球突出和诱发斜视。

2. 指导患者减轻眼部症状的方法 0.5%甲基纤维素或0.5%氢化可的松溶液滴眼，可减轻眼睛局部刺激症状；高枕卧位和限制钠盐摄入可减轻球后水肿，改善眼部症状；每日做眼球运动以锻炼眼肌，改善眼肌功能。

3. 定期眼科角膜检查 以防角膜溃疡造成失明。

（四）个人应对无效——与甲亢所致精神神经系统兴奋性增高、性格与情绪改变有关

1. 解释情绪、行为改变的原因，提高对疾病认知水平 观察患者情绪变化，与患者及其亲属讨论行为改变的原因，使其理解敏感、急躁易怒等是甲亢临床表现的一部分，可因治疗而得到改善，以减轻患者因疾病而产生的压力，提高对疾病的认知水平。

2. 减少不良刺激，合理安排生活 保持环境安静和轻松的气氛，限制访视，避免外来刺激，满足患者基本生理及安全需要。忌饮酒、咖啡、浓茶，以减少环境和食物对患者的不良刺激。帮助患者合理安排作息时间，白天适当活动，避免精神紧张和注意力过度集中，保证夜间充足睡眠。

3. 帮助患者处理突发事件 以平和、耐心的态度对待患者，建立相互信任的关系。与患者共同探讨控制情绪和减轻压力的方法，指导和帮助患者处理突发事件。

六、健康教育

告诉患者有关甲亢的临床表现、诊断性试验、治疗、饮食原则及眼睛的防护方法。上衣宜宽松，严禁用手挤压甲状腺以免甲状腺受压后甲状腺激素分泌增多，加重病情。强调长期服用抗甲状腺药物的重要性，长期服用抗甲状腺药物者应每周查血常规1次。每日清晨卧床时自测脉搏，定期测量体重，脉搏减慢、体重增加是治疗有效的重要标志。每隔1～2个月门诊随访作甲状腺功能测定。出现高热、恶心、呕吐、大汗淋漓、腹痛、腹泻、体重锐减、突眼加重等症状提示可能发生甲亢危象应及时就诊。掌握上述自我监测和自我护理的方法，可有效地降低本病的复发率。

本病病程较长，多数经积极治疗后，预后良好，少数患者可自行缓解。心脏并发症可为永久性。放射性碘治疗、甲状腺手术治疗所致甲状腺功能减退症者需终身替代治疗。

（杜 泓）

第三节 甲状腺功能减退症

甲状腺功能减退症（hypothyroidism，简称甲减），是由各种原因导致的低甲状腺激素血症或甲状腺激素抵抗而引起的全身性低代谢综合征。按起病年龄分为三型，起病于胎儿或新生儿，称为呆小病；起病于儿童者，称为幼年性甲减；起病于成年，称为成年性甲减。前两者常伴有智力障碍。

一、病因

1. 原发性甲状腺功能减退 由于甲状腺腺体本身病变引起的甲减，占全部甲减的95%以上，且

90%以上原发性甲减是由自身免疫、甲状腺手术和甲亢^{131}I治疗所致。

2. 继发性甲状腺功能减退症　由下丘脑和垂体病变引起的促甲状腺激素释放激素（TRH）或者促甲状腺激素（TSH）产生和分泌减少所致的甲减，垂体外照射、垂体大腺瘤、颅咽管瘤及产后大出血是其较常见的原因；其中由于下丘脑病变引起的甲减称为三发性甲减。

3. 甲状腺激素抵抗综合征　由于甲状腺激素在外周组织实现生物效应障碍引起的综合征。

二、临床表现

1. 一般表现　易疲劳、怕冷、体重增加、记忆力减退、反应迟钝、嗜睡、精神抑郁、便秘、月经不调、肌肉疼挛等。体检可见表情淡漠，面色苍白，皮肤干燥发凉、粗糙脱屑，颜面、眼睑和手皮肤水肿，声音嘶哑，毛发稀疏、眉毛外1/3脱落。由于高胡萝卜素血症，手脚皮肤呈姜黄色。

2. 肌肉与关节　肌肉乏力，暂时性肌强直、痉挛、疼痛，嚼肌、胸锁乳突肌、股四头肌和手部肌肉可有进行性肌萎缩。腱反射的弛缓期特征性延长，超过350ms（正常为240～320ms），跟腱反射的半弛缓时间明显延长。

3. 心血管系统　心肌黏液性水肿导致心肌收缩力损伤、心动过缓、心排血量下降。ECG显示低电压。由于心肌间质水肿、非特异性心肌纤维肿胀。左心室扩张和心包积液导致心脏增大，有学者称之为甲减性心脏病。冠心病在本病中高发。10%患者伴发高血压。

4. 血液系统　由于下述四种原因发生贫血：①甲状腺激素缺乏引起血红蛋白合成障碍；②肠道吸收铁障碍引起铁缺乏；③肠道吸收叶酸障碍引起叶酸缺乏；④恶性贫血是与自身免疫性甲状腺炎伴发的器官特异性自身免疫病。

5. 消化系统　厌食、腹胀、便秘，严重者出现麻痹性肠梗阻或黏液水肿性巨结肠。

6. 内分泌系统　女性常有月经过多或闭经。长期严重的病例可导致垂体增生、蝶鞍增大。部分患者血清催乳素（PRI）水平增高，发生溢乳。原发性甲减伴特发性肾上腺皮质功能减退和1型糖尿病者，属自身免疫性多内分泌腺体综合征的一种。

7. 黏液性水肿昏迷　本病的严重并发症，多在冬季寒冷时发病。诱因为严重的全身性疾病、甲状腺激素替代治疗中断、寒冷、手术、麻醉和使用镇静药等。临床表现为嗜睡、低体温（T＜35℃）、呼吸徐缓、心动过缓、血压下降、四肢肌肉松弛、反射减弱或消失，甚至昏迷、休克、肾功能不全危及生命。

三、实验室检查

1. 血常规　多为轻、中度正细胞正色素性贫血。

2. 生化检查　血清三酰甘油、总胆固醇、LDLC增高，HDL-C降低，同型半胱氨酸增高，血清CK、LDH增高。

3. 甲状腺功能检查　血清TSH增高、T_4、FT_4降低是诊断本病的必备指标。在严重病例血清T_3和FT_3减低。亚临床甲减仅有血清TSH增高，但是血清T_4或FT_4正常。

4. TRH刺激试验　主要用于原发性甲减与中枢性甲减的鉴别。静脉注射TRH后，血清TSH不增高者提示为垂体性甲减；延迟增高者为下丘脑性甲减；血清TSH在增高的基值上进一步增高，提示原发性甲减。

5. X线检查　可见心脏向两侧增大，可伴心包积液和胸腔积液，部分患者有蝶鞍增大。

四、治疗要点

1. 替代治疗　左甲状腺素（L-T_4）治疗，治疗的目标是将血清TSH和甲状腺激素水平恢复到正常范围内，需要终身服药。治疗的剂量取决于患者的病情、年龄、体重和个体差异。补充甲状腺激素，重新建立下丘脑-垂体-甲状腺轴的平衡一般需要4～6周，所以治疗初期，每4～6周测定激素指标。然后根据检查结果调整L-T_4剂量，直到达到治疗的目标。治疗达标后，需要每6～12个月复查1次激素指标。

2. 对症治疗 有贫血者补充铁剂、维生素 B_{12}、叶酸等胃酸低者补充稀盐酸，并与 TH 合用疗效好。

3. 黏液水肿性昏迷的治疗

（1）补充甲状腺激素：首选 TH 静脉注射，直至患者症状改善，至患者清醒后改为口服。

（2）保温、供氧、保持呼吸道通畅，必要时行气管切开、机械通气等。

（3）氢化可的松 $200 \sim 300\text{mg/d}$ 持续静滴，患者清醒后逐渐减量。

（4）根据需要补液，但是入水量不宜过多。

（5）控制感染，治疗原发病。

五、护理措施

（一）基础护理

1. 加强保暖 调节室温在 $22 \sim 23\text{℃}$，避免病床靠近门窗，以免患者受凉。适当地使体温升高，冬天外出时，戴手套，穿棉鞋，以免四肢暴露在冷空气中。

2. 活动与休息 鼓励患者进行适当的运动，如散步、慢跑等。

3. 饮食护理 饮食以高维生素、高蛋白、高热量为主。多进食水果、新鲜蔬菜和含碘丰富的食物如海带等。桥本甲状腺炎所致甲状腺功能减退者应避免摄取含碘食物，以免诱发严重黏液性水肿。不宜食生凉冰食物，注意食物与药物之间的关系，如服中药忌饮茶。

4. 心理护理 加强与患者沟通，语速适中，并观察患者反应，告诉患者本病可以用替代疗法达到较好的效果，树立患者配合治疗的信心。

5. 其他 建立正常的排便形态，养成规律、排便的习惯。

（二）专科护理

1. 观察病情 监测生命体征变化，观察精神、神志、语言状态、体重、乏力、动作、皮肤情况，注意胃肠道症状，如大便的次数、性状、量的改变，腹胀、腹痛等麻痹性肠梗阻的表现有无缓解等。

2. 用药护理 甲状腺制剂从小剂量开始，逐渐增加，注意用药的准确性。用药前后分别测脉搏、体重及水肿情况，以便观察药物疗效；用药后若有心悸、心律失常、胸痛、出汗、情绪不安等药物过量的症状时，要立即通知医师处理。

3. 对症护理 对于便秘患者，遵医嘱给予轻泻剂，指导患者每天定时排便，适当增加运动量，以促进排便。注意皮肤防护，及时清洗并用保护霜，防止皮肤干裂。适量运动，注意保护，防止外伤的发生。

4. 黏液性水肿昏迷的护理

（1）保持呼吸道通畅，吸氧，备好气管插管或气管切开设备。

（2）建立静脉通道，遵医嘱给予急救药物，如 $L - T_3$，氢化可的松静滴。

（3）监测生命体征和动脉血气分析的变化，观察神志，记录出入量。

（4）注意保暖，主要采用升高室温的方法，尽量不给予局部热敷，以防烫伤。

（三）健康教育

1. 用药指导 告诉患者终身坚持服药的重要性和必要性以及随意停药或变更药物剂量的危害；告知患者服用甲状腺激素过量的表现，提醒患者发现异常及时就诊；长期用甲状腺激素替代者每 $6 \sim 12$ 个月到医院检测 1 次。

2. 日常生活指导 指导患者注意个人卫生，注意保暖，注意行动安全。防止便秘、感染和创伤。慎用催眠、镇静、止痛、麻醉等药物。

3. 自我观察 指导患者学会自我观察，一旦有黏液性水肿的表现，如低血压、体温低于 35℃、心动过缓，应及时就诊。

（张建霞）

第四节 亚急性甲状腺炎

一、疾病概述

亚急性甲状腺炎（subacute thyroiditis）在临床上较为常见。多见于20～50岁成人，但也见于青年与老年，女性多见，3～4倍于男性。

慢性淋巴细胞性甲状腺炎（chronic lymphocytic thyroiditis）又称桥本病（Hashimoto disease）或桥本甲状腺炎。目前认为本病与自身免疫有关，也称自身免疫性甲状腺炎。本病多见于中年妇女，有发展为甲状腺功能减退的趋势。

二、护理评估

（一）健康评估

1. 亚急性甲状腺炎　本病可能与病毒感染有关，起病前常有上呼吸道感染。发病时，患者血清中对某些病毒的抗体滴定度增高，包括流感病毒、柯萨奇病毒、腺病毒、腮腺炎病毒等。

2. 慢性淋巴细胞性甲状腺炎　目前认为本病病因与自身免疫有关。这方面的证据较多。本病患者血清中抗甲状腺抗体、包括甲状腺球蛋白抗体与甲状腺微粒体抗体常明显升高。甲状腺组织中有大量淋巴细胞与浆细胞浸润。本病可与其他自身免疫性疾病同时并存，如恶性贫血、舍格伦综合征、慢性活动性肝炎、系统性红斑狼疮等。本病患者的淋巴细胞在体外与甲状腺组织抗原接触后，可产生白细胞移动抑制因子。上述情况也可在Graves病与特发性黏液性水肿患者中见到，提示三者有共同的发病因素。因此，Graves病、特发性黏液性水肿与本病统称为自身免疫性甲状腺病。自身免疫性甲状腺病也可发生于同一家族中。

（二）临床症状与评估

1. 亚急性甲状腺炎

（1）局部表现：早期出现的最具有特征性的表现是甲状腺部位的疼痛，可先从一叶开始，以后扩大或转移到另一叶，或者始终局限于一叶。疼痛常向颌下、耳后或颈部等处放射，咀嚼或吞咽时疼痛加重。根据病变侵犯的范围大小，检查时可发现甲状腺弥漫性肿大，可超过正常体积的2～3倍；或在一侧腺体内触及大小不等的结节，表面不规则，质地较硬，呈紧韧感，但区别于甲状腺癌的坚硬感；病变部位触痛明显，周围界限尚清楚；颈部淋巴结一般无肿大。到疾病恢复期，局部疼痛已消失，急性期出现的甲状腺结节如体积较小可自行消失，如结节较大，仍可触及，结节不规则、坚韧、表面不平，周围界限清楚，无触痛。有些患者病变轻微，甲状腺不肿大或仅有轻微肿大，也可无疼痛。

（2）全身表现：早期，起病急骤，可有咽痛、畏寒、发热、寒战、全身乏力、食欲不振等。如病变较广泛，甲状腺滤泡大量受损，甲状腺素释放入血，患者可出现甲状腺功能亢进的表现，如烦躁、心慌、心悸、多汗、怕热、易怒、手颤等。有些患者病变较轻，仅有轻度甲亢症状或无甲亢症状。随着病情的发展，甲状腺滤泡内甲状腺素释放、耗竭，甲状腺滤泡细胞又尚未完全修复，患者可出现甲状腺功能减退症状，如乏力、畏寒、精神差、易疲劳等。随着甲状腺滤泡细胞的修复及功能恢复，临床表现亦逐渐恢复正常。

2. 慢性淋巴细胞性甲状腺炎

（1）局部症状：本病起病缓慢，甲状腺肿为其突出的临床表现，一般呈中度弥漫性肿大，仍保持甲状腺外形，但两侧可不对称，质韧如橡皮，表面光滑，随吞咽移动。但有时也可呈结节状，质较硬。甲状腺局部一般无疼痛，但部分患者甲状腺肿大较快，偶可出现压迫症状，如呼吸或咽下困难等。

（2）全身症状：早期病例的甲状腺功能尚能维持在正常范围内，但血清TSH可增高，说明该时甲状腺储备功能已下降。随着疾病的发展，临床上可出现甲状腺功能减退或黏液性水肿的表现。本病但也有部分患者甲状腺不肿大、反而缩小，而其主要表现为甲状腺功能减退。慢性淋巴细胞性甲状腺炎也可出现一过性甲状腺毒症，少数患者可有突眼，但程度一般较轻。本病可与 Graves 病同时存在。

（三）辅助检查及评估

1. 亚急性甲状腺炎　早期血清 T_3、T_4 等可有一过性增高，红细胞沉降率明显增快，甲状腺摄碘率明显降低，血清甲状腺球蛋白也可增高；以后血清 T_3、T_4 降低，TSH 增高；随着疾病的好转，甲状腺摄碘率与血清 T_3、T_4 等均可恢复正常。

2. 慢性粒巴细胞性甲状腺炎

（1）血清甲状腺微粒体（过氧化物酶）抗体、血清甲状腺球蛋白抗体：明显增加，对本病有诊断意义。

（2）血清 TSH：可升高。

（3）甲状腺摄碘率：正常或增高。

（4）甲状腺扫描：呈均匀分布，也可分布不均或表现为"冷结节"。

（5）其他实验室检查：红细胞沉降率（ESR）可加速，血清蛋白电泳丙种球蛋白可增高。

（四）心理－社会评估

甲状腺炎患者由于甲状腺激素分泌增多、神经兴奋性增高，常表现为悲观、抑郁、恐惧，担心自己的疾病转化为甲亢；且本病易反复，有较长的服药史，容易失去战胜疾病的信心。

三、护理诊断

1. 疼痛　与甲状腺炎症有关。
2. 体温过高　与炎症性疾病引起有关。
3. 营养失调：低于机体需要量　与疾病有关。
4. 知识缺乏　与患者未接受或不充分接受相关疾病健康教育有关。
5. 焦虑　与疾病所致甲状腺肿大有关。

四、护理目标

（1）患者住院期间疼痛发生时能够及时采取有效的方法缓解。

（2）患者住院期间体温维持正常。

（3）患者住院期间体重不下降并维持在正常水平。

（4）患者住院期间能够复述对其进行健康教育的大多部分内容，能够说出、理解并能够执行，配合医疗护理有效。

（5）患者住院期间主诉焦虑有所缓解，对治疗有信心。

五、护理措施

（一）生活护理

嘱患者尽量卧床休息，减少活动，评估患者疼痛的程度、性质，可为患者提供舒适的环境，使其放松，教会患者自我缓解疼痛的方法如分散注意力等，必要时可遵医嘱给予止痛药缓解疼痛，注意观察用药后有无不良反应发生。

（二）病情观察

观察患者生命体征，主要是体温变化和心率变化。体温过高时采取物理降温，并按照高热患者护理措施进行护理，并注意监测降温后体温变化，嘱患者多饮水或其喜爱的饮料。

（三）饮食护理

嘱患者进食高热量、高蛋白质、高维生素并易于消化的食物，指导患者多摄入含钙丰富的食物，防止治疗期间药物不良反应引起的骨质疏松,同时对于消瘦的患者应每天监测体重。

(四) 心理护理

多与患者接触、沟通,了解患者心理状况,鼓励患者说出不良情绪,给予开导,缓解患者焦虑情绪。

(五) 用药护理

(1) 亚急性甲状腺炎:轻症病例用阿司匹林、吲哚美辛等非甾体抗炎药以控制症状。阿司匹林 0.5~1.0g,每日 2~3 次,口服,疗程一般在 2 周左右。症状较重者,可给予泼尼松 20~40mg/d,分次口服,症状可迅速缓解,体温下降,疼痛消失,甲状腺结节也很快缩小或消失。用药 1~2 周后可逐渐减量,疗程一般为 1~2 个月,但停药后可复发,再次治疗仍有效。有甲状腺毒症者可给予普萘洛尔以控制症状。如甲状腺摄碘率已恢复正常,停药后一般不再复发。少数患者可出现一过性甲状腺功能减退;如症状明显,可适当补充甲状腺制剂。有明显感染者,应做有关治疗。

(2) 慢性淋巴细胞性甲状腺炎:早期患者如甲状腺肿大不显著或症状不明显者,不一定予以治疗,可随访观察。但若已有甲状腺功能减退,即使仅有血清 TSH 增高(提示甲状腺功能已有一定不足)而症状不明显者,均应予以甲状腺制剂治疗。一般采用干甲状腺片或左旋甲状腺素(L-T$_4$),剂量视病情反应而定。宜从小剂量开始,干甲状腺片 20mg/d,或 L-T$_4$25~50μg/d,以后逐渐增加。维持剂量为干甲状腺片 60~180mg/d,或 L-T$_4$ 100~150μg/d,分次口服。部分患者用药后甲状腺可明显缩小。疗程视病情而定,有时需终身服用。

(3) 伴有甲状腺功能亢进的患者,应予以抗甲状腺药物治疗,但剂量宜小,否则易出现甲状腺功能减退。一般不采用放射性碘或手术治疗,否则可出现严重黏液性水肿。

(4) 糖皮质激素虽可使甲状腺缩小与抗甲状腺抗体滴定度降低,但具有一定不良反应,且停药后可复发,故一般不用。但如甲状腺迅速肿大或伴有疼痛、压迫症状者,可短期应用以较快缓解症状。每日泼尼松 30mg,分次口服。以后逐渐递减,可用 1~2 个月。病情稳定后停药。

(5) 如有明显压迫症状,经甲状腺制剂等药物治疗后甲状腺不缩小,或疑有甲状腺癌者,可考虑手术治疗,术后仍应继续补充甲状腺制剂。

用药期间注意观察患者使用激素治疗后有无不良反应的发生,注意患者的安全护理。

(六) 健康教育

评估患者对疾病的知识掌握程度以及学习能力,根据患者具体情况制定合理的健康教育计划并有效实施,帮助患者获得战胜疾病的信心。

(张建霞)

第五节　原发性醛固酮增多症

一、疾病概述

原发性醛固酮增多症(primary aldosteronism,简称原醛)为继发性高血压,主要由于肾上腺皮质腺瘤或增生使醛固酮分泌过多,导致钠、水潴留,体液容量扩张而抑制肾素-血管紧张素系统。临床表现有三组特征:高血压,神经肌肉功能异常,血钾过低。

原发性醛固酮增多症可分为醛固酮瘤、特发性醛固酮增多症及糖皮质激素可抑制性醛固酮增多症等。

二、护理评估

(一) 健康史评估

护士在评估患者时应注意评估患者有无家族史,高血压、低血钾病史,如血压增高、乏力、肌肉麻痪、夜尿增多，严重时患者会出现周期性麻痹等病史。

1. 醛固酮瘤 占原醛的 80% ~ 90%，少数患者可为多发腺瘤或双侧腺瘤。腺瘤成因不明，血浆醛固酮与血浆 ACTH 的昼夜节律呈平行关系。

2. 特发性醛固酮增多症 临床表现和生化改变与醛固酮瘤相似，可能与肾上腺球状带细胞对血管紧张素 II 的敏感性增强，醛固酮刺激因子兴奋醛固酮分泌，血清素或组胺介导的醛固酮过度兴奋有关。

3. 糖皮质激素可抑制性醛固酮增多症 与遗传有关，有家族史者以常染色体显性遗传方式遗传。

（二）临床症状和评估

1. 高血压 为最早出现的症状。原因主要是大量醛固酮分泌引起钠潴留，使血浆容量增加，血管壁内钠离子浓度升高及增强血管对去甲肾上腺素的反应，从而引起高血压。可有不同程度的头痛、耳鸣、头晕。

2. 高尿钾、低血钾 原醛症患者因肾小管排钾过多，约 80% ~ 90% 的患者有自发性低血钾（2.0 ~ 3.5mmol/L），也有部分患者血钾正常，但进高钠饮食或服用含利尿剂的降压药物后诱发低血钾。由于低钾血症，临床上可出现肌无力、软瘫、周期性麻痹、心律失常、心电图出现 U 波或 ST 改变等；长期低血钾可致肾小管空泡变性，尿浓缩功能差，患者可有多尿伴口渴，尿比重偏低，且夜尿量大于日尿量，常继发泌尿系统感染，病情严重者可出现肾功能损害。

3. 其他 由于醛固酮增多，使肾小管对 Na^+ 离子的重吸收增强，而对 K^+ 及 H^+ 离子的排泄增加，还可产生细胞外液碱中毒；醛固酮增多使肾脏排 Ca^{2+}、Mg^{2+} 离子也增加，同时因碱中毒使游离钙减少，而使患者出现手足抽搐、肢端麻木等。

低血钾抑制胰岛素分泌，约半数患者可发生葡萄糖耐量低减，甚至可出现糖尿病。此外，原醛症患者虽有钠潴留，血容量增多，但由于有"钠逸脱"作用，而无水肿。

儿童期发病则影响其生长发育。

（三）辅助检查及其评估

1. 实验室检查 ①血钾与尿钾：大多数患者血钾低于正常，一般在 2.0 ~ 3.0mmol/L，严重者更低，腺瘤者低血钾往往成持续性，增生者称波动性。尿钾增高，若血钾小于 3.5mmol/L、24 小时尿钾大于 25mmol/L，或同日血钾小于 3.0mmol/L 而 24 小时尿钾大于 20mmol/L，则有诊断意义。②血钠与尿钠：血钠一般为正常高限或轻度增高。尿钠每日排出量较摄入量为少或接近平衡。③碱血症：血 pH 可高达 7.6，提示代谢性碱中毒。④血镁：轻度降低。⑤尿常规：尿 pH 呈中性或碱性。

2. 醛固酮及其他类固醇测定

（1）醛固酮：①血浆醛固酮，明显增高；②尿醛固酮排出量高于正常。

（2）血浆 β - 内啡肽测定：特发性醛固酮增多症患者血浆 β - 内啡肽比腺瘤者及原发性高血压者均高。

（3）24 小时尿 17 - 羟皮质类固醇及 17 - 酮类固醇测定：一般均为正常，除非有癌肿引起的混合性皮质功能亢进可增高。

3. 肾素 - 血管紧张素 II 测定 患者血管紧张素 II 基础值可降至正常水平以下，且在注射利尿剂或直立体位后也不增高，为本病特征之一。这是由于醛固酮分泌增高、血容量扩张使肾素，血管紧张素系统活性降低所致，是与继发性醛固酮增多症的区别之处。

4. 特殊试验

（1）普食下钠、钾平衡试验：在普通饮食条件下（每日钠 160mmol、钾 60mmol）观察 1 周，可显示患者钾代谢呈负平衡，钠代谢正平衡，或近于平衡。在平衡试验期间，需记录血压，监测血钾、钠、二氧化碳结合力，尿钾、钠及血尿 pH 等，平衡期的检查结果作为对照，与以后的试验期（如低钠、高钠、螺内酯等）等进行比较。

（2）低钠试验：用以鉴别肾源性高血压伴低血钾。每日摄入钠 10 ~ 20mmol、钾 60mmol 共 1 周。本病患者在低钠条件下，到达肾远曲小管的钠明显减少，患者尿钾明显减少，血钾随之上升，如本试验历时 2 周以上则血钾上升和血压下降可更明显。肾脏病患者因不能有效地潴钠可出现失钠、脱水，即使在限制钠摄入的条件下，尿钠排泄仍不减少，尿钾排泄减少也不显著，血钾过低亦不易纠正。

（3）高钠试验：对病情轻、血钾降低不明显的疑似患者可做本试验。每日给钠 240mmol，钾 60mmol 一周，本症患者由于大量钠进入远曲小管进行钠、钾交换，使尿钾增多，血钾降低更明显，对血钾较低的患者不宜做此试验。

（4）螺内酯（安体舒通）试验：螺内酯可拮抗醛固酮对肾小管上皮的作用，每日320～400mg，分 3～4 次口服，连续至少 1～2 周（可达 4～5 周），对比服药前后基础血压、血钾、钠、二氧化碳结合率，尿钾、钠，血、尿 pH，尿量等。如系本病患者，血钾可上升甚至接近正常、血压可下降、血二氧化碳结合力下降、尿钾减少、尿变为酸性，肌无力及麻木症状改善。肾病所致低血钾、高血压则螺内酯往往不起作用。

（5）氨苯蝶啶试验：此药有利钠保钾作用，每日 200mg，分 2～3 次口服，1 周以上，如能使血钾上升、血压下降者提示本病。对肾动脉狭窄及急进性高血压无效。

（四）心理 – 社会评估

患者由于疾病可致低血钾软瘫发作，因此应注意患者存在对疾病的恐惧发作、易紧张、无助感。

三、护理诊断

1. 潜在并发症：低血钾　与醛固酮增多所致的低血钾及失钾性肾病有关。
2. 有受伤的危险　与神经肌肉功能障碍有关。
3. 活动无耐力　与低血钾症引起的肌力下降、四肢麻痹抽搐及高血压有关。
4. 知识缺乏　与缺少对本病及相关检查的知识有关。

四、护理目标

（1）保持患者心情舒畅，嘱其避免紧张、激动的情绪变化。
（2）防止患者住院期间突发高血压引起的脑血管意外的发生。
（3）对于肌无力、软瘫的患者应加强巡视，加强生活护理和防护措施，以保证患者安全。
（4）使患者对本疾病有所了解，能更好地配合各项检查及治疗。
（5）使患者了解含钾高的水果及食物，了解监测出入量、体重、血钾、血压的重要性。

五、护理措施

（一）一般护理

为患者创造良好、安静、舒适、安全的病室环境，使患者能卧床安静休息，避免劳累。

（二）病情观察

监测血压及血钾变化，做好记录。保证随电解质平衡和酸碱平衡如果患者出现肌无力、呼吸困难、心律失常或神志变化，应立即通知医生迅速抢救。

（三）饮食护理

给予患者低盐饮食，减少水、钠潴留，鼓励患者多吃含钾高的水果及食物。

（四）心理护理

如为分泌醛固酮的肾上腺皮质腺瘤，手术切除后大多数患者临床及化验恢复正常，病情缓解达到治愈；少数病程长、有严重并发症的患者，高血压、低血钾的症状也可达到部分缓解。通过护理活动与患者建立良好的护患关系，使患者保持心情舒畅，避免紧张、激动的情绪变化。

（五）用药护理

对于双侧肾上腺皮质增生的，手术往往不够理想，因此近年来已主张药物治疗，可服用硝苯地平或螺内酯，或两者合用，但长期大量服用螺内酯可出现男性乳腺增生等不良反应。如为糖皮质激素可抑制性醛固酮增多症，则口服小剂量地塞米松治疗，但需长期终生服药。护士在对患者进行用药护理时，应帮助患者做好需要长期服药的思想准备，指导患者遵医嘱合理用药，并且观察患者用药后有无药物不良反应发生。

钙离子拮抗剂的使用为醛固酮的术前准备及双侧肾上腺皮质增生患者的长期治疗提供了新手段。口服硝苯地平对降低血压，改善症状有较好疗效，但必要时需遵医嘱给予适量补钾治疗。

（六）试验护理

醛固酮瘤的分泌受体位变化和肾素 - 血管紧张素 Ⅱ 变化影响较小，而和 ACTH 昼夜变化有关，正常人隔夜卧床，上午 8 时血浆醛固酮值约为 $0.11 \sim 0.33nmol/L$，如保持卧位到中午 12 时，血浆醛固酮低于上午时；8 ~ 12 时取立位则血浆醛固酮高于上午，说明体位对醛固酮的分泌可产生影响。因此，护士在遵医嘱执行试验前，应向患者充分解释试验的目的、方法，指导患者如何进行配合。准时留取定时、定体位血标本。准确留取尿标本。对于进行卧立位醛固酮试验的患者，应在注射呋塞米后观察患者有无低血压，保证患者安全，如患者出现头晕、乏力、大汗等症状，及时发现，通知医生，立即停止试验，同时协助患者进食或进水。

（七）健康指导

（1）对手术患者进行术前和术后健康指导，向患者讲解手术治疗的必要性，术前应做的准备如服用药物控制血压，保证水、电解质平衡，补钾治疗，用药后的不良反应等。

（2）对长期服用药物治疗的患者，指导患者合理遵医嘱用药，定时随诊，监测肝、肾功能和电解质，对于长期服用激素治疗的患者注意讲解激素治疗的不良反应等。

（3）指导患者进行适当的功能锻炼，与患者一起制定活动计划。

（张建霞）

第六节 糖尿病

糖尿病是由于多种原因引起的胰岛素分泌不足和（或）其作用缺陷而导致的一组以慢性血糖水平增高为特征的代谢性疾病。临床表现为代谢紊乱症候群，久病可引起多系统损害，导致眼、肾、神经、心脏、血管等组织器官的慢性进行性病变，引起功能缺陷及衰竭。重症或应激时可发生酮症酸中毒、高渗性昏迷等急性代谢紊乱。世界卫生组织将糖尿病分为 1 型糖尿病、2 型糖尿病、其他特殊类型和妊娠期糖尿病四种。

一、护理措施

（一）一般护理

1. 适当运动 循序渐进并长期坚持，运动方式以有氧运动为宜，结合患者的爱好，老年人以散步为宜，不应超过心肺及关节的耐受能力。运动时间的计算：从吃第一口饭开始计时，以餐后 0.5 ~ 1h 开始为宜。肥胖患者可适当增加活动次数。

2. 明确饮食控制的重要性 计算标准体重，控制总热量，碳水化合物占 50% ~ 60%，蛋白质占 15% ~ 20%，脂肪占 20% ~ 25%。注意定时定量进餐，饮食搭配合理，热量分配一般为早、中、晚餐各占 1/5，2/5，2/5 或 1/3，1/3，1/3。在血糖稳定的情况下，尽量供给营养全面的膳食。禁食甜食。多食含纤维素高的食物，保持大便通畅。

3. 注射胰岛素的护理 如下所述。

（1）贮存：备用胰岛素需置于 2 ~ 8℃ 冰箱存放。使用中的胰岛素笔芯放于 30℃ 以下的室温中即可，有效期为 4 周，避免阳光直射。

（2）抽吸：抽吸胰岛素剂量必须准确，两种胰岛素合用时，先抽短效胰岛素，后抽中效或长效胰岛素，注射前充分混匀。注射预混胰岛素以前，要摇匀并避免剧烈振荡。

（3）注射部位：腹部以肚脐为中心直径6cm以外、上臂中外侧、大腿前外侧、臀大肌，其中腹部吸收最快。注意更换注射部位，两次注射之间应间隔2cm以上。

（4）消毒液：用体积分数75%酒精消毒，不宜用含碘的消毒剂。

（5）观察胰岛素不良反应：如低血糖反应、胰岛素过敏及注射部位皮下脂肪萎缩。

（6）注射胰岛素时应严格无菌操作，使用一次性注射器，防止感染。

4. 按时测体重　必要时记录出入量。如体重改变>2kg，应报告医师。

5. 生活有规律　戒烟，限制饮酒。

6. 用药护理　使用口服降糖药物的患者，应向其说明服药的时间、方法等注意事项及药物的不良反应。

（二）症状护理

（1）皮肤护理：注意个人卫生，保持全身和局部清洁，加强口腔、皮肤和会阴部清洁，勤换内衣。诊疗操作应严格无菌技术，发生皮肤感染时不可随意用药。

（2）足部护理：注意保护足部，鞋子、袜口不宜过紧，保持趾间清洁、干燥，穿浅色袜子，每天检查足部有无外伤、鸡眼、水泡、趾甲异常，有无感觉及足背动脉搏动异常。剪趾甲时注意不要修剪过短。冬天注意足部保暖，避免长时间暴露于冷空气中。

（3）眼部病变的护理：出现视物模糊，应减少活动，加强日常生活的协助和安全护理。

（4）保持口腔清洁，预防上呼吸道感染，避免与肺炎、肺结核、感冒者接触。

（5）保持会阴部清洁、干燥，防止瘙痒和湿疹发生。需导尿时应严格无菌技术。

二、健康教育

（1）糖尿病为慢性终身性疾病，目前尚不能根治。患者要在饮食控制和运动治疗的基础上进行综合治疗，以减少或延迟并发症的发生和发展，提高生活质量。

（2）食物品种多样化，主食粗细粮搭配，副食荤素食搭配。避免进食浓缩的碳水化合物。避免食用动物内脏等高胆固醇食物。少喝或不喝稀饭，可用牛奶、豆浆等代替。

（3）运动能降低血糖，并可增强胰岛素的敏感性。运动时随身携带糖果，当出现低血糖症状时及时食用。身体不适时应暂停运动。

（4）遵医嘱使用降糖药物，指导所使用胰岛素的注射方法、作用时间及注意事项。

（5）每天检查足部皮肤，以早期发现病变。避免穿拖鞋、凉鞋、赤脚走路，禁用热水袋，以免因感觉迟钝而造成烫伤。

（6）指导患者正确掌握血糖监测的方法，了解糖尿病控制良好的标准。

（7）定期复查，一般每3个月复查糖化血红蛋白，以了解疾病控制情况，及时调整用药剂量。每年进行全身检查，以便尽早防治慢性并发症。

（张建霞）

第七节　糖尿病酮症酸中毒

一、疾病介绍

糖尿病酮症酸中毒（diabetic ketoacidosis，DKA）是糖尿病患者最常见的急性并发症，具有发病急、病情重、变化快的特点。占糖尿病住院患者的8%~29%，每千名糖尿病患者年发生DKA者占4%~8%，多由各种应激状态诱发，也可无明显诱因，延误诊断或者治疗可致死亡。

1. 定义　由于糖尿病代谢紊乱加重，脂肪分解加速，产生的以血糖及血酮体明显增高及水、电解质平衡失调和代谢性酸中毒为主要表现的临床综合征。严重者常致昏迷及死亡。

2. 诱因 DKA 诱因很多，1 型糖尿病有自发 DKA 倾向，2 型糖尿病患者在一定诱因作用下也可发生 DKA，常见诱因：感染、胰岛素剂量不足或治疗中断、饮食不当、妊娠和分娩、创伤、手术、麻醉、急性心梗、心力衰竭、精神紧张或严重刺激引起应激状态等，有时亦可无明显诱因。

3. 病理生理 糖尿病酮症酸中毒是糖尿病患者在各种诱因作用下，由于胰岛素及升糖激素分泌双重障碍，造成糖、蛋白质、脂肪以至于水、电解质、酸碱平衡失调而导致高血糖、高血酮、酮尿失水电解质紊乱、代谢性酸中毒等一个症候群。

（1）高血糖：DKA 患者的血糖多呈中等程度的升高常为 16.7~27.5mmol/L（300~500mg/dl），除非发生肾功能不全否则多不超过 27.5mmol/L（500mg/dl）。高血糖对机体的影响包括：①细胞外液高渗使得细胞脱水将导致相应器官的功能障碍；②引起渗透性利尿，同时带走水分和电解质进一步导致水盐代谢紊乱。

（2）酮症和（或）酸中毒：酮体是脂肪 β 氧化不完全的产物包括乙酰乙酸、β-羟丁酸和丙酮 3 种组分，其中 β-羟丁酸和乙酰乙酸都是强酸。DKA 患者由于脂肪分解增加，产生大量的酮体，超过正常周围组织氧化的能力而引起高酮血症和酮症酸中毒，并消耗大量的储备碱。当血 pH 值降至 7.2 时可出现典型的酸中毒呼吸（Kussmaul 呼吸），pH 值 <7.0 时可致中枢麻痹或严重的肌无力甚至死亡，另外，酸血症影响氧与血红蛋白解离，导致组织缺氧加重全身状态的恶化。DKA 时知觉程度的变化范围很大，当血浆 HCO_3^- ≤9.0mmol/L 时，不论其意识状态为半清醒或昏迷，均可视之为糖尿病酮症酸中毒昏迷（diabetic ketoacidosis and coma，DKAC），当血 HCO_3^- 降至 5.0mmol/L 以下时，预后极为严重。

（3）脱水：DKA 时渗透性利尿、呼吸深快失水和可能伴有的呕吐、腹泻引起的消化道失水等因素均可导致脱水的发生。严重的脱水可引起血容量不足、血压下降，甚至循环衰竭等严重后果。

（4）电解质紊乱：DKA 时由于渗透性利尿、摄入减少及呕吐、细胞内外水分转移入血、血液浓缩等均可导致电解质紊乱。同时，由于电解质的丢失和血液浓缩等方面因素的影响，临床上所测血中电解质水平可高可低也可正常。DKA 时血钠无固定改变一般正常或减低，血钾多降低，另外，由于细胞分解代谢量增加，磷的丢失亦增加，临床上可出现低磷血症，低磷也可影响氧与血红蛋白解离引起组织缺氧。

4. 临床表现及诊断 糖尿病酮症酸中毒按其程度可分为轻度、中度及重度。轻度实际上是指单纯酮症并无酸中毒，有轻中度酸中毒者可列为中度；重度则是指酮症酸中毒伴有昏迷，或虽无昏迷但二氧化碳结合低于 10mmol/L 时，患者极易进入昏迷状态。较重的酮症酸中毒临床表现包括以下几个方面。

（1）糖尿病症状加重：多饮多尿、体力及体重下降的症状加重。

（2）胃肠道症状：包括食欲下降、恶心呕吐。有的患者，尤其是 1 型糖尿病患者可出现腹痛症状，有时甚至被误为急腹症。造成腹痛的原因尚不明了，有人认为可能与脱水及低血钾所致胃肠道扩张和麻痹性肠梗阻有关。

（3）呼吸改变：酸中毒所致，当血 pH 值 <7.2 时呼吸深快，以利排酸；当 pH 值 <7.0 时则发生呼吸中枢受抑制，部分患者呼吸中可有类似烂苹果气味的酮臭味。

（4）脱水与休克症状：中、重度酮症酸中毒患者常有脱水症状，脱水达 5% 者可有脱水表现，如尿量减少、皮肤干燥、眼球下陷等。脱水超过体重 15% 时则可有循环衰竭，症状包括心率加快、脉搏细弱、血压及体温下降等，严重者可危及生命。

（5）神志改变：临床表现个体差异较大，早期有头痛、头晕、萎靡继而烦躁、嗜睡、昏迷，造成昏迷的原因包括乙酰乙酸过多、脑缺氧、脱水、血浆渗透压升高、循环衰竭等。

（6）诱发疾病表现：各种诱发疾病均有特殊表现应予以注意以免与酮症酸中毒互相掩盖，贻误病情。

5. 治疗要点 糖尿病酮症酸中毒发病急、进展快，处理时应注意针对内分泌代谢紊乱，去除诱因，阻止各种并发症的发生，减少或尽量避免治疗过程中发生意外，降低病死率等。其中包括：补液、胰岛素的应用、补充钾及碱性药物，其他对症处理和消除诱因。

（1）补液：抢救 DKA 极为关键的措施。

1）在开始 2h 内可补充生理盐水 1 000～2 000ml，以后根据脱水程度和尿量每 4～6h 给予 500～1 000ml，一般 24h 内补液 4 000～5 000ml，严重脱水但有排尿者可酌情增加。

2）当血糖下降至 13.9mmol/L 时，改用 5% 葡萄糖生理盐水。对有心功能不全及高龄患者，有条件的应在中心静脉压监护下调整滴速和补液量，补液应持续至病情稳定，可以进食为止。

（2）胰岛素治疗

1）最常采用短效胰岛素持续静脉滴注。开始时以 0.1U/（kg·h）（成人 5～7U/h），控制血糖快速、稳定下降。

2）当血糖降至 13.9mmol/L（250mg/dl）时可将输液的生理盐水改为 5% 葡萄糖或糖盐水，按每 3～4g 葡萄糖加 1U 胰岛素计算。

3）至尿酮转阴后，可过渡到平时的治疗。

（3）纠正电解质紊乱

1）通过输注生理盐水，低钠低氯血症一般可获纠正。

2）除非经测定血钾高于 5.5mmol/L、心电图有高钾表现或明显少尿、严重肾功能不全者暂不补钾外，一般应在开始胰岛素及补液后，只要患者已有排尿均应补钾。一般在血钾测定监测下，每小时补充氯化钾 1.0～1.5g（13～20mmol/L），24h 总量 3～6g。待患者能进食时，改为口服钾盐。

（4）纠正酸中毒

1）轻、中度患者，一般经上述综合措施后，酸中毒可随代谢紊乱的纠正而恢复。仅严重酸中毒（pH 值≤7.0）时，应酌情给予小剂量碳酸氢钠，但补碱忌过快过多，以免诱发脑水肿。

2）当 pH 值 >7.1 时，即应停止补碱药物。

（5）其他治疗

1）休克：如休克严重，经快速补液后仍未纠正，考虑可能并发感染性休克或急性心肌梗死，应仔细鉴别，及时给予相应的处理。

2）感染：常为本症的诱因，又可为其并发症，以呼吸道及泌尿系感染最为常见，应积极选用合适的抗生素治疗。

3）心力衰竭、心律失常：老年或合并冠状动脉性心脏病者，尤其合并有急性心肌梗死或因输液过多、过快等，可导致急性心力衰竭和肺水肿，应注意预防，一旦发生应及时治疗。血钾过低、过高均可引起严重的心律失常，应在全程中加强心电图监护，一旦出现及时治疗。

4）肾衰竭：因失水、休克或原已有肾脏病变或治疗延误等，均可引起急性肾衰竭，强调重在预防，一旦发生及时处理。

5）脑水肿：为本症最严重的并发症，病死率高。可能与脑缺氧、补碱不当、血糖下降过快、补液过多等因素有关。若患者经综合治疗后，血糖已下降，酸中毒改善，但昏迷反而加重，应警惕脑水肿的可能。可用脱水剂、呋塞米和地塞米松等积极治疗。

6）急性胃扩张：因酸中毒引起呕吐可伴急性胃扩张，用 5% 碳酸氢钠液洗胃，用胃管吸附清除胃内残留物，预防吸入性肺炎。

二、护理评估与观察要点

1. 护理评估　如下所述。

（1）病史：询问患者或者其家属有无糖尿病病史或者家族史、起病时间、主要症状及特点，如极度口渴、厌食、恶心、呕吐、昏睡及意识改变者等。注意询问有无感染、胰岛素治疗不当、饮食不当，以及有无应激状态等诱发因素。

（2）心理 - 社会状况：评估患者对疾病知识的了解程度，有无焦虑、恐惧等心理变化，家庭成员对疾病的认识和态度等。

（3）身体状况：评估患者的生命体征、精神和神志状态，已有昏迷的患者，注意监测患者的瞳孔大小和对光反射情况；患者的营养状况；皮肤湿度和温度的改变和有无感染灶或不易愈合的伤口等。

2. 观察要点 注意观察病情，当患者出现显著软弱无力、呼吸加速、呼气时有烂苹果样味道、极度口渴、厌食、恶心、呕吐及意识改变者应警惕酮症酸中毒的发生。已经诊断为 DKA 的患者应密切监测生命体征和意识状态，详细记录 24h 出入量，每 2h 测血糖一次，及时抽查尿糖、酮体，注意血常规、电解质和血气变化。

三、急诊救治流程

DKA 急诊救治流程详见图 6-1。

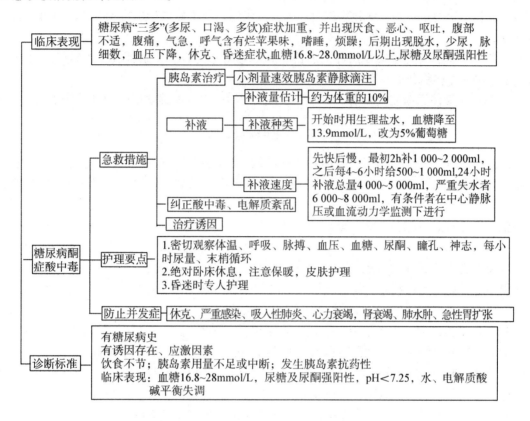

图 6-1 DKA 急诊救治流程图

（王庆林）

第八节 腺垂体功能减退症

一、概述

腺垂体功能减退症是由于腺垂体激素分泌减少或缺乏所致的复合症群，可以是单种激素减少如生长激素（GH）、催乳素（PRL）缺乏或多种激素如促性腺激素（Gn）、促甲状腺激素（TSH）、促肾上腺皮质激素（ACTH）同时缺乏。腺垂体功能减退症可原发于垂体病变，或继发于下丘脑病变，表现为甲状腺、肾上腺、性腺等功能减退和（或）蝶鞍区占位性病变。临床表现变化较大，容易造成诊断延误，但补充所缺乏的激素治疗后症状可迅速缓解。

二、病因、发病机理

（1）垂体瘤：为成人最常见原因，大都属于良性肿瘤。腺瘤可分功能性和非功能性。腺瘤增大可压迫正常垂体组织，引起腺垂体功能减退。颅咽管瘤可压迫邻近神经血管组织，导致生长迟缓、视力减弱、视野缺损、尿崩症等。

（2）下丘脑病变：如肿瘤、炎症、浸润性病变（如淋巴瘤、白血病）、肉芽肿（如结节病）等，可直接破坏下丘脑神经分泌细胞，使释放激素分泌减少，从而减少腺垂体分泌各种促靶腺激素、生长激素和催乳素等。

（3）垂体缺血性坏死：妊娠期垂体呈生理性肥大，血供丰富，若围生期因前置胎盘、胎盘早期剥离、胎盘滞留、子宫收缩无力等引起大出血、休克、血栓形成，使腺垂体大部缺血坏死和纤维化，以致腺垂体功能低下，临床称为希恩（Sheehan）综合征。

（4）蝶鞍区手术、放疗和创伤：垂体瘤切除、术后放疗以及乳腺癌作垂体切除治疗等，均可导致垂体损伤。颅骨骨折可损毁垂体柄和垂体门静脉血液供应。鼻咽癌放疗也可损坏下丘脑和垂体，引起垂体功能减退。

（5）感染和炎症：各种感染如病毒、细菌、真菌等引起的脑炎、脑膜炎、流行性出血热、结核等均可引起下丘脑－垂体损伤而导致功能减退。

（6）其他：长期使用糖皮质激素、垂体卒中以及空泡蝶鞍、海绵窦处颈内动脉瘤等均可引起本病。

三、临床表现

据估计，约50%以上腺垂体组织破坏后才有症状，75%破坏时有明显临床表现，破坏达95%可有严重垂体功能减退。最早表现为促性腺激素、生长激素和催乳素缺乏；促甲状腺激素缺乏次之；然后可伴有 ACTH 缺乏。希恩综合征患者多表现为全垂体功能减退，但无占位性病变表现。垂体功能减退主要表现为各靶腺（性腺、甲状腺、肾上腺）功能减退。

（1）性腺功能减退：常最早出现。女性多有产后大出血、休克、昏迷病史，表现为产后无乳、乳房萎缩、月经不再来潮、性欲减退、不育、性交痛等；检查有阴道分泌物减少，外阴、子宫和阴道萎缩，毛发脱落，尤以阴毛、腋毛为甚。成年男子性欲减退、勃起功能障碍，检查睾丸松软缩小，胡须、腋毛和阴毛稀少，无男性气质，皮脂分泌减少，骨质疏松。

（2）甲状腺功能减退：患者怕冷、嗜睡、思维迟钝、精神淡漠，皮肤干燥变粗、苍白、少汗、弹性差。严重者可呈黏液性水肿、食欲减退、便秘、抑郁、精神失常、心率缓慢等。

（3）肾上腺皮质功能减退：患者常有明显疲乏、软弱无力、食欲不振、恶心、呕吐、体重减轻，血压偏低。因黑色素细胞刺激素减少可有皮肤色素减退，面色苍白，乳晕色素浅淡，有别于慢性肾上腺功能减退症。对胰岛素敏感者可有血糖降低，生长激素缺乏可加重低血糖发作。

（4）垂体功能减退性危象（简称垂体危象）：在全垂体功能减退症基础上，各种应激如感染、败血症、腹泻、呕吐、失水、饥饿、寒冷、急性心肌梗死、脑卒中、手术、外伤、麻醉及使用镇静剂、催眠药、降糖药等均可诱发垂体危象。临床表现为：①高热型（体温高于40℃）；②低温型（体温低于30℃）；③低血糖型；④低血压、循环虚脱型；⑤水中毒型；⑥混合型。各种类型可伴有相应的症状，突出表现为循环系统、消化系统和神经精神方面的症状，如高热、循环衰竭、休克、恶心、呕吐、头痛、神志不清、谵妄、抽搐、昏迷等严重垂危状态。

另外，生长激素不足成人一般无特殊症状，儿童可引起侏儒症。垂体内或其附近肿瘤压迫症群除有垂体功能减退外，还伴有占位性病变的体征如视野缺损、眼外肌麻痹、视力减退、头痛、嗜睡、多饮多尿、多食等下丘脑综合征。

四、辅助检查

（1）性腺功能测定：女性有血雌二醇水平降低，没有排卵及基础体温改变，阴道涂片未见雌激素作用的周期性变化，男性见血睾酮水平降低或正常低值，精子数量减少、形态改变、活动度差、精液量少。

（2）肾上腺皮质功能测定：24h 尿17－羟皮质类固醇及游离皮质醇排量减少，血浆皮质醇浓度降低，但节律正常，葡萄糖耐量试验示血糖呈低平曲线改变。

（3）甲状腺功能测定：血清总 T_4、游离 T_4、均降低，总 T_3 和游离 T_3 正常或降低。

（4）腺垂体激素测定：FSH、LH、TSH、ACTH、PRL 及 GH 血浆水平低于正常低限。

（5）其他检查：可用 X 线、CT、MRI 了解病变部位、大小、性质及其对邻近组织的侵犯程度。

五、诊断要点

根据病史、症状、体征结合实验室检查和影像学发现，可做出诊断。需排除以下疾病：多发性内分泌腺功能减退症、神经性厌食、失母爱综合征等。

六、治疗要点

（1）病因治疗：垂体功能减退症可有多种病因引起，应针对病因治疗。肿瘤患者可通过手术、化疗或放疗等措施治疗。对颅内占位性病变，必须先解除压迫及破坏作用，减轻和缓解颅内高压症状，提高生活质量。对于出血、休克而引起缺血性垂体坏死，关键在于预防，加强产妇围生期的监护，及时纠正产科病理状态。国内自采用新法接生及重视围生医学、加强产前保健后，因分娩所致大出血的发生率已显著下降，产后垂体坏死已大为减少。

（2）激素替代治疗：多采用靶腺激素替代治疗，需要长期、甚至终身维持治疗。治疗过程中应先补给糖皮质激素，然后再补充甲状腺激素，以防肾上腺危象发生。所有替代治疗宜经口服给药。

1）肾上腺糖皮质激素：多选用氢化可的松，生理剂量为 20～30mg/d，剂量随病情变化而调节，应激状态下需适当增加用量。

2）甲状腺激素：生理剂量为左甲状腺素 50～150μg/d 或甲状腺干粉片 40～120mg/d，对于老年人、冠心病、骨密度低的患者，宜从最小剂量开始，并缓慢递增剂量，以免加重肾上腺皮质负担，诱发危象。

3）性激素：病情较轻的育龄女性需采用人工月经周期治疗，可维持第二性征和性功能，促进排卵和生育。男性患者用丙酸睾酮治疗，可促进蛋白质合成、增强体质、改善性功能与性生活，但不能生育。

（3）垂体危象处理：首先给予 50% 葡萄糖 40～60ml 迅速静注以抢救低血糖，然后用 5% 葡萄糖盐水，500～1 000ml 中加入氢化可的松 50～100mg 静滴，以解除急性肾上腺功能减退危象。有循环衰竭者按休克原则治疗，感染败血症者应积极抗感染治疗，水中毒患者应加强利尿，可给予泼尼松或氢化可的松。低温与甲状腺功能减退有关，可给小剂量甲状腺激素，并采取保暖措施使患者体温回升。高温者应予降温治疗。禁用或慎用麻醉剂、镇静剂、催眠药或降糖药等，以防止诱发昏迷。

七、护理措施

（1）饮食护理：指导患者进食高热量、高蛋白、高维生素，易消化的饮食，少量多餐，以增强机体抵抗力。

（2）垂体危象的护理

1）避免诱因：避免感染、失水、饥饿、寒冷、外伤、手术、不恰当用药等诱因。

2）病情监测：密切观察患者的意识状态、生命体征的变化，注意有无低血糖、低血压、低体温等情况。评估患者神经系统体征以及瞳孔大小、对光反射的变化。

3）紧急处理配合：一旦发生垂体危象，立即报告医师并协助抢救。主要措施有：①迅速建立静脉通路，补充适当的水分，保证激素类药及时准确使用；②保持呼吸道通畅，给予氧气吸入；③低温者应保暖，高热型患者给予降温处理；④做好口腔护理、皮肤护理，保持排尿通畅，防止尿路感染。

八、健康教育

（1）避免诱因：指导患者保持情绪稳定，注意生活规律，避免过度劳累。冬天注意保暖，更换体位时动作应缓慢，以免发生晕厥。平时注意皮肤的清洁，预防外伤，少到公共场所或人多之处，以防发生感染。

（2）用药指导：教会患者认识所服药物的名称、剂量、用法及不良反应，如肾上腺糖皮质激素过量易致欣快感、失眠；服甲状腺激素应注意心率、心律、体温、体重变化等。指导患者认识到随意停药的危险性，必须严格遵医嘱按时按量服用药物，不得随意增减药物剂量。

（3）观察与随访：指导患者识别垂体危象的征兆，若有感染、发热、外伤、腹泻、呕吐、头痛等情况发生时，应立即就医。外出时随身携带识别卡，以防意外发生。

九、预后

积极防治产后大出血及产褥热，在垂体瘤手术、放疗时也应预防此症的发生。本病多采用靶腺激素长期替代治疗，可适应日常生活。

（王庆林）

第九节　生长激素缺乏症

一、疾病概述

生长激素缺乏症（growth hormone deficiency）是指自儿童期起病的垂体前叶（腺垂体）生长激素（GH）部分或完全缺乏而导致的生长发育障碍性疾病。可为单一的生长激素缺乏，也可同时伴垂体前叶其他激素特别是促性腺激素缺乏。其患病率约为1/10 000，男性较女性儿童更易患病。

二、护理评估

（一）健康评估

导致生长激素缺乏的病因可分为三类，即原发性垂体疾患、下丘脑疾患以及外周组织对GH不敏感。护士在评估患者健康史时，应从以下几方面进行评估。

1. 原发性垂体前叶功能低下

（1）先天性异常：包括先天性脑发育异常如全前脑综合征、垂体前叶缺如、脑中线发育缺陷以及家族性全垂体前叶功能低下、家族性生长激素缺乏症等。

（2）颅内肿瘤：如垂体无功能性腺瘤、颅咽管瘤等鞍内或鞍上肿瘤的压迫致垂体前叶萎缩。

（3）其他损伤：如颅脑外伤、颅内感染、颅内肿瘤的放射治疗等，组织细胞增多症对垂体的浸润以及结节病等。

2. 继发于下丘脑疾病的GH缺乏

（1）特发性：此系生长激素缺乏症的最常见病因，多因出生时损伤所致；生长激素缺乏症儿童中的50%～60%有围生期损伤史，如难产、出生后窒息；也可伴有其他垂体前叶激素缺乏。

（2）颅内感染、颅内放射治疗后、肉芽肿病（如组织细胞增生症）、下丘脑肿瘤（如颅咽管瘤）、精神社会因素（情感剥夺性侏儒症）等可致下丘脑功能异常，促生长激素释放激素（GHRH）产生不足。

3. GH不敏感综合征

（1）遗传性生长激素抵抗症（Laron－type dwarfism）：是由于遗传性生长激素受体缺乏或不足，致生长介素（IGF－1）生成减少或缺如。血GH水平升高，而IGF－1水平低。

（2）无活性GH：患者表现为垂体性侏儒，但血GH正常或升高，GH分子结构、GH受体以及受体后反应均正常。推测病因可能与GH无生物活性有关。

（二）临床症状观察与评估

（1）生长激素缺乏的表现：患者出生时或出生后身材矮小，生长节律变慢，身高较正常平均值低，但体态匀称，骨龄延迟，牙齿成熟亦较晚。皮肤较细腻，皮下脂肪组织丰富，成年期面容呈"小老头"。

（2）其他垂体前叶激素缺乏的表现：可只表现为单一垂体生长激素缺乏或加上一两种或数种垂体前叶激素缺乏，一般常见为促性腺激素，其次为促肾上腺皮质激素或促甲状腺激素，如促性腺激素缺乏可出现性腺不发育，促肾上腺激素和促甲状腺激素缺乏时，临床表现常不明显，或有低血糖等症状。

（3）如继发于下丘脑－垂体疾病，以颅咽管瘤较为多见，可表现为相应疾病的症状和体征。

（三）辅助检查评估

1. 血生长激素基础值测定　生长激素分泌呈脉冲式，大部分分泌峰值在睡眠的第 3～4 期，而且不同年龄、性别，性激素水平的差异很大，清晨空腹测定生长激素值可作为筛查。

2. 兴奋试验

（1）胰岛素低血糖兴奋试验：空腹过夜，基础状态下，快速静脉注入普通胰岛素 0.1～0.15U/kg 体重，分别于注射前及注射后 30、60、90、120 分钟取血测血糖及垂体生长激素水平，如血糖下降至 50mg/dl（2.8ml/L）以下或降至空腹血糖的 50% 以下为有效的低血糖刺激，如注射胰岛素后垂体生长激素 >5ng/ml 为反应正常。

（2）左旋多巴兴奋试验：清晨空腹，口服左旋多巴，成人 0.5g，儿童 15kg 体重以下口服 0.125g，15～30kg 者口服 0.25g，30kg 以上者口服 0.5g。服药前及服药后 30、60、90、120 分钟取血测垂体生长激素水平，如垂体生长激素 >5ng/ml 为反应正常。

（3）精氨酸兴奋试验：空腹过夜基础条件下，半小时内静脉滴注精氨酸 0.5g/kg 体重，最大量不超过 20g，滴注前及滴注后 30、60、90、120 分钟取血测垂体生长激素水平，如垂体生长激素 >5ng/ml 为反应正常。

（4）生长激素释放激素（GHRH）兴奋试验：静脉注射 GHRH 1～2μg/L，注射前及注射后 30、60、90、120 分钟取血 GH。如峰值 ≤5μg/L，属无反应；6～10μg/L 为轻度反应；11～50μg/L 为有反应。如上述试验物反应，而 GHRH 试验有反应者提示为下丘脑疾病引起。

3. 定位检查　CT、磁共振检查有无下丘脑或垂体肿瘤。

（四）心理－社会评估

患者经常幼年发病，在同龄人中发育较迟缓，因此，患者会产生自卑、性格孤僻、社交障碍等。护士在对患者进行评估时应态度和蔼，多与患者进行交流，了解患者心理状况。

三、护理诊断

1. 自我形象紊乱　与疾病所致个子矮有关。
2. 知识缺乏　与未接受过相关疾病教育有关。
3. 焦虑　与个子矮所致自卑情绪有关。
4. 受伤的危险　与患者行低血糖刺激试验血糖过低有关。

四、护理目标

（1）通过健康教育患者能够复述有关疾病知识，并表示理解并接受。
（2）患者生活需求得到满足。
（3）患者能够配合完成功能试验。
（4）患者住院期间无低血糖等不良并发症发生。
（5）患者住院期间能够接受身体外形，能够进行正常社交。

五、护理措施

（一）心理护理

因患者个子矮，有一定思想压力及负担，应多与患者谈心，加强心理护理，增强治疗疾病的信心。

（二）饮食护理

鼓励患者进食高热量、高蛋白、高维生素饮食，鼓励患者多饮牛奶补充钙质，促进骨骼发育。

（三）活动与休息

鼓励患者加强体育锻炼，促进骨骼发育、身高生长。

（四）试验护理

（1）向患者及家属讲解兴奋试验的过程以及如何配合，指导患者试验前禁食水 8 小时，试验过程中可少量进水，但仍需禁食，建立静脉通路，并遵医嘱给药，监测患者用药后有无恶心、低血糖等症状。如行胰岛素低血糖生长激素刺激试验，需监测血糖，试验过程中应保留静脉通路一条，同时备好 50% 的葡萄糖注射液或升糖速度较快的饮料和食物，以防血糖过低出现危险。行左旋多巴生长激素兴奋试验时，因空腹服用左旋多巴可出现恶心、呕吐，因此应观察患者胃肠道反应，如将药物呕吐出，则护士应及时通知医生，遵医嘱进行补服药物，保证试验的准确性。

（2）正确留取血标本送化验检查。

（五）生活护理

因此病患者年龄偏低，对年幼患儿应加强生活护理，注意安全，并按儿科护理常规护理。

（六）用药护理

（1）试验用药：做左旋多巴兴奋试验时需注意有无恶心、呕吐等胃肠道反应，并做好护理。做胰岛素低血糖兴奋试验时遵医嘱用药，同时应密切观察患儿心率、神志、血糖等，观察患者有无出汗等低血糖反应。

（2）如用生长激素治疗，则应让患者按时、准确用药，并注意观察用药后身高增长速度。指导患者出院后仍需遵医嘱用药，教会患者监测药效的方法，定期随诊，用药过程中如出现不良反应及时就医。

（七）健康教育

生长激素缺乏症患者一般年龄较小，在治疗期间应指导患者及其家属规律服药，监测身高以及药物不良反应，出院后遵医嘱随诊，饮食方面适量食用含钙量高的食物，但是不可过量，如出现不良症状及时就诊。

（王庆林）

第七章

血液系统疾病的护理

第一节　多发性骨髓瘤

多发性骨髓瘤（multiple myeloma，MM）是骨髓内浆细胞克隆性增生的恶性肿瘤。近年来发病率有逐渐增高趋势，常见中老年人，发病年龄以 40～70 岁为主，发病率随年龄增长而增高。MM 约占全部恶性肿瘤的 1%，约占造血系统恶性肿瘤的 10%。

一、常见病因

目前病因尚不明确，可能与以下因素有关：遗传因素、物理因素、化学因素、病毒、细胞因子。

二、临床表现

1. 躯体表现　自发性骨折、骨痛，肝、脾，淋巴结及肾脏等受累器官肿大，肺炎和尿路感染，甚至败血症，头晕、眼花，可突然发生意识障碍、手指麻木、冠状动脉供血不足及慢性心力衰竭，鼻出血、牙龈出血、皮肤紫癜，蛋白尿、管型尿，甚至肾衰竭，致死率仅次于感染。

2. 骨髓瘤细胞浸润与破坏所引起的临床表现　骨骼破坏、髓外浸润。

3. 血浆蛋白异常引起的临床表现　感染、高黏滞综合征、出血倾向、淀粉样变性和雷诺现象。

4. 肾功能损害　临床表现有蛋白尿、管型尿，甚至急性肾衰竭，是仅次于感染的致死病因。

三、辅助检查

1. 体格检查、实验室检查　红细胞有钱串形成、血沉显著增快、血清球蛋白增加。90% 的患者有不易解释的蛋白尿，尿中凝溶蛋白阳性以及血清或尿蛋白电泳显示 M 成分。

2. 骨髓象　骨髓穿刺发现浆细胞异常增生 >15% 为主要诊断依据。

四、治疗原则

1. 化学疗法　是主要治疗手段。迄今为止 MM 还不能被根治，适当的化疗可延长生存期。近年来常用的药物有：美法仑（马法兰）、环磷酰胺、卡莫司汀、长春新碱、甲基苄肼、多柔比星，其中应用最多的药物是美法仑加泼尼松，其有效率为 50%，一般生命期 24～30 个月，80% 患者在 5 年内死亡。

2. 联合化学疗法　自 20 世纪 80 年代起应用多药联合化疗治疗本病，应用较多的联合化疗方案有 M_2 方案（卡莫司汀、环磷酰胺、美法仑、泼尼松、长春新碱）等。

3. 干扰素　大剂量 α - 干扰素能抑制骨髓瘤的增殖。

4. 放射治疗　适用于不宜手术切除的孤立性骨浆细胞和髓外浆细胞瘤，可减轻局部剧烈骨痛，使肿块消失。

5. 手术治疗　当椎体发生溶骨性病变，轻微承重或活动就可能发生压缩性骨折导致截瘫，可以预防性进行病椎切除、人工椎体置换固定术。

6. 对症治疗　镇痛，控制感染；高钙血症及高尿酸血症者应增加补液量，多饮水，保持每日尿量＞2 000ml，促进钙与尿酸的排出。

7. 造血干细胞移植　化疗虽在本病取得了显著疗效，但不能达到治愈，故自20世纪80年代开始应用骨髓移植配合超剂量化疗和放疗以希望达到根治疾病的目的。

五、护理

1. 护理评估

（1）病因：可能与遗传因素、化学因素、电离辐射、某些病毒、慢性抗原刺激、免疫功能较差有关。

（2）临床表现：骨骼症状、免疫力下降、贫血、高钙血症、肾功能损害、高黏滞综合征、淀粉样变性。

2. 护理要点及措施

（1）预见性护理

1）评估病史资料：①病因：评估是否有遗传倾向、病毒感染、炎症和慢性抗原的刺激等；②临床表现：有无骨痛、病理性骨折、感染、出血倾向等，有无肝大、脾大、淋巴结肿大等；③评估全身情况和精神情感认知状况。

2）判断危险因素：①有骨折的危险；②有感染的危险；③有意外事件发生的危险。

3）提出预见性护理措施：①对有潜在性骨折者加强健康知识教育，避免诱因：嘱患者卧床休息，限制活动，睡硬板床，忌用弹性床。②严密观察生命体征、病情，预防出血、感染等并发症。化疗过程中注意观察呕吐物的颜色及量。③加强心理护理：体贴关心患者，使患者配合治疗，对抑郁患者严防意外事件发生。

（2）专科护理

1）围化疗期护理

A. 化疗前护理：用药前向患者说明所用药物的不良反应，使其对化疗不良反应有一定的思想准备。

B. 化疗中护理：①用药过程中密切观察有无恶心、呕吐、食欲减退等胃肠道反应，并积极采取措施，力争减轻或消除症状。可遵医嘱给予镇吐药，提供清淡、易消化饮食，避免过甜、油腻及刺激性食物。指导患者细嚼慢咽、少食多餐，治疗前后2h内避免进餐，进餐前指导患者做深呼吸及吞咽动作，进食后取坐位或平卧位。②静脉滴注多柔比星等药物时，注意心率、心律，患者主诉胸闷、心悸时，应做心电图并及时通知医生。静脉滴注CTX时，注意观察尿色、尿量。此药易引起出血性膀胱炎，应口服碳酸氢钠或按时滴入美司钠注射液，如发现尿量少、尿色较重时，应及时通知医生。③化疗期间应鼓励患者多饮水，保证每日尿量1 500ml以上，并服碳酸氢钠碱化尿液，加快尿酸排泄。④保护静脉，有计划地由四肢远端向近端依次选择合适的小静脉进行穿刺，左右手交替使用，防止药液外渗；静脉穿刺后先注射生理盐水，确定针头在血管内后再给予化疗药物，根据药物输注要求调整静脉滴注速度，以减轻对血管壁的刺激。化疗药静脉滴注完毕再用生理盐水或葡萄糖注射液冲洗，然后再拔针，并压迫针眼数分钟，以避免药物外渗损伤皮下组织。一旦发生药物外渗，立即回抽血液或药液，然后拔针更换穿刺部位，外渗局部用0.5%普鲁卡因2ml和玻璃脂酸酶3 000U封闭或立即冷敷，并用如意金黄散加茶水或香油调匀外敷。

C. 化疗后护理：①严密观察血象变化，监测有无骨髓抑制发生，及时与医生联系协助处理；②消除患者对脱发反应的顾虑，告知患者脱发是由化疗药物引起，停药后头发可再生，在脱发期间佩戴假发、头巾或修饰帽，以保持自身形象完整。

2）骨折急救护理：MM的X线检查典型的表现为弥散性骨质疏松，骨质破坏部位可发生病理性骨折。突发的剧烈疼痛常提示有病理性骨折，多见下胸椎及上腰椎压缩性骨折或肋骨的自发性骨折，按骨折的一般原则处理。

以石膏行外固定的患者，应密切观察其伤肢的血液循环情况，如肢端皮肤发青发紫，局部发冷、肿胀、麻木或疼痛，表明血循环障碍，应及时就医做必要的处理；经石膏固定后的肢体宜抬高，下肢可用枕头、被子等垫起，上肢用三角巾悬吊，可促进血液回流，减轻肿胀；避免石膏被水、尿液污染而软化。

行小夹板固定者，注意不可自行随意移动小夹板位置，上肢可用三角巾托起，悬吊于胸前；下肢在搬运时应充分支托，保护局部固定不动。骨折后肢体肿胀 3~7d 达高峰，此后渐消，宜将伤肢适当垫高，最好高于心脏水平，以利于血液回流。因夹板捆扎，肿胀可加重，应密切观察伤肢血循环状况，如患肢手指或足趾出现皮肤青紫、温度变低、感觉异常时应立即解开带子，放松夹板并速到医院就诊，在医生指导下调整布带的松紧度。

尽早开始功能锻炼：防止肢体肌肉萎缩、关节强直、粘连、骨质疏松等。锻炼时动作宜慢，活动范围由小到大，不可急于求成。进行功能锻炼的方法和步骤应在康复科医生指导下进行。患者进行功能锻炼时常因疼痛而不配合，应鼓励患者克服恐惧心理，坚持锻炼，方能早日恢复。

预防并发症：下肢骨折患者常需长期卧床易引起各种并发症，应经常协助其坐起、叩背、以防坠积性肺炎；鼓励患者多饮水以预防泌尿系感染；温水擦背、加强皮肤护理，以防压疮发生。

3）放疗护理：在放疗中，放射线对人体正常组织也产生一定影响，造成局部或全身的放射反应与损伤。放疗期间和放疗后应给患者流食、半流食，饮食中宜增加一些滋阴生津的甘凉之品，如藕汁、梨汁、甘蔗汁、荸荠、枇杷、猕猴桃等。对于身体状况较差的患者给予静脉高营养，以补充体内消耗。另注意观察照射后皮肤情况。

（3）专科特色护理

1）化疗前心理护理：加强与患者沟通，耐心细致地解释病情及预后情况，向患者提供病情好转的信息及其他所关心的问题，以消除其不良情绪；指导患者进行自我调节、放松心情、转移注意力等；了解患者爱好，尽可能给予满足，如向患者提供书报、杂志、听音乐、看电视等。观察其情绪反应，出现情绪波动时，及时协助调整，赞扬患者曾做出的努力，鼓励患者树立信心，提供安静、舒适的休养环境，尽量减轻对患者的不良刺激。

2）化疗后感染的预防：①向患者介绍感染的危险因素及防护措施，以减轻感染带来的身心损害。根据室内外温度变化及时调整衣着，预防呼吸道感染。②鼓励患者进食高蛋白质、高热量、丰富维生素的食物，以全面补充营养，增强机体抵抗力。食物要清洁、新鲜、易消化。③保持病室清洁，空气新鲜，温度适宜；定期进行空气消毒，用消毒液擦拭床头柜、地面，限制探视，以防交叉感染，若白细胞少于 $1 \times 10^9/L$、中性粒细胞少于 $0.5 \times 10^9/L$ 时，应实行保护性隔离。④餐前、餐后、睡前、晨起用 1：5 000呋喃西林液、苯扎氯铵溶液（优适可）漱口。防真菌感染可用碳酸氢钠液和1：10 000 制霉菌素液漱口；防病毒感染可用丽可欣溶液漱口；排便后用 1：2 000 氯己定液坐浴。女患者每日清洗会阴部 2 次。定期洗澡换衣，以保持个人卫生，预防感染。

3）化疗后出血的预防：①让患者保持安静，消除其紧张、恐惧情绪。②嘱其少活动、多休息，活动时防止受伤，严重出血时卧床休息。③给予高蛋白质、高热量、富含维生素的少渣软食，保证营养供给，防止口腔黏膜擦伤。④剪短指甲，避免搔抓，用温水擦洗皮肤，保持皮肤完整；用软毛牙刷刷牙，不用牙签剔牙，以防牙龈损伤；忌挖鼻孔，用鱼肝油滴鼻液滴鼻每日 3~4 次，以防鼻出血。当发生牙龈出血时用肾上腺素棉球或明胶海绵贴敷牙龈或局部涂抹云南白药；发生鼻腔出血时用于棉球或 1：1 000肾上腺素棉球填塞鼻腔压迫止血或前额部冷敷；若出血不止用油纱条进行后鼻孔填塞。⑤药物一般口服，必须注射时操作应轻柔，不扎止血带，不拍打静脉，不挤压皮肤，拔针后立即用于棉球按压局部防止皮下出血。⑥血小板计数在 $20 \times 10^9/L$ 以下者，应高度警惕颅内出血。一旦发生颅内出血征兆应立即将患者置平卧位，头偏向一侧；头部置冰袋或戴冰帽，给予高流量吸氧；迅速建立静脉通路，按医嘱给脱水药、止血药或浓缩血小板；密切观察意识状态、瞳孔大小等，做好记录，并随时与医生联系。

4）化疗时并发高钙血症护理：广泛溶骨性病变导致血钙和尿钙增高，可表现为精神症状，烦躁、易怒、多尿、便秘。出现高钙血症应保持每日摄水量3L以上，避免脱水，肾功能正常而血磷不增高者可给予磷酸盐口服或灌肠。

3. 健康教育

（1）向患者及家属讲解疾病的基本知识、预后与 M 蛋白总量、临床分期、免疫分型、溶骨程度、贫血水平及肾功能损害程度有关。鼓励患者正视疾病，坚持治疗。

（2）告知缓解期应保持心情舒畅，适当活动，避免外伤。

（3）嘱其睡硬板床，避免长时间站立、久坐或固定一个姿势，防止负重、发生变形。

（4）告知饮食注意事项进食高热量、高营养、低蛋白质、易消化食物，多饮水。

（5）强调定期复诊、按时服药；若出现发热、骨痛等症状，及时就诊。

（6）指导患者采用精神放松法、疼痛转移法、局部热敷等方法，以缓解疼痛及精神紧张，增加舒适感。

（7）保持良好的个人卫生习惯，制订合理的活动计划。

（王庆林）

第二节 再生障碍性贫血

再生障碍性贫血是由多种原因引起骨髓造血功能衰竭的一类贫血。临床表现为骨髓造血功能低下，全血细胞减少和贫血、出血、感染综合征。

一、护理措施

（一）一般护理

（1）病室保持清洁，定期空气消毒，限制探视，进行保护性隔离。卧床休息，待病情好转后可逐渐增加活动量，以不感到疲劳、不加重症状为度，注意防止跌倒、摔伤。

（2）卧床期间协助做好生活护理，保持口腔、皮肤清洁，做好肛周、眼部护理。

（3）多与患者沟通，了解其思想动态。对于有悲观消极情绪的患者，应经常巡视病房，给予关心照顾，鼓励其配合治疗。

（4）指导患者正确服药：长期应用雄性激素可出现水潴留、痤疮、毛发增多，女性停经等症状，应做好病情观察和解释工作。

（5）高热患者不宜用乙醇擦浴，防止出现皮下出血。

（6）白细胞低于 $0.5 \times 10^9/L$ 时住单人房间或无菌层流室，进行保护性隔离。谢绝探视。

（7）观察并记录生命体征、意识状态，及时发现感染、出血等并发症。重症患者床旁备齐抢救用品。

（二）症状护理

1. 贫血的护理

（1）伴有心悸、气促时给予氧气吸入。

（2）给予高热量、高蛋白、富含维生素易消化饮食，注意色、香、味的烹调，促进食欲。必要时给予静脉补充能量。

（3）观察贫血症状，如面色、睑结膜、口唇、甲床苍白程度，注意有无头晕、眼花、耳鸣、困倦等中枢缺氧症状，注意有无气促、心前区疼痛等贫血性心脏病的症状。

（4）输入血制品时应严格执行查对制度：根据患者年龄及病情调节输血速度，防止心脏负荷过重诱发心衰。严重贫血者速度宜慢。观察有无输血反应发生，如过敏反应、溶血等。

2. 出血的预防和护理

（1）血小板计数低于 $50 \times 10^9/L$ 时减少活动；出血严重者绝对卧床休息，待出血停止后逐渐增加活动量。

（2）观察出血部位、时间和出血量，注意有无皮肤、黏膜、内脏及颅内出血的症状或体征，如皮肤瘀斑、牙龈出血、鼻出血、呕血、便血、血尿、女性患者月经过多、头痛、呕吐、视力模糊、意识障碍等。

（3）遵医嘱给予止血药物或输注血小板治疗。注意用药的途径及剂量。

（4）各种操作要动作轻柔，尽量缩短使用压脉带的时间，穿刺后压迫局部或加压包扎，避免医源性损伤导致皮肤出血。

（5）使用软毛牙刷刷牙，及时清除口腔内的血迹，加强口腔护理。避免进食刺激性食物及粗硬食物。保持大便通畅，避免用力时导致颅内出血。

（6）出现关节腔或深部组织血肿时立即停止活动，抬高患肢并固定于功能位。早期可冷敷，出血停止后应改为热敷。

3. 感染的预防及护理

（1）观察患者有无发热、感染伴随症状及体征，注意监测体温变化及热型。出现发热后应仔细寻找感染灶。

（2）严格执行消毒隔离制度和无菌技术操作。

（3）做好口腔、皮肤、会阴及肛周护理，防止出现皮肤黏膜破损或肛裂。

（4）鼓励患者多饮水，警惕感染中毒性休克的发生。

（5）按医嘱给予降温、抗感染治疗。

（6）实施保护性隔离，限制探视人数，对患者及家属做好预防感染的卫生宣教工作。

二、健康教育

（1）避免接触有毒、有害的化学物质及放射性物质，因职业因素长期接触毒物时应做好职业防护，定期查体。

（2）避免应用引起骨髓抑制的药物，如氯霉素、保泰松、阿司匹林等。

（3）适当参加体育锻炼，避免外伤。

（4）注意居住环境卫生、个人卫生和饮食卫生，预防各种感染。

（5）对患者加强疾病知识教育，预防出血并学会简单的防治措施。

（6）进食高营养、富含维生素、高蛋白饮食。

（7）坚持治疗，不擅自停药，定期复查。

（李珍莲）

第三节　急性白血病

急性白血病是造血干细胞的恶性克隆性疾病，骨髓中异常的原始细胞（白血病细胞）大量繁殖并浸润各器官、组织，使正常造血受抑制。起病缓慢不一，急性者可以是突然高热或明显出血或全身衰竭，患者常为面色苍白、疲乏或轻度出血。主要表现为贫血、出血、发热和感染以及器官、组织浸润等症状和体征。

一、护理措施

（一）一般护理

（1）充分休息，给予心理支持，稳定情绪，帮助患者保持良好的精神状态。缓解期的患者以活动不感到疲劳为度。

（2）给予优质蛋白、高维生素、富含铁的易消化饮食，多饮水，少量多餐，以补充机体消耗，提高对化疗的耐受性。注意饮食卫生。

（3）化疗时注意保护静脉，严格遵守用药的次序、时间、剂量，观察药物疗效及不良反应。

（二）症状护理

1. 贫血的护理　参见"再生障碍性贫血"护理措施。

2. 出血的护理

（1）鼻出血：鼻部冷敷，用1∶1 000肾上腺素棉球填塞压迫止血，严重时用油纱条行后鼻道填塞止血。

（2）牙龈出血：保持口腔卫生，饭后漱口或口腔护理，避免刷牙损伤黏膜，可用凝血酶棉球填塞止血。

（3）消化道出血：出现头晕、心悸、脉搏细数、出冷汗、血压下降时应及时抢救，给予止血和补充血容量。必要时禁饮食，出血停止后给予温凉流质，逐步过渡至正常饮食。

（4）头面部出血：卧床休息，减少活动，按医嘱及时治疗。

（5）颅内出血：平卧位，高流量吸氧，保持呼吸道通畅，按医嘱应用止血药物及降低颅内压的药物，头部可给予冰袋或冰帽，严密观察病情并记录。

3. 营养失调的护理

（1）观察患者呕吐的程度，遵医嘱应用止吐药物，制定合理饮食。

（2）提供安全、舒适、清洁的进食环境。避免食用坚硬、对口腔黏膜有刺激性的食物。

（3）进食后漱口，必要时做口腔护理。

4. 化疗的护理

（1）针对化疗的主要不良反应进行护理。

（2）鞘内注射化疗药物时推注速度宜慢，注射完毕后去枕平卧4~6h，观察有无头痛、发热等症状发生。

二、健康教育

（1）指导患者学会自我观察、自我防护的知识，避免接触放射性核素或苯类化学物质。

（2）遵医嘱坚持用药，不使用对骨髓造血系统有损害的药物和含苯的染发剂。

（3）缓解期保证足够的睡眠与休息，适当进行户外运动，进食营养丰富的清淡软食，以增强机体抵抗力。

（4）注意个人及饮食卫生，自测体温，学会观察感染和出血表现。

（5）定期强化治疗，巩固和维持疗效，定期复查，病情变化时及时就诊。

（李珍莲）

第四节　恶性组织细胞病

一、概述

恶性组织细胞病是单核-巨噬细胞系统中组织细胞的恶性增生性疾病。临床表现以发热，肝、脾、淋巴结肿大，全血细胞减少和进行性衰竭为特征。

（一）病因和发病机制

目前病因不明。恶性组织细胞浸润是本病病理学的基本特点，脾及淋巴结等造血组织受累常见，但全身大多数器官组织也可累及，如皮肤、浆膜、肺、心、肾、胰腺、胃肠、内分泌、乳房、睾丸及神经系统等。这些器官及组织不一定每个都被累及，而受累的器官或组织，病变分布亦极不均一。恶性细胞可以是分散或集结的，但极少形成瘤样的肿块。被累及的组织中有许多畸形的、形态多样的异常组织细胞，间有多核巨细胞和吞噬性组织细胞，吞噬大量多种血细胞。其异常组织细胞是诊断本病的主要依据。

（二）临床表现

多见于青壮年，以 20~40 岁者居多，男女发病为（2~3）∶1。本病按病程可分为急性型和慢性型。国内以急性型为多见。起病急骤，病势凶险。

（1）发热：最为突出的表现。90% 以上患者以发热为首发症状。体温可高达 40℃ 以上。热型以不规则热多见，也有间歇热、弛张热和稽留热。少数病例用抗生素能暂时使体温下降，但更多病例发热与疾病本身有关，对抗生素治疗无反应。皮质激素虽有降温作用，但不持久，只有化疗有效时体温才能恢复正常。

（2）贫血：也是较常见症状之一。急性型早期即出现贫血，呈进行性加重。晚期病例，面色苍白和全身衰竭非常显著。少数起病缓慢的病例，其最早出现的突出症状可为贫血和乏力。

（3）出血：以皮肤瘀点或瘀斑为多见，其次为鼻衄、齿龈出血，黏膜血疱、尿血、呕血或便血也可发生。

（4）乏力、食欲减退、消瘦、衰弱也随病情进展而显著。

（5）肝、脾、淋巴结肿大：不一定同时发生，脾肿大比肝肿大更为常见。晚期病例，脾肿大可超过脐水平而达下腹。肝肿大一般为轻度到中度，可有压痛，有时被误诊为肝脓肿。淋巴结肿大不如肝、脾肿大常见，出现也较晚，以颈、腋下和腹股沟外淋巴结肿大为多见。也可有肠系膜、腹膜后和纵隔等处深部淋巴结受累。

（6）不典型病例（特殊类型恶性组织细胞病）：可因身体某一组织或器官的病变特别突出，某些特殊的症状或体征成为主要的临床表现，而贫血、出血、脾肿大等典型表现则不明显。例如，有些病例早期主要表现为皮肤结节或肿块；有的出现胸腔积液、腹腔积液、腹痛、腹泻、便血、黄疸、肠梗阻或肠穿孔；有的出现各种神经系统症状，如肢体麻木、瘫痪、癫痫等。这些病例可分别称为皮肤型、多浆膜型、胃肠型、神经型恶性组织细胞病等。

（三）实验室检查

1. 血象　全血细胞减少为本病突出表现之一。贫血出现更早，呈进行性。严重者血红蛋白可降至 20~30g/L。白细胞早期可正常或增高。晚期常显著减少，有时可出现少数中、晚幼粒细胞。血小板计数大多减少，晚期更甚。部分患者血涂片可找到恶性组织细胞。用浓缩血液涂片法可提高阳性率，对诊断有一定帮助。

2. 骨髓象　骨髓增生高低不一，晚期多数增生减低，三系细胞均减少。骨髓中出现异常组织细胞是诊断本病的重要依据，异常组织细胞形态特点可归纳为下列 5 种。

（1）异常组织细胞（恶性组织细胞）：胞体较大，为规则的圆形。胞质较丰富，呈深蓝或浅蓝色，可有细小颗粒和多少不等的空泡。核形状不一，有时呈分枝状，偶有双核。核染色质细致或呈网状，核仁显隐不一，有时较大。这种细胞在涂片的末端或边缘处最为多见。

（2）多核巨组织细胞：胞体大，直径可达 50μm 以上，外形不规则。胞质浅蓝，无颗粒或有少数细小颗粒，通常有 3~6 个胞核，核仁或隐或显。

（3）淋巴样组织细胞：胞体大小及外形似淋巴细胞，可呈圆形，椭圆形，不规则或狭长弯曲尾状。胞质浅蓝或灰蓝色，可含细小颗粒，核常偏于一侧或一端，核染色质较细致，偶可见核仁。

（4）单核样组织细胞：形态颇似单核细胞，但核染色质较深而粗，颗粒较明显。

（5）吞噬性组织细胞：胞体常很大，单核或双核，偏位，核染色质疏松，可有核仁。胞质中含有被吞噬的红细胞、血小板、中性粒细胞或血细胞碎片等。

以上 5 种细胞中，目前认为以异常组织细胞和多核巨组织细胞诊断意义较大。但后者在标本中出现概率较低。单核样和淋巴样组织细胞在其他疾病中也可出现，在诊断上缺乏特异性。

3. 细胞化学与免疫细胞化学　恶性组织细胞过氧化酶及碱性磷酸酶均属阴性；酸性磷酸酶阳性；苏丹黑及糖原反应阴性或弱阳性；α-萘酚醋酸酯酶阳性；氯醋酸 AS-D 萘酚酯酶阴性；萘酚-S-醋酸酯酶阳性而不被氟化钠抑制。中性粒细胞碱性磷酸酶阴性或积分低，对恶性组织细胞病的鉴别诊断有一定价值。S-100蛋白在恶性组织细胞中为阳性，而反应性细胞为阴性。

(四) 治疗方法

1. 支持治疗　支持治疗包括降温治疗，即采用物理措施降温，必要时适当应用皮质激素；注意预防和治疗继发感染；患者往往有高热、大汗，注意维持水、电解质平衡；纠正贫血，可输新鲜全血或充氧血；预防出血，血小板过低可输注血小板悬液。

2. 化疗　不管应用单药化疗或联合化疗，效果均不满意，难以得到持久、完全的缓解。一般可采用治疗恶性淋巴瘤或治疗急性白血病的化疗方案治疗，少数缓解期可达6~12个月。

环磷酰胺：100~400mg/d，注射或口服。症状改善后每天减为50~150mg。联合化疗：COPP方案，有效率为63%。重症病例病程进展快，未经治疗的自然病程为3个月。轻型病例起病缓，进展慢，未经治疗可存活1年以上。对治疗有反应者，获得缓解的患者，生存期可延长。

二、护理

(一) 护理要点

1. 心理护理　关心、体贴、同情、安慰患者，承认患者的感受，提供合适的环境使患者表达悲哀，对患者表示理解。分散患者注意力，用直接提问和互相交谈的沟通技巧，了解患者悲哀程度，经常给患者提供相关疾病诊断、进展、预后和护理计划方面的信息。尽量减少外界压力和刺激。帮助患者和家属找到支持力量。经常巡视病房，了解患者的需要，帮助患者解决问题。鼓励患者进行自我护理，经常与患者一起回顾已取得的进步，增强患者的信心。

2. 预防感染　①开窗通风：保持室内空气新鲜和适宜的温度及湿度。②卧床休息：限制活动，减少机体消耗。③加强皮肤护理：保持皮肤清洁、干燥。降温处理退热出汗后，需及时擦干汗水、更换衣裤和汗湿的被服，注意保暖。④给予适宜的易消化、营养丰富、高维生素流质或半流质饮食。鼓励患者多饮水或饮料，并遵医嘱静脉输液，尤应补充电解质。输液时应注意合理调节输液的速度。⑤口腔护理：鼓励患者多漱口，用盐开水、朵贝氏液交替含漱。⑥监测体温、脉搏、呼吸，每4h1次，体温骤升骤降时，要随时测量并记录，并观察有无伴随症状发生。体温超过38.5℃时给予降温，并应根据病情选择不同的降温方法，如冰敷、冷水擦浴、温水擦浴、冰盐水灌肠、药物降温等。其中温水擦浴适用于高热伴有四肢厥冷等循环不良者或高热伴烦躁不安者；对于物理降温效果不佳且伴有顽固性头痛或长期高热者适宜用药物降温，但应注意药物用量不能过大，否则出汗过多，体温骤然下降，血压也将随之下降而引起虚脱。降温处理后0.5h测量体温并记录，以便观察降温效果。高热惊厥、嗜睡甚至昏迷者给予氧气吸入，并保持输氧管道通畅，观察效果。

3. 合理饮食，增强抵抗力　创造一个良好的进食环境，保证食物的色、香、味，以增进患者的食欲。对患者和家属讲解保持充足摄入量的重要性，鼓励患者多进食。给予高蛋白、高热量、高维生素、清淡、易消化的饮食，如鱼类、肉类及动物内脏、牛奶、蛋类、新鲜水果和蔬菜等。记录患者的进食量，制定饮食计划，每周称体重1次。评估患者的营养状态。

(二) 健康指导

(1) 向患者及家属介绍本病的病因、临床表现、治疗方法及不良反应，并说明患者的抵抗力非常低下，容易发生严重感染，指导患者及家属与医护人员合作，克服治疗中的不良反应。

(2) 指导患者按时服药，定期监测血常规、肝肾功能、血糖、电解质变化，有异常及时就诊。

(3) 加强营养，保证充足休息，保持心情愉快，提高抵抗力，保持个人卫生，少去公共场所，防止交叉感染。

(李珍莲)

第五节　全血及血液成分输注

一、概述

输血是血液科常见治疗措施之一，在临床应用十分广泛。随着科技的发展以及血液分离技术的不断改进，也为了血液成分的充分利用，成分输血得到迅速发展。成分输血不但节约血液资源，而且可以避免患者因为输入不必要成分引起不良反应。

（一）血液制品的种类

1. 全血　全血是采集在含有抗凝保存液容器中未经分离的血液。主要有提供带氧能力、稳定的凝血因子和血容量扩张的功能。内科患者病情复杂，多数患者血容量正常，一般不需要补充，主要在于纠正或提高血液质量。输血发达规范的国家全血输注占血液总用量的比例为5%左右，我国不同地区差异较大，不少地区全血输注高达80%以上。

国际上重配制血液（reconstituted blood），是在采血后立即将血液分离成5种主要成分，重点把血浆和红细胞单独保存，必要时混合配制而成。它具有补充血容量和供氧的主要功能。这远比保存全血让许多成分在保存过程中自然变质有意义。

全血输注的适应证如下：

（1）需补充红细胞的急性活动性出血且血容量下降25%以上。

（2）换血疗法。

（3）当没有红细胞和红细胞悬液而患者需要输注红细胞时。

2. 红细胞　红细胞适用于血量正常患者贫血的治疗，可改善患者带氧能力及红细胞质量。

（1）悬浮红细胞（suspended red blood cells）：悬浮红细胞是将全血中大部分血浆分离出去后加入红细胞添加液制成。采用了专门针对红细胞保存的保养液，在体外保存效果好。常用规格为1U（200ml全血制成）、2U（400ml全血制成）。2~6℃可保存35天。几乎适用于临床各科急性和慢性贫血、失血患者。理论上认为2U可提升Hb10g/L。

（2）去除白细胞红细胞（leukocyte filtered red blood cells）：去除白细胞红细胞是采用白细胞滤器去除白细胞，再制成悬浮红细胞，白细胞清除率可达99%。常用规格为1U、2U。2~6℃可保存35天。可预防HLA同种免疫、亲白细胞病毒感染、非溶血性发热等输血反应。在发达国家已逐步替代悬浮红细胞。主要用于因反复输血或妊娠已产生抗体引起非溶血性发热反应的患者；器官移植特别是造血干细胞移植的患者；需要反复输血的患者最好从第一次就开始使用。理论上认为2U可提升Hb10g/L。

（3）洗涤红细胞（washed red blood cells）：洗涤红细胞是将全血或悬浮红细胞用生理盐水洗涤3~6次，再加少量生理盐水制成。洗涤后去除98%以上的血浆蛋白和80%以上的白细胞。常用规格为1U、2U。洗涤后6~8h内输注，4℃保存不超过24h。主要用于输入全血或含有血浆成分的制品后发生过敏反应的患者；肝、肾功能障碍及高钾血症需要输血的患者；自身免疫性溶血性贫血及PNH患者；新生儿溶血症。一般认为3U可提升Hb10g/L（洗涤损失了部分红细胞）。

（4）冰冻红细胞（frozen blood cells）在无菌条件下，将全血、悬浮红细胞中的红细胞分离出来并采用甘油作冷冻保护剂用于低温保存，使用时再解冻并用生理盐水洗涤以去除甘油，最后用生理盐水作悬浮液，制成冰冻解冻去甘油红细胞。常用规格为1U、2U。-80℃或-196℃保存10年，洗涤后6~8h内输注，4℃保存不超过24h。主要用于稀有血型（如Rh阴性）患者，以及自身血长期保存。一般认为2~3U可提升Hb10g/L（洗脱甘油时损失较多红细胞）。

（5）辐照红细胞（irradiated red blood cells）利用射线辐照，灭活具有免疫活性的淋巴细胞，但对红细胞基本上无损害。辐照后尽快输注，4℃保存不超过24h。主要用于有免疫缺陷或有免疫抑制患者，如器官移植（特别是造血干细胞移植）、化疗或放疗引起免疫抑制。防止输血相关性移植物抗宿主病（TA-GVHD）的发生。输2U可提升Hb10g/L。

3. 浓缩血小板（platelet concentrates） 以200ml全血分离制备出1U浓缩血小板，血小板含量大于或等于2.0×10^{10}个，容积25～35ml。单采的血小板（single donor platelet concentrates，SDPC）采用细胞分离机在全封闭条件下，采集单个供者浓缩血小板，悬浮在一定量血浆内制成单采血小板。国内规定以袋为计量单位，每袋（容积约200ml）血小板含量大于或等于2.5×10^{11}个。成人治疗量为1袋。

主要适用于因血小板数量减少或功能异常引起的出血，常见于血小板生成减少或功能异常；血小板稀释性减少。

4. 新鲜冰冻血浆（fresh frozen plasma，FFP） 在全血采集后6h或8h内将血浆分出，并迅速冷冻制成。几乎保存了所有的凝血因子及白蛋白、免疫球蛋白等。规格为每袋200ml、每袋100ml。−20℃以下保存1年，过期转为普通血浆。用前在37℃水浴箱融化，暂时不用时放入4℃冰箱保存，超过24h当普通冰冻血浆使用，融化后保存在4℃冰箱中必须在5天内使用。

主要用于单个凝血因子缺乏的补充（无相应浓缩剂时），例如：甲、乙型血友病无浓缩因子Ⅷ、Ⅸ；肝病患者获得性凝血功能障碍；大量输血后伴发的凝血功能障碍；抗凝血酶缺乏；血栓性血小板减少性紫癜（TTP）的治疗；血浆置换术的置换液。

5. 普通冰冻血浆（frozen plasma，FP） 和FFP比较，FP缺乏不稳定的凝血因子Ⅴ、Ⅷ。规格为每袋200ml、每袋100ml。−20℃以下保存5年。用前在37℃水浴箱融化，暂时不用时放入4℃冰箱保存，5天内使用。

6. 冷沉淀（cryoprecipitate） FFP的部分凝血因子浓缩物，含有5种成分：凝血因子Ⅷ、纤维蛋白原、血管性血友病因子、凝血因子ⅩⅢ、纤维结合蛋白（纤维粘连蛋白）。规格为1IU（凝血因子Ⅷ大于或等于40IU、纤维蛋白原大于或等于75mg）。−20℃以下保存1年，用前在37℃水浴箱融化，尽快输完。用于治疗甲型血友病、纤维蛋白原缺乏、血管性血友病（vWD）。常用剂量为1～1.5U/10kg体重。

7. 浓缩白（粒）细胞 单采法获得本制品每袋（容积200ml）含粒细胞大于或等于1.0×10^{9}个，适用于中性粒细胞严重减少，计数小于$0.5\times10^{9}/L$，伴有明确且较严重的细菌感染，经联合抗生素治疗48～72h无效方可考虑输注。（22±2）℃静置保存，尽可能于4～6h内输注。

8. 血浆蛋白制品 这里仅介绍白蛋白制品和免疫球蛋白制品。

（1）白蛋白制品：采用低温乙醚法从健康人血浆中提纯，经60℃10h加热灭活病毒处理制备而成。适用于低蛋白血症、大面积烧伤、血浆置换、新生儿溶血、脑水肿等。规格为每瓶5g和每瓶10g，2～10℃保存5年。

（2）免疫球蛋白制品：采用低温乙醚法从健康人血浆或血清中提取，含有丙种球蛋白90%以上。免疫球蛋白可分三类：正常免疫球蛋白（丙种球蛋白）、特异性免疫球蛋白、静脉注射免疫球蛋白。适用于原发性免疫缺陷性疾病、获得性免疫缺陷、自身免疫性疾病、特异性被动免疫等。可出现低血压、迟发性炎症反应、血肌酐升高、过敏反应等不良反应。

（二）输血的注意事项

（1）根据配血要求正确采集血标本，每次只为一位患者采血，禁止同时为两位及以上患者采集血标本，以免发生标本错误。

（2）严格执行"三查八对"，输血前须经两人核对无误后方可输入。

（3）认真检查血液质量：正常血液分为两层，上层血浆呈黄色，下层血细胞呈红色，两者之间界限清楚，无凝块。如出现异常不得输注。血液从冰箱取出后应在30min内开始输注，并在开始后4h内输完。

（4）严格遵守无菌操作原则，避免血液受污染。

（5）输入血液内不得随意加入其他药品，如钙剂、酸性或碱性药物，亦勿加入高渗或低渗溶液，以防止血液变质。

（6）输血过程中，应听取患者的主诉，严密观察患者生命体征。密切观察有无输血反应，发生严重反应时应立即停止输血，给予相应的护理措施，并保留余血以供检查分析原因，最后上报输血不良反应并记录。

（7）输注血浆治疗不应超过1 500ml，尤其是老年人或有心血管疾病者应当适当控制输注量，必要时可静脉注射呋喃丙氨酸或洋地黄制剂。

（8）输注全血时应完成献血者和患者的ABO和Rh血型配合。

（9）输注去除白细胞的红细胞应在血液发出后30min内开始，尽量使用去除白细胞滤器。

（10）输注血小板时避免剧烈振荡，不能在冰箱内保存，以免降低血小板的功能，并应在30min内输完。

（11）输注新鲜血浆时可能会发生急性变态反应，尤其是快速输注时。

（12）输注冷沉淀时不需做交叉配血，融化后使用标准输血器快速（融化后6h内）输完。

二、输血反应的护理

（一）发热反应

发热反应是输血中最常见的反应。

1. 原因　主要由保养液配制不纯或输血器具不合格产生致热源（死菌、细菌产物等）等引起。其次，多次输血患者体内产生抗白细胞或抗血小板抗体，再次输注可发生凝集反应而导致发热。

2. 临床表现　在输血后15min左右出现症状，少数发生在输血结束后1～2h。首先是寒战、高热，体温可达38～41℃，常伴有头痛、恶心、呕吐等，1～2h后发热反应逐渐消退。

3. 护理

（1）发生发热反应时，应暂停输血，维持静脉通路通畅，给予生理盐水静脉滴注，密切观察患者生命体征。

（2）对症处理患者寒战时要注意保暖，给予热饮料，加盖被，必要时使用热水袋，热水袋应用毛巾包裹后使用，避免热水袋直接接触患者引起烫伤。高热时给予冰敷、温水擦浴等物理降温。

（3）遵医嘱给予抗过敏药盐酸异丙嗪、地塞米松，必要时使用退热药或肾上腺皮质激素。

（4）输血过程中严格执行无菌操作原则，防止污染。

（二）过敏反应

1. 原因　过敏体质的受血者易发生过敏反应。主要是由血液内供血者的致敏物质与受血者体内相应IgE发生变态反应所致。

2. 临床表现　大多发生在输血后期，轻者皮肤瘙痒或荨麻疹，数小时后消退。重者可出现喉头水肿、痉挛，支气管哮喘，严重者发生过敏性休克。

3. 护理

（1）根据过敏反应的表现，轻者减慢输血速度，重者立即停止输血。

（2）给予氧气吸入：喉头水肿严重时行气管插管和气管切开术；过敏性休克时应立即进行抗休克治疗。

（3）遵医嘱给予0.1%肾上腺素0.5～1ml皮下注射；或用抗过敏药物如盐酸异丙嗪和激素如氢化可的松或地塞米松。

（4）尽量勿先用过敏体质的献血员，献血员在采血前4h不宜吃高蛋白和高脂肪食物，宜食少量清淡食物或糖水。

（三）溶血反应

溶血反应为最严重的输血反应。

1. 原因　ABO血型不合发生溶血反应最多见。Rh血型系统较少见。输血前供血者红细胞遭破坏，如保存不妥或输血前过度振荡等亦可引起溶血反应。阵发性睡眠性血红蛋白尿患者输血后易使溶血加重，可能因为输入的补体促使患者红细胞破坏加速。

2. 临床表现　一般输入10～50ml后就可以出现症状，随输血量的增加溶血反应加重。轻者有发热、一过性轻微黄疸及血红蛋白尿。重者出现寒战、高热、面色潮红、腰背部疼痛、胸闷、呼吸困难、心率加快、血压下降等，随后出现黄疸和血红蛋白尿，常合并急性肾功能衰竭及弥散性血管内凝血，易造成死亡。

3. 护理

（1）立即停止输血，维持静脉通路畅通。与医生联系，并保留余血送检。采集患者血标本，重新做血型鉴定和交叉配血试验。

（2）安慰患者，缓解其恐惧和焦虑情绪。

（3）口服或静脉滴注碳酸氢钠以碱化尿液，防止或减少血红蛋白尿结晶阻塞肾小管。

（4）双侧腰部封闭，并用热水袋热敷双侧肾区，防止肾血管痉挛，保护肾脏。

（5）密切观察生命体征及尿量，做好记录。对少尿、无尿者按急性肾功能衰竭护理。如出现休克症状，立即配合抗休克抢救。

（6）认真做好血型鉴定和交叉配血试验，输血前仔细核对，严格执行身份核对流程以防止错误发生。严格执行血液保存规定，保证血液质量，不可采用变质血液。

（四）大量输血后反应

大量输血定义为 24h 内以库存血补充的失血量与患者全部血容量相当或更多（成人 70ml/kg，儿童或婴儿 80~90ml/kg），常见的大量输血后反应有循环负荷过重（肺水肿）、出血倾向、枸橼酸钠中毒反应等。

1. 循环负荷过重

（1）原因：由于输注速度过快，输入血量过多引起。

（2）临床表现：患者突然出现呼吸困难、气促、咳嗽，典型特点是咳粉红色泡沫样痰，严重时痰液从口鼻涌出，两肺可闻及湿啰音。

（3）护理

1）立即停止输血，维持静脉通路通畅。通知医生，积极配合抢救，安慰患者，增加安全感和信任感。

2）患者取端坐位，双腿下垂，以减少静脉回流，减轻心脏负担，必要时轮流结扎四肢，以阻断静脉回流，应每隔 5~10min 轮流放松一侧肢体。

3）加压给氧，可使肺泡内压力增高，以减少肺泡内毛细血管渗出液的产生；同时给予 20%~30% 酒精湿化，以降低肺泡内泡沫的表面张力，使泡沫破裂消散，从而改善肺部气体交换，迅速缓解缺氧症状。

4）遵医嘱给予镇静剂、护肝药物和强心剂。

5）严格控制输血滴速和输血量，对心、肺疾病患者以及老年、儿童尤应注意。

2. 出血倾向

（1）原因：长期反复输入库血或短时间内大量输入库血（库血中血小板已基本破坏，凝血因子减少）。

（2）临床表现：皮肤、黏膜出现瘀点和瘀斑，穿刺部位可见大块淤血或手术伤口渗血。

（3）护理

1）密切观察患者意识、血压、脉搏等变化，注意皮肤、黏膜或手术伤口有无出血。

2）遵医嘱间隔输入新鲜血浆或血小板悬液，以补充足够的血小板和凝血因子。

3. 枸橼酸钠中毒反应

（1）原因：大量输血后随之输入大量枸橼酸钠，如肝功能不全的患者，枸橼酸钠尚未氧化即和游离钙结合使血钙下降，以致凝血功能障碍、毛细血管张力减低、血管收缩不良和心肌收缩无力等。

（2）临床表现：手足抽搐、血压下降、心率缓慢，有出血倾向，甚至出现心跳骤停。

（3）护理

1）密切观察患者反应，是否有手足抽搐、出血倾向、血压下降、心率缓慢等表现。

2）遵医嘱静脉注射 10% 葡萄糖酸钙或氯化钙，以补充钙离子。

（李珍莲）

第六节　造血干细胞移植

一、全环境保护（total environment protection，TEP）的建立与应用

造血干细胞移植近年来临床已广泛开展，由于大剂量化疗和超致死量的全身放疗，常导致骨髓造血功能和免疫功能严重抑制，白细胞常降至"零"，此时，极易引起危及患者生命的严重感染。实践证明，全环境保护可使严重感染率明显减低，在无菌病房中并加抗生素预防者，其一般性感染发生率占 21%，致死性感染率占 7%，而对照组一般性感染率占 56%，致死性感染率占 27%，可见全环境保护在造血干细胞移植中非常重要，全环境保护措施的实施，是有效地防止感染的关键，它将直接影响到造血干细胞移植能否成功。

全环境保护包括患者生活的空间环境和人体环境两个方面的保护。

（一）患者生活空间环境的保护

空气层流病房的建立：

（1）层流病房的设计原理：空气净化就是对空气进行精密过滤以减少空气中漂浮的尘埃和雾滴。细菌、真菌是有一定大小的，细菌本身的直径约为 $1 \sim 10 \mu m$，单个漂浮在空气中的细菌是没有的，细菌必须依附在 $2 \sim 20 \mu m$ 或更大的尘粒上和雾滴上并利用尘粒上的微量水分和营养才能生存，因此，过滤了空气中的固体微粒和雾滴滤除了细菌。细菌培养检测结果证明了这个理论的真实性。

造血干细胞移植患者的感染大多数来自医院环境中的致病菌，少数由体内的致病菌引起，所以让患者住在 100 级空气层流病房（LAFR）很有必要。即空气是通过高效过滤，能清除 $0.3 \mu m$ 的细菌、霉菌和尘埃，（微尘直径）$> 0.5 \mu m$，累积微尘数 < 3.5 个/升，微生物浮游量 $0.003\,5$ 个/升，沉降量 $112\,900$ 个/m^3/周，这使空气感染率减少，其在控制感染中的作用已被广泛肯定。它是全环境保护治疗的基本设备，在造血干细胞移植中具有重要作用。

（2）层流病房的环境要求

1）无菌病房单元内需安装专用空调及空气压缩设备，以控制单元内部空气环境。空调设备宜采用手动和自动控制，使单元内部空气环境保持一定的温湿度，并有仪表显示。当机器处于手动状态时，应在机房或护士站均能控制空调设备启或停。

2）单元内的结构要牢固和便于清洁，各房间顶部和墙壁要平坦、光滑、不易起灰尘，缝隙应密封处理。各阴角应为斜角或圆角，以便擦洗。地面用磁砖或磨砂石子水泥建造，采用铜条分格。地面及墙壁不应有缺损现象。病室内应有中心供氧及负压吸引装置。室内墙壁装饰色彩宜低不宜高，采用浅蓝色或浅绿色，色泽均匀。照明亮度不宜太暗，采用暗装荧光灯照明，双控开关控制。病房内及内走廊还应设地脚照明灯。灯光的开关应分别装在床头和进门处的墙壁上。单元内的其他附属设备，如地脚灯、插座盒、气体终端等均应暗装。各类调节装置应严密，调节灵活操作方便。

3）病室内房间大小要适中，单人单间，$7 \sim 10 m^2$ 即可，净高 $2.2 \sim 2.4 m$ 左右。采用悬掉式手动推拉门。设置能目视室内外环境的大玻璃窗。病室内与护士站及探视走廊双层密封玻璃隔断，外置窗帘。这样既能减少患者在室内的封闭感，扩大视觉域，也便于医护人员必要时从室外观察患者的活动（也可能过设置闭路电视监视装置完成）及患者与探视人员的交流。病室内应设对讲信号装置，以满足患者和护士站及探视人员的联系。病房内还应设置电视天线用盒及背景音乐扬声器和相应开关。

（3）层流病房环境清洁、消毒、监控

1）层流室启用前，必须用 1/1 000 洗必泰液进行全环境的卫生清洁（同时补充室内各种用物），然后用过氧乙酸甲、乙混合液按 $2 \sim 3 ml/m^3$ 熏蒸消毒，闭室 24 小时。然后开启净化空调系统反复 4 小时间断排气 24 小时再进行空气培养，合格后方可入住患者。

2）患者入住后层流室空气净化系统必须 24 小时不停运转工作。无患者居住的百级层流室，净化空调系统每天早晚空运转各 2 小时。每月作层流病房内空气、物品表面、工作人员手面细菌培养。

3）患者结束治疗出室时，彻底清理患者私人物品，拆洗及消毒床上用品，浸泡便器和体温计等用物。

4）百级病室外全环境按天花板→墙→台面→椅→器械、物品表面→地面顺序每天用 1/2 000 洗必泰液擦拭消毒；百级病室内每天用 1/1 000 洗必泰液擦拭消毒。

5）工作衣、隔离衣、脚套经高压灭菌消毒，每天更换。

6）患者床单、被套、枕套、衣裤、毛巾、纸巾等均经高压灭菌消毒。衣裤每天更换；床上用品隔天更换。

7）便盆用 500mg/L 健之素浸泡，每天更换。

8）层流病房内拖鞋每天更换并用 500mg/L 健之素浸泡 30 分钟，捞起晾干备用。每天监测各浸泡消毒液浓度。

9）百级病室外全环境每天 2 次紫外线照射，每次 30 分钟。

10）百级病室内紫外线照射 40~60 分钟，每天 1 次。每季作紫外线光管强度测定。如不合格应及时更换新紫外线光管。紫外线灯管照射有效期为 1 000 小时，因此必须做好使用记录。

（4）医护人员入室要求：医护人员入室要剪指甲，淋浴，消毒水洗手、泡手、漱口，更换无菌衣裤、鞋、帽，戴无菌口罩，穿无菌隔离衣。入层流室接触患者前，须再经洗必泰擦手，穿隔离衣，戴口罩、帽，穿鞋套并带无菌手套后才接触患者。尽量避免不必要的入室，入层流室每次以一人为限，最多不超过 2 人，患上呼吸道感染者不得入层流室，以免增加感染的机会。

（二）患者人体环境的保护

1. 入室前准备

（1）口服不吸收抗生素：造血干细胞移植患者革兰阴性杆菌败血症常由肠道细菌感染所致，进行肠道消毒，预防内源性感染很有必要，移植前一周就应该口服不吸收的抗生素，如新霉素、黄连素、制霉素、复方新诺明等。

（2）清除局部病灶：患者在造血干细胞移植前必须清除易感染部位的局部病灶，如龋齿、疖肿、脚癣、痔疮等局部病灶，保持皮肤黏膜的完整性，这可减少内源性感染的机会。

（3）入室前自我准备：入室前 1 天修剪趾、指甲；剃毛发（头发、腋毛、阴毛等全身较长毛发）。不要携带任何饰物、手机、书报、衣物、挎包等物入室。预先准备软毛牙刷一支、一次性水杯数个、卫生纸数卷、200 电话卡一张、小毛巾 50 条交护士消毒放入室。

2. 入室时准备

（1）药浴前准备

1）患者完成自我准备后，更换干净病员衣裤，准备药浴。

2）护理人员在患者药浴前先将浴池清洁消毒，然后放入约 50L 左右 1/2 000 洗必泰药浴液，水温 38~45℃，因人因时而定。

3）药浴前协助患者 1/2 000 洗必泰液棉签或小毛巾清洁外耳道、耳郭、双侧鼻孔；泰利必妥滴眼液滴双眼。嘱患者向后仰头，两侧鼻孔分别点数滴泰利必妥滴眼液，至鼻咽部经口腔流出，然后用 1：5 朵贝尔液漱口 3 分钟。

4）患者进入浴盆进行药浴，嘱患者身体全部浸泡于 1/2 000 洗必泰药液中，头部敷以洗必泰湿毛巾，交替采用仰卧、左侧卧、右侧卧和伏卧姿势充分浸泡。护理人员协助患者用小毛巾反复充分擦洗腋下、脐部、腹股沟及会阴、手指或脚趾间等皮肤、皮肤皱褶处。

5）药浴结束后，协助患者慢慢坐起，双脚站在灭菌大毛巾上，用无菌毛巾擦干身，穿上消毒衣裤、鞋，戴无菌口罩、帽。注意不要滑倒，双手及身体各部位不要触摸非清洁区域。

6）按医嘱对咽部、双侧鼻腔、外耳道、腋窝、肛周进行微生物检测。

7）引导患者进入内走廊，更换拖鞋后进入百级病室。

（2）药浴时的注意事项

1）药浴时注意保暖，关好门窗，室温不可过低，水温根据室温、季节的变化调节。

2）患者身体要全部浸泡于消毒液中，全身放松，身体的皱褶处要浸泡彻底。

3）皮肤如有不完整处，如有未愈合骨髓穿刺针眼及锁骨下静脉插管等，局部伤中可敷以无菌塑料薄膜，药浴后立即更换敷料。

4）指导患者在药浴时或药浴后，双手及身体各部位不要触摸非清洁区域。

5）药浴时间为 30~40 分钟，打开抽风机，注意通风。护理人员应在患者身边协助患者药浴，或至少 5 分钟要巡视患者一次，观察患者有否出现头晕、心悸等反应，并及时处理。

6）药浴后，患者坐起要慢，避免出现体位性低血压等不良反应，协助患者穿衣，注意不要滑倒。

3. 入室后保护

（1）入室后在医护人员的指导下，一切生活起居均在室内进行。自觉遵守各项规章制度，按时服药，积极主动配合各项治疗和护理。爱护室内各项设施，不损坏公物。

（2）无菌饮食：患者的饭菜、糕点、汤类等需经微波炉消毒 5 分钟后食用，口服药片须经紫外线照射，每面 15 分钟后服用，水果经 1/1 000 洗必泰液浸泡 30 分钟，冷开水冲洗，削皮后进食。食物尽量当餐进食，所剩饭菜汤不得留用。室内禁止私自放置点心等食品随意食用。

（3）皮肤、眼、耳、鼻、口腔、阴部、肛周等部位消毒：在体内致病菌中，口腔感染是一个常见的部位，正常人每毫升唾液有 6.3 亿细菌。体表有 1 亿~20 亿个皮屑，每天要掉 2 500 万，其中有 5%~10% 带菌。所以做好以上各部位的消毒护理很重要。口腔护理每天 3 次，可用 0.02% 洗必泰溶液、3% 硼酸水、3% 碳酸氢钠溶液交替含漱。出现口腔溃疡时，在每次口腔护理后，用 1% 碘甘油或卵黄油内加制霉菌素交替涂沫溃疡处，口腔溃疡疼痛影响进食，在食前喷雾 0.5% 达可罗宁或 0.25% 地卡因含漱进行表麻。每天用泰利必妥滴眼液及阿昔洛韦滴眼液交替滴眼、鼻腔各一次。外耳道用 75% 酒精棉签清洗，一天 3 次。每次便后及晚上入睡前用 1∶5 000PP 粉液坐盆。每晚 8 时用 1∶2 000 洗必泰液擦浴。

（4）当进行紫外线消毒时嘱患者戴上墨镜，并用衣服盖住面部皮肤，以免紫外线灼烧皮肤和眼睛。

二、移植过程中常见无菌管理

1. 无菌操作护理常规

（1）严格执行三查七对制度。

（2）严格执行物品出、入室制度。

（3）严格无菌技术操作规程。

（4）执行皮下、肌内注射、静脉穿刺（包括抽血）均需用 2.5% 碘酒消毒穿刺部位 3 次，再用 75% 酒精脱碘 3 次。

（5）穿刺完后需延长按压至穿刺点无渗血为止，按压时应垂直按压勿揉动棉签。

（6）操作完一个患者的护理或查房，应更换口罩、帽子、脚套、隔离衣、手套再进行下一个患者的护理或查房，以免引起交叉感染。

（7）患者的私人用物不能交叉使用。

（8）医护人员在处理完大小便及其他污物后应更换手套。

2. 物品传递

（1）药片：置于超净台正反两面各照射 15 分钟→入百级病室交患者口服。

（2）补液、针剂：放清洁传递窗紫外线照射 30 分钟→放药柜备用→加药后用 1/1 000 洗必泰小毛巾擦拭后入百级病室。

（3）隔离衣、患者被服、毛巾、纸巾等：双层打包（双层标志）送高压消毒→弃第一层包布→放库房备用，弃第二层包布→送入百级病室。

（4）其余医疗用品、用物：清洁传递窗照射 30 分钟→放库房/护士站/配剂室等处备用→放超净台照射 30 分钟→百级病室。

（5）食物：饭菜、汤等用微波炉中档消毒 5 分钟后用垫有 1/1 000 洗必泰小毛巾的托盘送入百级病室。

（6）水果：洗净后用 1/1 000 浸泡 30 分钟，冷开水冲洗，削皮切片置无菌弯盘送给患者进食。包装食物（牛奶、麦片）清洁传递窗照射 30 分钟→置配餐间备用，必要时去除外包装，微波炉中档消毒 5 分钟送入无菌仓。

（7）污物：一切生活垃圾、医疗垃圾、患者被服经污物传递窗送出层流室外。大便的处理是用消毒过的塑料薄膜袋垫在塑料便盆上，便后打结传出外面。

3. 中心静脉置管的护理

（1）中心静脉置管感染（CVC - RI）定义

1）按 Maik 法，导管菌落大于 15 个菌落单位，并出现脓毒症症状。

2）置管处有脓性分泌物（有菌血症或无菌血症）。

3）出现脓毒症症状，留置的导管处出现感染而与其他部位感染无关。

4）与其他部位感染无关留置的导管出现菌血症。

（2）发生因素

1）皮肤来源：大多数 CVC - RI 是由于操作人员的手和插管处皮肤上的细菌经皮下遂道移居到导管腔外而引起的。

2）留置时间过长。

3）留置针的材料。

4）接头污染。

5）血源性感染。

6）输液感染。

（3）护理

1）严格执行无菌操作。

2）穿刺部位用透气薄膜固定，隔日用碘酒、酒精消毒，并更换敷料及肝素帽。注意旋紧肝素帽。

3）执行输液前用 2.5% 碘酒消毒肝素帽 3 次，再用 75% 酒精脱碘 3 次后接注射器回抽见有回血后再接上输液装置进行输液。

4）每班观察敷料、伤口、管道是否通畅、有无皮下气肿、脱出等情况并作记录。

5）封管：肝素液（NS10ml + 肝素 0.2ml）3～5ml 封管（注意冲净肝素帽内的药液），封管后用无菌方纱包裹导管末端及将肝素帽固定于胸前。

6）当发现输液不畅时，应检查导管是否扭曲或打折，并予以调整；如因血凝块阻塞导管可用肝素稀释液 5ml（100U/ml）冲洗管道，待血凝块溶解后将其抽出，然后注入生理盐水。

7）拔管：按医嘱或管道已自行脱出。

8）防止导管感染：使用含碘消毒剂加强导管口皮肤的消毒；使用半透膜敷料覆盖导管口。

9）保持导管通畅：住院患者应每天用肝素生理盐水冲洗导管可降低纤维蛋白的沉积，减少微生物粘连。

10）减少导管留置时间，达到治疗目的后，应立即停止中心静脉导管。

4. 干细胞回输的管理

（1）基本同一般密闭式输血。两名护士同时参与。

（2）要求值班医生进入层流室参加回输过程。

（3）准备氧气、急救车等抢救物品和药品。

（4）当外周血干细胞被送至仓内前，用 1/1 000 洗必泰小毛巾擦拭血袋（禁止紫外线照射）。

（5）严格无菌操作及查对。

（6）输干细胞前 30 分钟按医嘱使用抗过敏等药物。

（7）输前暂停所有补液，用 NS 冲管，选择 9 号大针头或输血管末端直接套锁穿导管末端进行快速输注（5～10ml/min），约 15 分钟左右输完一袋干细胞（50ml）。

（8）输入前留取 1ml 标本做细胞计数检查（可询问技术员是否已留）输注过程密切观察患者的生命征，有无呼吸困难、心悸、胸闷等不适。

（9）输后生理盐水冲洗管道，再继续医嘱补液。

（10）观察有无输后不良反应，并及时处理。

三、移植过程中病情观察

1. 一般病情观察

（1）每小时观察、巡视患者一次。

（2）每天观察生命体征变化、体重、腹围。

（3）化疗及水疗时记 24 小时出入水量和尿 pH 值。

（4）观察皮肤、黏膜有无出血点、皮疹；巩膜有无黄疸；口腔及咽喉有无溃疡点。

（5）观察尿量、尿色、有无尿路刺激征（尤其使用 CTX 后）。

（6）观察消化道反应，食欲，有无恶心、呕吐，呕吐物色、量、性质。有腹泻时观察大便量、色及性质。做好记录。

（7）每周 2 次测患者血常规、尿常规、肝功能、生化、CSA 浓度情况，如有明显异常及时通知医生。

2. 特殊并发症的观察

（1）aGVHD：aGVHD 的主要靶位器官是皮肤、肝脏和消化道，各靶器官损害程度并不一定平行。皮肤损害主要表现为红斑或斑丘疹，严重可出现水疱、表皮剥脱等。肠道症状表现为食欲不振、恶心、呕吐、腹泻，严重时出现肠梗阻症状或便血。肝脏表现主要是肝功能检查异常。

（2）cGVHD：cGVHD 是异基因造血干细胞移植后晚期并发症中最为常见的一种。在异基因造血干细胞移植后存活半年以上的患者中有 30%～50% 会出现慢性移植物抗宿主病。它是一种全身性，累及多器官的综合征，类似自身免疫性疾病，中位发病时间为异基因造血干细胞移植后 3～4 个月。其中皮肤损害是慢性移植物抗宿主病最为常见的表现。可出现皮肤色素过度沉着、减退、红斑、干燥无汗、瘙痒、苔藓样变等，还可出现表皮和皮下组织的纤维化，形成局部硬斑或全身性硬皮病样改变，严重者还可有关节活动障碍和难愈性溃疡出现。口腔损害表现为口唇、颊黏膜、腭部白色纹状改变，口腔黏膜出现红斑、溃疡，并可有口腔疼痛、口干、进食干性食物困难等。眼部损害表现为角膜－结膜炎。可出现眼痛、眼干、烧灼感或异物感、怕光、角膜斑翳形成，少数情况下可出现虹膜炎、虹膜睫状体炎和脉络膜炎。肝脏损害主要表现为梗阻性黄疸。

（3）感染：主要观察：①体温。②咳嗽、咳痰。③口腔黏膜溃疡。④痔疮溃疡、出血。⑤腹泻的次数、大便的性状。⑥血象的变化。

（4）HVOD：①黄疸。②有无疼痛及肝脏肿大。③有无腹腔积液或不明原因的体重增加。

（5）HC：①尿量。②尿的颜色。③排尿时有无尿频、尿急、尿痛等膀胱刺激症状。

四、造血干细胞移植放射治疗护理

1. 放疗室的准备　放疗前一天要搞好室内卫生，用 1：2 000 洗必泰擦放疗床及其他有关物品和墙壁、地板，后用紫外线灯照射。进入放疗室的拖鞋用 1：2 000 洗必泰浸泡 30 分钟后凉干备用。准备好灭菌王浸泡的小毛巾，工作人员进室前擦手，穿戴帽子、口罩、隔离衣、手套。

2. 汽车的准备　放疗前一天用清水及肥皂水清洗后，用 1：2 000 洗必泰擦洗救护车，然后按高锰酸钾 5g + 甲醛 10ml/m³ 熏蒸，次日晨通风后使用。患者用的担架也要经清洁卫生后，用 1：2 000 洗必泰液擦洗。患者穿好无菌衣裤，戴无菌帽子、口罩，穿袜套，躺在已铺好无菌被褥的担架上，用双层无菌单裹好，送入汽车内。

3. 患者的准备　放射前 4 小时禁食，可给予 50% 葡萄糖液 60ml 静脉推注，用 100U/ml 的肝素生理盐水封好静脉插管。将患者身体表面的胶布痕迹去掉。患者戴一次性帽、口罩、手套、脚套，躺在已铺好无菌被褥的担架板车上，用双层无菌中单包好，送入放疗科。

4. 物品准备

（1）工作人员所用物品：一次性手术衣 4 件，一次性口罩、帽子各 4 套，一次性脚套、消毒手套 4 双。

（2）一次性中单 4 个。

（3）治疗用物包括 5ml 注射器 10 个、消毒棉签 2 包、75% 酒精、2.5% 碘酒、砂轮、无菌镊子、胶布、纱布 2 卷、止血钳、止血带、剪刀。

（4）药品备地西泮、胃复安、地塞米松、氯丙嗪、654 – 2、肝素各 2 支，心三联、呼三联各 3 组，NS1 瓶。

（5）患者物品备消毒卫生纸 1 包、喝水杯 1 个、中塑料袋 4 个。

5. 放疗时的护理及配合

（1）送患者入放疗室后，协助患者上床，摆好放疗所需体位，如带液体应将液体速度调慢，询问患者有无其他所需及特殊不适，给予及时处理。

（2）放疗时每个部位计量不同，肺部需使用肺屏蔽。患者躺入放疗床并摆好位置后，不得活动，以免肺部损伤加重，引起各种并发症，等一组照射完毕，休息间隙，再行活动。因有两大组照射时间较长，固定卧位如摆放不当易产生疲劳不适或循环受阻引起疼痛。所以在画线摆放位置时需安排舒适。

（3）每次休息间隙护理人员需及时观察输液管是否受阻，液体量及滴速，询问患者是否需要大小便，协助及时排出，处理呕吐物，进行生命体征的监测。

（4）为防止恶心、呕吐，将备好的塑料袋、卫生纸，在照射前放于患者枕边嘴下，以便呕吐时使用。告诉患者放疗过程中，如有特殊不适，难以忍受，应举手示意，医护人员在监视屏幕上看到，停机立即给予处理。

6. 放疗后护理　从放疗室回层流室应再次行重新药浴。观察患者病情有无特殊变化及不适，给予处置。注意做好保护性隔离。在送回路上，应避免震荡或速度过快，以免加重恶心引起呕吐不适。

五、造血干细胞移植的心理护理

1. 移植前的心理护理　造血干细胞移植患者大多数了解自己的病情，对移植治疗心理很复杂，患者感到的压力主要是来自于做出的治疗决定、希望治愈的心情以及恐惧操作时的痛苦等。心理处于兴奋、焦虑、紧张、担忧和恐惧状态，希望通过大家的帮助和自己的努力，彻底治愈疾病恢复健康，其心理状态是积极主动的，另一方面对移植又产生一定的顾虑和恐惧。因此护理人员应对患者个性心理特征和心理背景有一个统一的认识，根据每例患者的具体心理，制定出有针对性的心理护理计划，介绍移植的过程及注意事项，帮助患者熟悉空气层流病房的环境，掌握患者的动态心理变化，尤其在发生并发症时调节心理平衡，使患者充满信心地配合治疗和护理。

2. 移植阶段的心理护理　移植阶段，如无并发症，此期主要是静脉输液。这一阶段患者心理比较平稳，造血干细胞输注后，患者的疲乏、恶心等不适症状有所减轻。异基因造血干细胞移植的供者大多数为患者兄弟姐妹，及时将供者的良好情况转告给患者，以缓解其内疚和担心的心理状态。

此期对感染、出血与各种并发症均应做好防护，患者心情常常会有所变化。在患者白细胞下降至零时，可有发热、出血倾向、口腔溃疡及明显乏力等临床表现。此时医生护士口径须一致，可根据患者的心理状态，决定将血象情况是否告诉患者，紧张者隐瞒，心理状态正常可酌情提示其血象有所下降，注意严密配合治疗护理，此阶段患者常因全封闭状态，日渐加重的疲乏虚弱无力及各种并发症，产生大幅度的心理波动，对疾病的治疗出现厌倦、反感、易怒，无耐心而不配合治疗。出现住仓烦躁情绪，住仓烦躁可以导致患者在治疗与护理上的不合作，心理上表现乐观期待削弱，治疗顺从性降低，生理上表现为对治疗反应的耐受性下降，影响睡眠和食欲。此阶段应抽出更多的时间陪伴患者，针对患者的心理变化及时地做好心理疏导和心理支持，通过自己良好的语言表情和行为去影响患者，以真挚的感情与患者交流，取得患者的信任，想方设法使患者理解治疗意义，树立克服困难，战胜疾病的信心。以最佳的心理状态参与及配合治疗和护理。还需注意每一例患者都有不同的心理变化，应针对不同因素及不同类型的变化，及时给予不同的心理指导，使患者避免不良情绪和心理状态对身体的影响。

3. 移植成功后患者的心理护理　造血干细胞移植术后恢复阶段，患者心理已基本稳定，很关心自己的血象恢复情况，常为血象的升高兴奋，对药物治疗及饮食均能很好配合，此时需告诫患者保持警惕，继续严格认真地做好身体内外消毒灭菌工作，以免因感染而影响骨髓造血功能恢复，并注意加强营养。

六、造血干细胞移植患者出院后家庭护理

（1）关心造血干细胞移植后患者的身心恢复状况，尤其是术后第 1 年里应积极帮助患者调整心理，避免其心理失衡。

（2）对于造血干细胞移植治疗后各脏器的损害，应加强观察，并配合医生及时治疗。

（3）指导家属做好术后第 1 年的陪护工作。因造血干细胞移植术后初期，患者的免疫力尚未完全恢复，生活不能完全自理，需要一定的陪护，细心照料患者的饮食起居，尤其在饮食上应加强营养，不食生冷不洁食物；坚持每天洗澡，保持全身皮肤黏膜的洁净；按时休息，保证充足的睡眠时间；按时服药；这样对身体恢复极为有利，以免感染、疲劳等因素诱发各种并发症，影响身体的恢复及恢复期间的生活质量。

（4）做好移植后各种并发症的治疗，如 cGVHD 所引发的皮肤黏膜损害，尽可能减轻患者的疼痛不适。

（5）加强术后随诊。

（6）逐渐培养患者的生活自理能力，摆脱疾病阴影的困扰，保持健康乐观的心理，适应新的生活。

（杨后华）

第七节　血液科疾病健康指导

一、常规健康指导

（1）按照内科的护理常规进行护理，进行晨午间护理。

（2）保持室内空气清洁，保证病室内的湿度和温度适宜，禁止在病区内抽烟，室内开窗通风每日 1～2 次，每次 30min，室内空气消毒每日 2 次，每次 30min。

（3）保持病室安静，勿喧哗，保证患者的休息。

（4）保证患者的饮食卫生，给予营养丰富的软食，必要时给予高热量、高蛋白、富含维生素的清淡饮食，血小板过低的患者进少渣软食或流食。

（5）做好患者的心理指导，向其讲解预后好的病例，有条件时请预后良好的患者现身讲解，树立患者对抗疾病的信心，以便积极配合治疗。

（6）嘱患者卧床休息，在病情允许的情况下适当下床活动，危重患者绝对卧床休息，预防出血。

（7）严密观察患者病情变化，监测患者血常规，了解患者血细胞变化，同时注意患者有无发热、寒战、出血、贫血等症状。病情危重的患者随时记录患者的病情变化，防止大出血的发生。

（8）定期更换患服及床单位，指导患者温水擦浴，保持皮肤的清洁卫生，预防感染，需要长期卧床的患者，建立翻身卡，定时翻身，有条件的给予气垫床应用，预防压疮的发生。

（9）指导患者清晨及餐后用软毛牙刷刷牙，并勤漱口，必要时使用朵贝氏、碳酸氢钠或双氧水等漱口。

（10）指导患者注意会阴部的清洁卫生，可以使用高锰酸钾坐浴预防肛周感染。

（11）化疗期间指导患者多饮水，饮水量每日 3 000mL 以上，保证每日小便量不低于 3 000mL。

（12）遵医嘱做好各项治疗，保证患者的治疗顺利进行。

（13）按要求采取患者的各种检查标本，保证检测结果的准确性。

（14）根据患者病情变化，做好患者的健康指导，及时解答患者的疑问，使患者正确认识疾病的进展，树立战胜疾病的信心，促进早日康复。

（15）做好患者的出院指导，定期电话回访，指导患者按医嘱服用口服药物，坚持治疗并定期复查。

二、各种操作的健康指导

（一）骨髓穿刺术的健康指导

1. 术前准备

（1）穿刺前应向患者说明穿刺的目的，并简要说明穿刺过程，消除患者的恐惧心理，使其积极配合操作，并备齐所有的用物。

（2）协助医生做出凝血时间检查，有出血倾向的患者，操作时宜特别注意。

（3）了解患者有无相关麻醉药品的过敏史，必要时做皮试或改用其他麻醉剂，以免发生意外。

（4）将患者置于安静的环境中，减少病室内人员走动。

2. 术中配合　穿刺时应严格执行无菌操作，以免发生骨髓炎。穿刺过程中应注意观察患者面色、脉搏、血压的变化，如发现患者精神紧张、大汗淋漓、脉搏快等休克症状，应立即报告医生，并停止穿刺，协助处理。

3. 术后护理

（1）穿刺后应局部压迫止血，一般需按压 1~2min，并注意观察穿刺部位有无出血。

（2）穿刺处以无菌纱布覆盖，保持局部干燥。

（3）穿刺后 72h 内不宜洗澡，应保持穿刺部位干燥，以免污染伤口。

（4）若穿刺部位有出血或纱布被打湿，应立即消毒穿刺部位并更换纱布。

（二）腰椎穿刺术的健康指导

1. 术前准备

（1）穿刺前向患者和家属讲解穿刺的目的、方法，消除患者恐惧心理，使其积极配合。

（2）了解患者有无相关麻醉药品的过敏史，如有应告知医师，必要时做皮试或改用其他麻醉剂，以免发生意外。

（3）将患者置于安静的环境中，减少病室内人员走动。

（4）嘱患者排空大小便。

2. 术中配合　保持心情平静，如出现大汗淋漓、脉速过快等症状，立即报告医师，并停止穿刺。

3. 术后护理

（1）术后去枕平卧 4~6h，避免脑脊液漏出引起头痛、头晕等不适。出现头晕或血压升高，应平卧 24h，并遵医嘱给予吸氧补液等处理。

（2）穿刺后局部压迫止血，注意观察穿刺部位有无出血，穿刺点给予无菌纱布覆盖。

4. 穿刺后 72h 内不宜洗澡　应保持局部干燥，以免污染伤口。

5. 穿刺部位有出血或纱布被打湿　应立即消毒穿刺部位并更换纱布。

（三）PICC 置管术的健康指导

1. 术前准备

（1）向患者讲解 PICC 置管的目的、操作注意事项，取得其配合。

（2）了解患者有无相关麻醉药品的过敏史，如有应告知医师，必要时做皮试或改用其他麻醉剂，以免发生意外。

（3）将患者置于安静的环境中，减少病室内人员走动。

2. 术中配合　嘱患者摆好体位，保持心情平静，避免因紧张造成血管痉挛。

3. 术后护理

（1）穿刺点以藻酸盐敷料及敷贴覆盖，并以弹力绷带加压固定止血。

（2）指导患者进行功能锻炼并局部涂以喜疗妥，预防血栓的发生。

（3）常规行 X 线检查，确定 PICC 导管尖端的位置。

（4）按 PICC 置管的护理常规进行护理。

三、各种疾病患者的健康指导

（一）再生障碍性贫血患者的健康指导

（1）保持病室内清洁、空气流通，调节适宜的温、湿度。每日通风换气两次，空气消毒两次，每次 30min。

（2）急性再生障碍性贫血的患者以休息为主，病情危重时要绝对卧床休息，慢性再生障碍性贫血患者当没有严重贫血时可以适当活动，但要防止碰撞、跌倒等。

（3）饮食方面要摄入高蛋白、高热量、高维生素等富含营养、易消化的软食。

（4）病情观察

1）定期监测血常规，主要了解红细胞、白细胞及血小板计数的变化。

2）急性再生障碍性贫血的患者要注意观察有无出血以及出血的部位、出血量、出血的范围；监测生命体征，头痛者应警惕颅内出血的发生。

3）慢性再生障碍性贫血的患者要注意其贫血程度，必要时进行成分输血。

4）观察药物疗效。

（5）当严重贫血的患者吸氧时，应绝对禁止吸烟及使用电器，同时应注意防火、防油、防热、防震，避免引起火灾。

（6）输血时，应注意配合观察患者有无发热症状；有无皮肤瘙痒、皮疹等过敏症状，如果出现上述症状应立即告知医务人员。

（7）使用雄激素时应该注意药物的副反应；ATG 和 ALG 可出现超敏反应、出血加重和血清病等不良反应，用药期间应该注意预防感染和出血。

（8）做好口腔、皮肤、肛门及会阴部的护理：每日用生理盐水漱口 6 次，温水清洗肛门 2 次，便后随时清洗。有肛周疾病的患者可以用 1∶5 000 的高锰酸钾溶液坐浴每日 2 次。

（9）做好对患者的心理护理，消除其对不良反应的顾虑，积极配合治疗。

（10）指导患者按时服药，定期复诊。

（二）急性白血病患者的健康指导

（1）保持病室内清洁、空气流通，调节适宜的温、湿度。每日通风换气两次，空气消毒两次，每次 30min。

（2）患者应取舒适卧位，减少下床活动，保证充足的休息和睡眠。

（3）饮食方面应该进食高蛋白、富含维生素的清淡食物。发热的患者应该多饮水。注意饮食卫生。当血小板低于 $50 \times 10^9/L$ 时，应进食易消化软食或半流质食物，禁食过硬、粗糙的食物。

（4）病情观察

1）观察皮肤黏膜的苍白程度，观察有无牙龈肿胀，肝、脾、淋巴结肿大，中枢神经系统损害等白血病细胞浸润的症状。

2）监测患者体温的变化，体温增高提示患者可能出现了感染，对于高热的患者进行处理时，应避免酒精擦浴。

3）观察患者的皮肤黏膜有无瘀点、瘀斑，有无消化道出血、泌尿道出血、颅内出血及女性月经过多等出血的症状。

4）检查口腔黏膜有无充血、糜烂、溃疡，如发生口腔溃疡，可用生理盐水 500mL 加利多卡因 10mL，庆大霉素 8×10^4U 漱口。

（5）贫血的患者应限制活动，卧床休息，防止坠床。有心悸气促的患者可以给予吸氧，并做好输血护理。

（6）出血的预防及护理

1）皮肤出血：避免因皮肤摩擦及肢体挤压引起出血。患者应勤剪指甲，尽量避免人为的创伤，拔针后局部按压的时间应适当延长，穿刺部位也应交替使用。发生出血时，应定期检查出血部位，注意出血点、瘀点、瘀斑的消长情况。

2）鼻出血：防止鼻黏膜干裂出血。防止鼻部外伤，少量出血时可用棉球或明胶海绵填塞，肾上腺素棉球填塞，并且局部冷敷。当出血严重时，可用凡士林纱条做后鼻腔填塞术。

3）口腔牙龈出血：防止牙龈和口腔黏膜损伤。牙龈渗血时，可用肾上腺素棉球或明胶海绵片贴敷牙龈。

4）关节腔出血或深部组织血肿：适当减少活动量，一旦出血，应立即停止活动，卧床休息，抬高患肢并固定使之处于功能位。开始出现出血时可以用冰袋冷敷，当出血停止后应改为热敷。

5）消化道出血：有少量消化道出血的患者，可进食温凉的流质饮食，当出现大量出血时应禁食，并建立静脉通道，配血和做好输血的准备，保证液体、止血药物和血液制品的输入。准确记录出入量。

6）眼底及颅内出血：眼底出血时，应卧床休息，不要揉擦眼睛。

7）颅内出血：及时与医师联系，并协助做好以下处理：立即去枕平卧，头偏向一侧；保持呼吸道通畅；给予低流量氧气吸入；遵医嘱快速静脉滴注或静脉推注 20% 甘露醇、50% 葡萄糖、地塞米松、速尿等；观察并记录患者的生命体征变化、意识状态及瞳孔大小；准确记录患者出入量。

（7）化疗药物的副反应防护及护理

1）局部血管反应及护理：化疗药物刺激性强，一定要注意保护和合理使用静脉血管。建议留置 PICC 导管或穿刺静脉输液港进行化疗。

2）骨髓抑制期的护理：从化疗开始到停止化疗后的两周，为骨髓抑制期，患者应做到戴口罩，预防呼吸道感染，饮食卫生，预防胃肠道感染，减少下床活动，预防出血。

3）消化道反应的防护：避免不良刺激，饮食要清淡、可口，少食多餐。当患者出现恶心、呕吐时可暂停进食。必要时遵医嘱给予止吐药物。

4）其他不良反应：如甲氨蝶呤、门冬酰胺酶等对肝脏有损害，环磷酰胺可引起出血性膀胱炎，长春新碱可引起末梢神经炎，柔红霉素可引起心肌及心脏传导障碍等，用药期间应注意观察和防护，并遵医嘱应用解毒药物。

5）鞘内注射化疗药物：操作完后应去枕平卧 4 ~ 6h，密切观察患者有无头痛、发热等表现。

6）尿酸性肾病的预防：遵医嘱口服别嘌呤醇，鼓励患者多饮水，每日饮水量 3 000mL 以上。

（8）对患者做好心理护理：不良的心理状态对身体康复不利，患者应正确对待疾病，树立战胜疾病的信心，争取早日康复。

（9）其他

1）患者治疗达到缓解后缓解期仍需注意饮食和休息，避免过度劳累。

2）日常生活中应保持个人卫生，防止感染。

3）患者应坚持治疗，定期复查。

（三）慢性粒细胞白血病患者的健康指导

（1）保持病室内清洁、空气流通，调节适宜的温、湿度。每日通风换气两次，空气消毒两次，每次 30min。

（2）患者应合理安排休息和活动，适当锻炼身体，避免劳累。

（3）协助患者采取舒适体位，根据医嘱使用镇痛药。

（4）饮食方面应给予高蛋白、高维生素、高热量、易消化的饮食。化疗期间多饮水，每日 3 000mL 以上，给予清淡、合口味的饮食。在血小板减少时，应指导患者进食少渣的饮食，禁止进食辛辣、刺激性的食物。

（5）密切观察患者生命体征的变化，每日测量脾脏的大小及质地，警惕有无脾栓塞、脾破裂的可能，一旦出现上述症状，应立即通知医生并给予相应处理。

（6）患者应了解药物的作用、不良反应及有关的注意事项，化疗时注意防止外渗及静脉炎的发生，注意监测血象变化。

（7）注意保持皮肤黏膜的清洁，预防口腔溃疡，肛周脓肿的发生。

（8）做好心理护理，帮助患者树立战胜疾病的信心，正确认识、正确对待疾病。

（9）健康教育

1）避免接触 X 线或其他有害的放射性，慎用氯霉素、保泰松、细胞毒素类抗癌药及免疫抑制剂类等。多吃有防癌抗癌作用的食品。

2）学会自我照顾，患者之间多沟通交流，家属应给予患者精神、物质支持，减轻、消除患者焦虑、恐惧的不良心态，提高患者生存的信心。

3）指导患者注意休息，养成良好的生活习惯，保持心情舒畅，不可受风寒侵袭，以免诱发感染，加重病情。

4）遵医嘱按时服药，定期门诊复查。

（四）慢性淋巴细胞白血病患者的健康指导

（1）保持病室内清洁、空气流通，调节适宜的温、湿度。每日通风换气两次，空气消毒两次，每次 30min。

（2）保证充足的睡眠，适当减少活动以降低体力消耗，当血小板低于 $20 \times 10^9/L$ 时，应指导患者绝对卧床休息，做好生活护理，预防出血。

（3）饮食方面注意进食高蛋白、高维生素、易消化的饮食，多食蔬菜及水果，化疗期间多饮水，防止尿酸性肾病的发生。

（4）密切观察体温、脉搏、呼吸、血压的变化，观察患者有无咽痛、咳嗽等呼吸道感染的症状，如发现异常应立即通知医师进行处理。定期监测肝、脾及淋巴结肿大的情况，观察有无皮肤、口腔及牙龈等部位的出血，一旦发现出血征象应立即采取有效措施进行止血。

（5）化疗药物常见不良反应：有消化道反应、骨髓抑制等，患者化疗期间应观察有无恶心、呕吐症状，对于呕吐严重的患者应遵医嘱使用止吐药物。患者应配合医生做好血象监测，预防感染和出血。

（6）患者应养成良好的生活习惯，保持皮肤清洁卫生，勤洗澡或擦澡，勤换内衣。皮肤瘙痒时，勿搔抓皮肤，以免引起出血、感染。

（7）为患者进行肌肉、静脉注射应严格执行无菌操作，防止皮肤黏膜的感染。

（8）为患者做好心理护理：社会各界应该关心、鼓励和支持患者，帮助患者克服不良情绪，积极配合治疗，早日回归社会。

（9）健康教育

1）养成良好的卫生习惯，学会自我护理，保持皮肤、口腔清洁卫生。

2）注意保暖，积极预防感染，尤其是呼吸道感染，不要去人群聚集的公共场所，出门戴口罩。

3）遵医嘱按时服用口服药物，勿擅自停药。

4）向患者及家属进行有关疾病、药物方面知识的讲解介绍，做好心理准备，树立战胜疾病的信心，积极配合治疗，定期到门诊复查，如遇到异常随时到医院就诊。

（五）淋巴瘤患者的健康指导

（1）保持病室内清洁、空气流通，调节适宜的温、湿度。每日通风换气两次，空气消毒两次，每次 30min。

（2）由于疾病早期患者体力尚好，可适当进行社交活动及身体锻炼；淋巴瘤患者晚期则应以卧床休息为主，并坚持室内运动、床上锻炼，做好肌肉按摩。

（3）在饮食方面应该为患者提供高热量、高蛋白、高维生素及低盐饮食，保证患者机体的消耗。

（4）病情观察

1）观察患者肝、脾、淋巴结肿大程度及相应症状。

2）观察患者有无发绀、呼吸困难等呼吸道受阻或压迫症状。

3）监测体温变化，发热时可采用物理降温，或遵医嘱给予药物降温。

4）严密观察放、化疗期间的副反应，并注意肿块的大小、症状的程度、血象等情况变化。

（5）放疗护理

1）观察治疗效果及不良反应。

2）保护放疗照射区域皮肤，避免一切刺激性因素。

（6）化疗药物护理，同白血病护理。

（7）保持皮肤、毛发、口、鼻及会阴部的清洁，皮肤瘙痒时给予温水擦洗。

（8）心理护理

1）关心、体贴、照顾患者，向患者及家属介绍本病的相关知识及成功病例，增强患者信心，使其安心配合治疗及护理。

2）建立社会支持网，嘱家属亲人给予患者物质和精神上的支持，鼓励患者之间多交流一些防病、养病的好经验，以帮助患者减轻或消除不良的心态。

3）治疗前向患者解释放、化疗中可能出现的不良反应，以消除顾虑，取得配合。

（9）坚持治疗，定期复查，与医护人员配合，克服治疗中的不良反应。

（10）养成良好的生活习惯，平时应保证充分休息，加强营养，戒除烟酒，保持心情舒畅，保持个人卫生，少去公共场所，防止交叉感染，适当进行锻炼，如散步、打太极拳等，但应注意活动时避免外伤。

（11）如感到身体不适或肿块增大，应及时就诊。

（六）溶血性贫血患者的健康指导

（1）保持病室内清洁、空气流通，调节适宜的温、湿度。每日通风换气两次，空气消毒两次，每次 30min。

（2）急性溶血或严重贫血的患者应卧床休息，慢性期及中度贫血的患者可以适当活动但应以休息为主。

（3）在饮食上给予高蛋白、高热量、高维生素饮食，如瘦肉、牛奶、鱼、新鲜水果、蔬菜等。

（4）病情观察

1）观察有无皮肤、巩膜黄染，尿色深黄或酱油色尿等溶血表现。

2）观察有无疲乏无力、眩晕，甚至嗜睡、昏厥、昏迷等贫血表现。

3）监测体温变化，每日测量体温 4～6 次。

4）观察有无出血、厌食、水肿及肝脾肿大等症状。

（5）症状护理

1）有溶血及血红蛋白尿者，应及时告知医师，做好相应的处理。

2）高热者用冰敷或者温水擦浴，禁用酒精擦浴，注意体温变化，必要时给予药物降温。

3）严重贫血的患者应遵医嘱输注洗涤红细胞。输血时，注意配合观察有无发热症状；有无皮肤瘙痒、皮疹等过敏症状，发现异常立即告知医务人员。

（6）用药的护理

1）使用糖皮质激素期间应注意避免感染。

2）使用环磷酰胺治疗时应多饮水，每日饮水量 3 000mL 以上，防止出血性膀胱炎的发生。

3）使用环孢素治疗时应定期检查肝、肾功能的变化。

（7）患者应注意个人卫生，保持皮肤黏膜清洁，预防感染和压疮。

（8）为患者做好心理指导，克服不良情绪，使其积极配合治疗。

（9）坚持治疗，定期检查，有异常情况及时就诊。

（七）特发性血小板减少性紫癜患者的健康指导

（1）保持病室内清洁、空气流通，调节适宜的温、湿度。每日通风换气两次，空气消毒两次，每次30min。

（2）患者可以适当进行活动，预防各种创伤，病情严重者应卧床休息。

（3）根据病情选择饮食种类，进食高蛋白、高维生素等营养丰富的软食，防止消化道出血。

（4）观察皮肤黏膜出血的部位、范围、出血量，预防颅内出血的发生，当血小板低且出现烦躁不安等情况时应及时告知医务人员，以便及时处理。

（5）出血的护理

1）皮肤出血：避免皮肤受挤压及外伤，减少皮肤穿刺及损伤性操作，穿刺部位拔针后充分按压止血。

2）鼻出血：少量鼻腔出血者，可用棉球或1∶1 000肾上腺素棉球填塞鼻腔或局部冷敷。如出血仍不止，可用油纱条形鼻腔填塞术，注意保持黏膜湿润，术后48~72h取出，防止误吸。

3）口腔、牙龈出血：宜食少渣食物，保持口腔清洁，勤漱口。有牙龈渗血时，可用肾上腺素棉球或明胶海绵片贴牙龈。勿用牙签剔牙，禁用牙刷刷牙。

4）会阴出血：保持会阴部清洁，每日清洗两次，防止泌尿生殖系逆行性感染。

5）消化道出血：消化道出血者视出血量的多少决定是否禁食，观察呕吐物和排泄物的性质、颜色。

6）眼底出血：卧床休息，不要揉擦眼睛。

7）颅内出血：给予高流量吸氧，保持呼吸道通畅；遵医嘱使用止血剂及降低颅内压的药物；头部给予冰帽或冰袋；严密观察病情，及时记录。

（6）糖皮质激素及免疫抑制剂用药期间，应定期检查出血、血糖、白细胞计数，观察药物疗效。发现可疑为药物反应，及时报告医师并给予对症处理。

（7）患者应养成良好的生活习惯，保持皮肤清洁，穿棉质宽松的衣服，避免皮肤受刺激引起出血。

（8）注意保暖，避免受凉感冒而加重疾病的进展。

（9）适当限制活动，预防各种外伤。

（10）避免使用影响血小板的药物，如阿司匹林、消炎痛等。

（11）定期到门诊复查血小板，坚持治疗。

（八）过敏性紫癜患者的健康指导

（1）保持病室内清洁、空气流通，调节适宜的温、湿度。每日通风换气两次，空气消毒两次，每次30min。

（2）使皮肤清洁卫生，勤剪指甲，避免摩擦和搔抓皮肤。注意肛周及会阴部的清洁。

（3）减少活动，急性期应卧床休息，环境宜安静舒适，减少因周围环境刺激而产生焦虑，从而加重疼痛。

（4）饮食应清淡，对患者食用后曾发生过敏的食物绝对禁忌。

（5）病情观察

1）观察紫癜出现的时间、部位、数量及形态的变化。了解病情与饮食、药物的关系。

2）观察疼痛的性质、部位、程度以及持续的时间，有无伴随症状，如恶心、呕吐、便血、腹泻等。

3）观察关节部位局部热、肿、痛情况。

4）观察大小便的颜色、性质及量，了解泌尿道、消化道出血及转归。

（6）疼痛护理

1）保证患者有充足的睡眠和休息。

2）当疼痛加剧时，遵医嘱做好对症处理。

3）关节疼痛者应制动，抬高患肢和冰敷疼痛部位。

（7）应用环磷酰胺时，多饮水，注意观察小便量及颜色的改变；应用糖皮质激素时，定期检查出血、血糖、白细胞计数，观察药物疗效。发现可疑为药物反应，及时报告医师并给予对症处理。

（8）克服不良情绪，配合治疗。

（9）其他

1）避免服药或接触可疑的致敏物品、药物及食物。

2）加强自我护理及病情监测，发现异常及时就诊。

3）按医嘱服药，定期复查。

（九）血友病患者的健康指导

（1）保持病室内清洁、空气流通，调节适宜的温、湿度。每日通风换气两次，空气消毒两次，每次30min。

（2）不要过度负重或做剧烈的接触性运动，发现出血时，应卧床休息，避免活动。

（3）饮食以易消化的软食为主，防止因食物过硬引起口腔出血。

（4）如有自发性或轻微受伤后出血现象，出现深部组织血肿、血肿压迫重要器官或重要脏器出血，应及时就医。

（5）疼痛严重时可使用药物止痛。

（6）及时清除血迹，注意口腔卫生，勤漱口，加强口腔护理，避免拔牙。

（7）需要输入冷沉淀时应注意配合观察有无发热症状；有无皮肤瘙痒、皮疹等过敏症状，及时告知医务人员。

（8）做好心理护理：本疾病终身有出血倾向，患者易产生恐惧和焦虑。应做好患者的思想解释工作，帮助其正确对待疾病，提高生活质量。

（9）健康教育

1）学会自我救护。

2）为患者及家属做好血友病遗传咨询工作。

3）避免从事易引起受伤的工作和活动。

（十）弥散性血管内凝血患者的健康指导

（1）保持病室内清洁、空气流通，调节适宜的温、湿度。每日通风换气两次，空气消毒两次，每次30min。

（2）患者应减少活动，给予舒适体位，保证充分的休息。

（3）病情观察

1）观察有无皮肤、黏膜瘀斑，伤口、注射部位渗血，以及呕血、黑便、泌尿道出血、颅内出血、意识障碍等症状。注意观察出血部位、出血量。

2）观察有无皮肤及黏膜发绀、缺氧，尿少、尿闭，血压下降，呼吸、循环衰竭等症状。

3）观察有无高凝及栓塞症状，静脉采血血液迅速凝固时应警惕高凝状态；观察脑栓塞、肺栓塞、肾栓塞等先兆表现。

4）观察有无黄疸、溶血症状。

5）观察血小板计数、凝血酶原时间、血浆纤维蛋白含量、鱼精蛋白副凝试验结果。

6）观察原发病的病情。

（4）出血时按医嘱使用抗凝剂，补充凝血因子、成分输血或抗纤溶药物治疗。正确、按时用药，严密观察治疗效果，监测凝血时间等实验室各项指标，预防不良反应。

（5）保持皮肤清洁干燥，预防压疮。

（6）心理指导：稳定情绪，克服焦虑、恐惧、悲观等不良心理反应，增强治疗信心。

（7）其他

1）坚持原发病的治疗，定期复查。

2）加强疾病的自我监测。

（十一）巨幼细胞性贫血患者的健康指导

（1）保持病室内清洁、空气流通，调节适宜的温、湿度。每日通风换气两次，空气消毒两次，每次30min。

（2）轻、中度贫血的患者可以适当活动，重度贫血患者应卧床休息，减少机体耗氧量，必要时可吸氧。有末梢神经炎、四肢麻木无力的患者应注意保暖、避免受伤，共济失调者走路需有人陪伴。

（3）饮食上注意进食富含叶酸和维生素 B_{12} 的食物。叶酸缺乏者可以多吃绿叶蔬菜、水果、谷类，以及动物肝、肾等；维生素 B_{12} 缺乏者可以多吃动物肝、肾，禽蛋、海产品等。此外，还应该改善烹调技术，减少营养素的损失。

（4）观察贫血的进展程度、脏器功能变化以及神经系统的改变，一旦出现心功能不全症状或视力障碍、吞咽困难、晕厥、末梢神经炎、手足对称性麻木无力、深感觉障碍、共济失调等表现，应该及时与医师联系，做好对症处理。

（5）严重贫血患者吸氧时，应绝对禁止吸烟及使用电器，注意防火、防油、防热、防震，以免引起火灾，造成不良后果。

（6）输血时，注意配合观察有无发热症状，有无皮肤瘙痒、皮疹等过敏症状，如有及时告知医务人员。

（7）用药指导：肌内注射维生素 B_{12} 偶有过敏反应，应该注意观察，及时告知医师。严重贫血患者在补充叶酸和维生素 B_{12} 时，容易导致血清钾突然下降，老年人、有心血管疾患和不能进食者，应注意遵医嘱补钾。

（8）有口腔炎、舌炎的患者应该保持口腔清洁，饭前、饭后用朵贝氏液或生理盐水漱口，以减少感染的机会。口腔溃疡面可贴溃疡膜、涂碘甘油等。

（9）做好心理指导，加强沟通，克服不良情绪，积极配合治疗。

（10）遵医嘱按时服用口服药物，勿擅自停服。

（11）定期复诊。

（十二）造血干细胞移植患者的健康指导

1. 患者进入层流室的相关注意事项

（1）进入层流室之前需要将头发剃光，避免因大剂量的化疗使头发大量脱落，造成患者刺痒不适。

（2）进入层流室前需经过洗必泰液药浴，使皮肤清洁，浴后着消毒好的患服，在护士协助下进入层流室。

（3）凡需要带入层流室内的物品必须先严格消毒（如卫生纸、卫生巾、衣物等）。因此所需物品必须提前准备，经过消毒后方可入层流室。

（4）进入层流室后患者应该保持层流室内的清洁。呕吐时请将呕吐物装于塑料袋中，大便前需在坐便器内铺好塑料袋，使用后的纸屑等污物应丢入相应容器内，避免污染环境。

（5）层流室内床头柜可放置患者的物品，室内治疗盘内物品为治疗专用，请勿擅自使用，以免污染，引起不良后果。

（6）层流室内的地面属于污染区域，如有物品掉在地面上请不要自行捡起，应该由工作人员捡起并经消毒后方可再用。

（7）患者应养成良好的个人生活习惯，饭前、便后勤洗手，勤更换患服及内裤并且需配合医护人员进行全身擦洗、坐浴等。

（8）如患者出现身体不适症状，应及时报告医护人员，以便及时做出相应的处理。

2. 中心静脉插管的注意事项　中心静脉插管是将双腔管自锁骨下静脉插入上腔静脉的一种维持输液的方法，其目的是减少日常静脉穿刺的机会，有利于保护血管，减轻患者的痛苦。

（1）插管时患者取去枕仰卧位，头偏向于插管部位对侧。

（2）在进行中心静脉插管时，患者应配合医护人员，双手不要乱动，避免污染手术区域，如出现酸麻等不适感，应及时告知医生。

（3）插管后，患者尽量不要用力活动，插管同侧肢体可以做轻微的活动，避免用力外展、上伸，以免导管脱出。

（4）如患者在输液过程中需起床活动或需要大小便，请不要将输液管道拉得过紧，以免插管被拔出或输液管道与导管连接处脱开，引起不良后果。

3. 准确准量服用口服药的重要性　准时准量服用口服药物是保证干细胞移植成功的重要措施之一。常用的口服药主要包括抗排斥药物、抗真菌药物、抗细菌药物等，对于细胞移植的一些并发症起到预防作用，患者应该积极配合。如出现腹泻或频繁呕吐，应警惕药物吸收不好，需及时向医务人员反映。

4. 口、眼、鼻、肛门护理的意义及注意事项　口腔、眼睛、鼻腔、肛门是移植后最容易感染的部位，做好口、眼、鼻、肛门的护理，可预防并减少并发症，利于患者早日康复。

（1）预防口腔感染的护理措施：每次餐后使用4%碳酸氢钠（抗真菌）和1：2 000洗必泰液（抗细菌）交替漱口，保持口腔清洁卫生，处于低谷期的患者应该增加漱口的次数。在应用甲氨蝶呤期间，为减轻其对口腔黏膜的不良反应，还需加用甲酰四氢叶酸钙液漱口，每日要求含漱≥500mL，防止发生口腔溃疡。

（2）预防鼻部感染的护理措施：患者应每日配合滴鼻，不要挖鼻或用力捏鼻，以免引起鼻腔出血。

（3）预防眼部感染的护理：患者应每日配合眼药水滴眼，预防眼部感染。

（4）预防肛门感染的护理：患者应保持大便通畅，避免大便干燥，引起肛裂，每次便后使用1：2 000洗必泰液擦洗肛门，并用百多邦或红霉素软膏涂抹肛周，每日用高锰酸钾液坐浴1次，预防肛周的感染。

5. 化疗期间的注意事项

（1）患者应多饮水，每日3 000mL以上，以促进排毒，减少尿酸性肾病的发生。

（2）化疗期间的饮食应注意清淡易消化，患者应该少食多餐。

6. 饮食指导

（1）预处理前，应进食高蛋白、高维生素、营养丰富的饮食，如瘦肉、牛肉、剔刺的鱼肉、剔骨的排骨等。

（2）化疗期间及移植早期（移植后1个月以内）

1）饮食应注意清淡、少渣、易消化和少刺激性，避免油腻、粗糙和带刺的食物。

2）患者有口腔溃疡或血小板低于20×10^9/L时，应给予流质饮食，如牛奶（腹泻时禁食）、米汤、粥、面条等。

（3）移植后期（移植后1个月以后至半年）：应注意饮食卫生；可以逐渐增加进食量，摄入营养丰富饮食，但应避免进食不易消化吸收的食物，以免引起腹泻而诱发移植物抗宿主病。

7. 活动指导

（1）当血小板高于20×10^9/L，且无出血倾向时，可适当下床活动，以利于恢复体力。

（2）当血小板低于20×10^9/L，或有出血征象的患者应绝对卧床休息，勿用力擤鼻、咳嗽、排便，以免引起出血。出现头昏、头痛或其他不适时，应立即通知医护人员，以便及时处理。

（3）患者有头昏、乏力、发热时，应绝对卧床，以免发生危险。

（4）患者起床活动时应缓慢坐起，并静坐30s后再离开床位，避免跌倒的发生。

8. 出院指导

（1）移植后半年到一年内应避免到公共场合和人口密集的地方。限制房间内探视的亲友人数，避免接触有呼吸道感染症状的亲友。外出时要戴口罩，避免呼吸道感染。

（2）保持室内空气新鲜，定时通风，室内可定期用食醋加热熏蒸消毒。

（3）加强营养，多吃营养丰富的饮食，注意饮食卫生。

（4）注意个人卫生，克服不良生活习惯。加强身体锻炼，劳逸结合，避免劳累。

（5）遵医嘱按时服用药物，勿擅自停药或减药，以免影响治疗效果。

（6）遇有身体不适，如发热、咳嗽、皮疹等，应及时到医院就诊。

（十三）缺铁性贫血患者的健康指导

（1）保持室内清洁卫生、空气流通，调节适宜的温、湿度。

（2）轻、中度贫血的患者可以适当活动，重度贫血的患者应该卧床休息，减少机体耗氧量。

（3）在饮食方面应该给予高蛋白、高维生素和含铁量丰富的食物，如牛肉、豆类、肝、蛋黄、海带、菠菜、油菜等。

（4）密切观察患者贫血进展程度，监测血常规的变化以及脏器功能变化，一旦出现心功能不全症状或视力障碍、吞咽困难、晕厥等症状，应及时与医生联系，并给予对症处理。

（5）对于贫血严重的患者应给予氧气吸入并遵医嘱输入压积红细胞。

（6）用药的护理

1）口服铁剂容易引起胃肠道反应，宜在饭后服用。口服液体铁剂时，应使用吸管，避免牙齿染黑。铁剂的剂量应该由小剂量逐渐增加，患者应该按时服药，不能自己停药、口服铁剂3周后，如果血红蛋白无明显增加，应该立即通知医师，查找原因。需要注意的是，口服铁剂后大便可能呈黑色，一定要向患者解释清楚，以免引起患者和家属的恐慌，误以为是消化道出血。

2）使用肌内注射铁剂的患者，剂量要准确，并且要深部注射，并注意更换注射部位。使用静脉注射铁剂的患者应该注意观察药物有无不良反应，若患者出现荨麻疹、心慌、肌肉关节痛、面色潮红等要及时通知医生并做相应的处理。

（7）对患者做好心理护理，讲解疾病的相关知识，帮助患者克服不良的情绪，积极配合治疗。

（8）对于出院的患者应该指导患者遵医嘱服用药物，定期复诊。

（9）向患者提供电话咨询，有异常情况及时与医生取得联系。

（杨后华）

第八章

神经系统疾病的护理

第一节　偏头痛

偏头痛（migraine）是反复发作的一侧或双侧搏动性头痛，为临床常见的特发性头痛。多在成年早期和青年期起病，以女性多见，大多有家族史。

一、病因与发病机制

1. 病因　可能与下列因素有关。

（1）遗传：约60%的偏头痛患者有家族史，某些特殊类型为常染色体显性遗传。

（2）内分泌与代谢因素：女性较男性易患偏头痛，常始于青春期，月经期发作加频，妊娠期或绝经后发作减少或停止。

（3）其他因素：紧张、劳累、焦虑、抑郁、睡眠障碍、气候变化，部分摄食奶酪、红酒、巧克力或服用利血平和血管扩张剂等药物均可诱发偏头痛的发生。

2. 发病机制

（1）传统血管学说：认为偏头痛先兆症状与颅内外血管的舒缩障碍有关。

（2）神经血管假说：在下丘脑和边缘系统的功能障碍与偏头痛的前驱症状有关，先兆及头痛的发生与继发于血管改变的神经元功能障碍有关。

（3）神经递质：5-羟色胺（5-HT）在偏头痛的发病中具有重要作用。儿茶酚胺、组胺、血管活性肽、前列环素和内源性阿片物质等神经递质与偏头痛的发生有关。

二、临床表现

1. 典型偏头痛　起病初最常见有闪光、暗点、视野缺损、视物变形和物体颜色改变等视觉先兆；其次为一侧肢体或（和）面部麻木、感觉异常等躯体感觉性先兆；先兆症状多于头痛前1小时发生，可持续数分钟至1小时；继之出现一侧眶后或额颞部搏动性头痛，可扩展至一侧头部或全头部，常伴有恶心、呕吐、畏光、畏声、易激惹、颞动静脉突出等症状。头痛可因活动或摇动头颈部而加重，睡眠后减轻。头痛消退后常有疲劳、倦怠、烦躁等症状。发作频率从每周至每年1次至数次不等。

2. 普通型偏头痛　是偏头痛最常见的类型，约占偏头痛患者的80%。缺乏典型症状，头痛多呈搏动性，发病时为一侧，也可波及对侧或双侧交替发作。

3. 特殊类型的偏头痛　根据发作时的神经系统症状和体征，常见以下几种类型。

（1）眼肌麻痹型偏头痛。

（2）偏瘫型偏头痛。

（3）基底动脉型偏头痛。

（4）偏头痛等位症。

三、治疗要点

目的是减轻或终止头痛发作，缓解伴发症状，预防头痛再发。

1. 发作期治疗　轻症偏头痛发作单用乙酰氨基酚、萘普生、布洛芬等止痛剂治疗；无效时可选择麦角制剂等药物治疗。

2. 预防性治疗　首先应消除或避免偏头痛的诱因，其后可酌情给予普萘洛尔、钙拮抗剂及抗抑郁等药物治疗。

四、护理评估

1. 病史评估　询问头痛发作史，包括疼痛的性质、疼痛的程度、部位、持续时间；有无前驱症状；影响疼痛的因素、发作频率以及伴随症状。

2. 身体评估　评估患者意识状况，检查神经系统是否存在阳性体征，排除眼源性、鼻源性头痛。

3. 心理－社会评估　评估患者的情绪和精神状态。

4. 实验室及其他检查的评估　了解辅助检查排除其他器质性颅内及颅外病变。

五、护理诊断/问题

1. 头痛　与颅内外血管舒缩功能障碍有关。

2. 焦虑　与偏头痛长期反复发作有关。

六、护理措施

头痛的预后差别很大，偏头痛等原发性头痛可数十年不引起严重后果，但严重高颅压性头痛患者可能会导致死亡，因此需要根据头痛的类型制订个体化的护理措施。以下主要介绍慢性反复发作性头痛如偏头痛、紧张性头痛等的护理措施。

1. 避免诱因　指导患者记录头痛发生的诱因和先兆，和患者一起总结诱发或加重头痛的因素，如情绪紧张、工作劳累、睡眠紊乱、进食某些含酪胺的食物（如乳酪、红酒、咖啡等）、药物、月经来潮、用力性动作、强光线及噪音刺激等；指导患者合理作息，规律饮食、适度锻炼、避免可能的诱发因素；保持环境安静、光线柔和、舒适。

2. 减轻头痛　如指导患者冰袋疗法（将盛有冰的袋子或杯子置于痛侧颞部或头痛明显处）、按摩、压迫止痛（用手指指腹或有弹性的带子压迫头痛处）以及放松训练，听轻音乐、引导式想象等。

3. 用药护理　告知常用止痛药物的用法、用量、不良反应及注意事项，如麦角胺咖啡因多量可引起中毒，有严重肝肾功能障碍、高血压、心脏病者禁用。慢性头痛服用药物预防发作时，避免药物依赖和成瘾。

4. 心理护理　长期反复发作的头痛，患者可能出现焦虑、紧张心理，在理解、同情患者的基础上，应指导患者避免诱因、放松训练及合理的服用药物。

（杨后华）

第二节　帕金森病

帕金森病（Parkinson disease，PD）又称震颤麻痹（paralysis agitans），是一种中老年常见的神经系统变性疾病，以黑质多巴胺能神经元变性缺失和路易小体形成为病理特性，以静止性震颤、运动迟缓、肌强直和姿势步态异常为临床特征。本病起病缓慢，逐渐进展。男性稍多于女性。65 岁以上的老年人群患病率为 2% 。目前，我国帕金森病患者人数已超过 200 万。高血压脑动脉硬化、脑炎、外伤、中毒、基底核附近肿瘤以及吩噻嗪类药物等所产生的震颤、强直等症状，称为帕金森综合征。

一、病因

本病的病因未明，目前认为 PD 非单因素引起，可能为多因素共同参与所致，可能与下列因素有关。

1. 年龄老化　本病 40 岁以前极少发病，主要发生于 50 岁以上的中老年人，60 岁以上发病明显增多，提示年龄老化与发病有关。实际上，只有当黑质多巴胺能神经元数目减少 50% 以上，纹状体多巴胺递质含量减少 80% 以上，临床才会出现帕金森病的运动障碍症状。正常神经系统老化并不会达到这一水平，故年龄老化只是帕金森病发病的一个促发因素。

2. 环境因素　流行病学调查显示，长期接触环境中与吡啶类衍生物 1 - 甲基 - 4 - 苯基 1，2，3，6 - 四氢吡啶（MPTP）分子结构类似的杀虫剂、除草剂或某些工业化学品等可能是 PD 发病的危险因素。MPTP 本身并无毒性，但在脑内经 B 型单胺氧化酶（MAO - B）的作用转变成有毒性的甲基苯基吡啶离子（MPP +），后者被多巴胺转运载体选择性摄入黑质多巴胺能神经元内，抑制线粒体呼吸链复合物 I 型的活性，抑制细胞的能量代谢，从而导致细胞死亡。故 PD 的发病与工业、农业毒素有关。

3. 遗传因素　本病在一些家族中呈聚集现象，有报道 10% 左右的 PD 患者有家族史，包括常染色体显性遗传或常染色体隐性遗传。目前分子遗传学的研究证明导致 PD 发病的重要致病基因有：PARK1、PARK2、PARK5、PARK7 等。

二、发病机制

1. 神经递质的平衡受到破坏　多巴胺和乙酰胆碱是纹状体内两种重要的神经递质，功能互相拮抗，维持二者之间的平衡对于基底节环路活动起着重要的调节作用。脑内多巴胺递质主要是黑质 - 纹状体通路。帕金森病时由于黑质多巴胺能神经元变性、缺失，纹状体多巴胺含量显著降低（超过 80%），造成乙酰胆碱系统功能相对亢进，导致肌张力增高、运动减少等临床表现。

2. 发病机制　导致黑质多巴胺能神经元变性死亡的确切发病机制目前尚不完全清楚，但已知氧化应激、线粒体功能缺陷、蛋白错误折叠和聚集、胶质细胞增生和炎性反应等在黑质多巴胺能神经元变性死亡中起着重要作用。

三、临床表现

1. 静止性震颤　常为本病的首发症状。多自一侧上肢远端开始，表现为规律性手指屈曲和拇指对掌运动，类似"搓丸样"动作。具有静止时明显、精神紧张时加重，做随意动作时减轻，睡眠时消失等特征。震颤可逐渐扩展至四肢，但上肢通常比下肢明显，下颌、口、唇、舌及头部受累较晚。少数患者无震颤，尤其是发病年龄在 70 岁以上者。

2. 肌强直　本病肌强直系锥体外系性肌张力增高，即伸肌和屈肌的张力同时增高。当腕、肘关节被动运动时，检查者感受到的阻力增高是均匀一致的，称为"铅管样肌强直"。如患者并发有震颤，则在伸屈肢体时可感到在均匀阻力上出现断续的停顿，如同齿轮转动一样，称为"齿轮样肌强直"。另外，有一种具有早期诊断价值的体征称为"路标现象"，即嘱患者将双肘关节立于桌面上，使前臂和桌面呈垂直位置，双臂及腕部肌肉放松，正常人腕关节和前臂成 90° 角，而 PD 患者由于腕部肌肉强直而使腕关节呈伸直位置，很像铁路上竖立的路标。

3. 运动迟缓　患者可表现多种动作的减慢、随意运动减少，尤其以开始动作时为明显。如坐下时不能起立，起床、翻身、解系纽扣或鞋带、穿鞋、穿衣、洗脸、刷牙等日常活动均发生困难。有书写时字越写越小的倾向，称为"写字过小征"。面部表情肌少动，表现为面部无表情、不眨眼、双眼凝视，称为"面具脸"。

4. 姿势步态异常　由于颈肌、躯干肌强直而使患者站立时呈特殊屈曲体态，表现头前倾、躯干俯屈、肘关节屈曲、腕关节伸直、前臂内收、髋、膝关节略弯曲等。步态异常最为突出，表现为走路拖步，迈步时身体前倾，行走时步距缩短，上肢协同摆动的联合动作较少或消失。"慌张步态"是帕金森患者特有的体征，表现为行走时起步困难，一迈步时即以极小的步伐前冲，越走越快，不能立刻停下脚步。

5. 其他症状　①口、咽和腭肌运动障碍表现为：讲话缓慢、语调低、吐字不清、流涎和吞咽困难等；②自主神经紊乱表现为：顽固性便秘、夜间大量出汗、直立性低血压；③精神症状表现为：抑郁症、幻觉、思维迟钝等；④疾病晚期可出现智力衰退现象。

四、实验室检查

1. 生化检测　采用高效液相色谱（HPLC）可检测到脑脊液和尿中高香草酸（HVA）含量降低。

2. 基因诊断　采用 DNA 印记技术、PCR、DNA 序列分析等可能发现基因突变。

3. 功能显像诊断　采用 PET 或 SPECT 进行特定的放射性核素检测，可显示脑内多巴胺转运体（DAT）功能显著降低，多巴胺递质合成减少以及 D2 型多巴胺受体活性早期超敏、晚期低敏等，对早期诊断、鉴别诊断及监测病情有一定价值。

五、治疗要点

（一）药物治疗

目前，药物治疗是 PD 最主要的治疗方法。通过维持纹状体内的乙酰胆碱和多巴胺两种神经递质的平衡，使临床症状得以改善。患者需长期或终身服药，遵循从小剂量开始，缓慢递增的原则，尽量以较小的剂量取得较满意的疗效。

1. 抗胆碱药　对震颤和肌强直有效，对运动迟缓疗效较差。适用震颤突出且年龄较轻的患者。常用药物有：苯海索（安坦）、甲磺酸苯扎托品等。并发有青光眼和前列腺肥大者禁用。

2. 金刚烷胺　能促进神经末梢释放多巴胺，并阻止其再吸收。能改善震颤、肌强直、运动迟缓等症状，适用于轻症患者，可单独使用，但维持时间短，常与左旋多巴等药合用。癫痫患者慎用。

3. 多巴胺替代治疗　可补充黑质纹状体内多巴胺的不足，是 PD 最重要的治疗方法。由于多巴胺不能透过血－脑屏障，常用左旋多巴替代治疗，可增强疗效和减少外周反应，主要复方左旋多巴制剂药物有：美多巴（由左旋多巴 200mg 和苄丝肼 50mg 组成）及息宁（由左旋多巴 200mg 和卡比多巴 20mg 组成）。

4. 多巴胺受体激动剂　通过直接刺激突触后膜多巴胺受体而发挥作用，已逐渐成为治疗 PD 的另一大类重要药物。主要药物有：溴隐亭、吡贝地尔（泰舒达）、普拉克索等。

5. 单胺氧化酶 B（MAO－B）抑制药　可阻止多巴胺降解，增加脑内多巴胺含量。主要药物有：司来吉米。精神病患者慎用，不宜与氟西汀合用。

6. 儿茶酚－氧位－甲基转移酶抑制药（COMTI）　通过抑制左旋多巴在外周代谢，维持左旋多巴血浆浓度的稳定，加速通过血－脑屏障，增加脑内纹状体多巴胺的含量。该药单独使用无效，需与美多巴或息宁等合用方可增强疗效，减少症状波动反应。主要药物有：托卡朋（答是美）和恩托卡朋（柯丹）。

（二）外科治疗

适用于药物治疗无效或不良反应严重患者。手术治疗可改善症状，但术后仍需继续服药，故不能作为首选治疗方法。目前开展的手术有：苍白球毁损术、丘脑毁损术、脑深部电刺激术等。

（三）细胞移植治疗及基因治疗

目前尚处在动物实验阶段，是在探索中具有广阔前景的治疗方法。

（四）康复治疗

对改善 PD 症状有一定作用，通过进行语言、进食、肢体运动等训练和指导，改善患者生活质量，减少并发症发生。

六、护理措施

（一）基础护理

1. 皮肤护理　①预防压疮：注意保持床铺清洁、平整、干燥，协助翻身，避免长时间坐位；②促进舒适：出汗多患者，穿柔软、宽松的棉布衣裤，协助勤换衣服、被褥，勤洗澡。

2. 提供生活方便　①注意床的高度适中，方便患者上下床，两边有床栏保护；②呼叫器、茶杯、纸巾、便器、手杖等放于患者伸手可触及处，方便取用；③室内或走道配备扶手等辅助设施。

3. 饮食护理　给予高热量、高维生素、高纤维素、低盐、低脂、适量优质蛋白质的易消化饮食。

4. 心理护理　PD患者常常有自卑、焦虑、忧郁、恐惧甚至绝望心理。①应细心观察患者的心理反应，鼓励患者表达并注意倾听其心理感受；②与患者讨论身体健康状况改变所造成的影响，及时给予正确的信息和引导；③鼓励患者尽量维持过去的兴趣和爱好，帮助培养和寻找新的简单易做的嗜好；④鼓励患者多与人交往并指导家属关心体贴患者，以创造良好的亲情和人际关系氛围。

（二）疾病护理

1. 对症护理　如下所述。

（1）运动护理：目的在于防止和推迟关节僵直和肢体挛缩，克服运动障碍的不良影响。①尽量参与各种形式的活动，如散步、太极拳等，注意保持身体和各关节的活动强度和最大活动范围。②有目的、有计划地锻炼，鼓励患者自主活动及做力所能及的事情，尽可能减少对他人的依赖，如患者起坐有困难，应每天做完一般运动后反复练习起坐动作。③注意头颈部直立姿势，预防畸形。④有起步困难和步行时突然僵住不动者，指导其思想放松，目视前方，双臂自然摆动，脚抬高，足跟先着地，家属不要强行拖曳；感到脚沾地时，可先向后退一步，再往前走，比直接向前容易。⑤过度震颤者，可坐在有扶手的椅子上，手抓住椅臂，控制震颤。⑥有显著运动障碍而卧床不起者，应帮助患者采取舒适体位，被动活动，按摩四肢肌肉，注意动作轻柔，避免造成疼痛和骨折。

（2）安全护理：①防烫伤和烧伤，如对上肢震颤未能控制、日常生活动作笨拙的患者，应避免患者自行使用液化气和自行从开水瓶倒水，让患者使用带有大把手且不易打碎的不锈钢饭碗、水杯和汤勺等；②防自伤、自杀、走失、伤人等意外发生，如患者有幻觉、错觉、忧郁、欣快等精神症状或意识模糊、智能障碍，应专人陪护；严格交接班制度，禁止患者自行使用锐利器械和危险品；按时服药，送服到口等。

2. 并发症护理　PD常需要长期或终身服药，做好用药指导及护理可有效预防并发症发生。

（1）根据患者的年龄、症状类型、严重程度、就业情况、药物价格和经济承受能力等选择药物。

（2）注意药物疗效观察：服药过程中要仔细观察震颤、肌强直和其他运动功能、语言功能的改善程度、观察患者起坐的速度、步行的姿势，讲话的音调与流利程度、写字、梳头、扣纽扣、系鞋带以及进食动作，以确定药物疗效。

（3）药物不良反应的观察及处理

1）胃肠道反应：如服用复方多巴制剂、多巴胺受体激动药等常可出现食欲减退、恶心、呕吐、腹痛、便秘等不适。在吃药前吃一点面包、饼干等面食或者服用多潘立酮对抗，可有效缓解胃肠道反应。

2）体位性低血压：抗PD药物几乎都能导致体位性低血压。注意起床或由坐位起立时动作缓慢，遵医嘱减少服药剂量或改用影响血压较小的药物。

3）精神、神经系统症状：多数抗PD药物可出现兴奋、失眠、幻觉、错觉、妄想等不良反应，应注意观察，做好安全护理并遵医嘱对症处理、调整药物剂量或种类。

4）开-关现象：是长期服用复方左旋多巴制剂后出现的不良反应。指患者突然出现症状加重，全身僵硬，寸步难行，但未进行任何治疗，症状数分钟后又突然消失的现象。此现象可在患者日常生活的任何时间和状态下发生，与服药时间和剂量无关。可能是由多巴胺受体的功能失调引起。在每天保持总药量不变的前提下，通过减少每次剂量、增加服药次数或适当加用多巴胺受体激动剂，减少左旋多巴用量，可以减少该现象发生。

5）剂末现象：又称疗效减退。指每次服药后作用时间逐渐缩短，表现为症状有规律性的波动，即刚服药后不久症状最轻，几小时后症状逐渐加重，直到下一顿药服下后症状才又减轻。与有效血药浓度有关，可以预知，增加每天总剂量并增加服用次数可以预防。

6）异动症：是长期左旋多巴治疗中常见的不良反应。表现舞蹈症或手足徐动样不自主运动，如肢体的舞动、躯干的摇摆、下颌的运动、做各种姿势和痉挛样活动等。一般在服药后 1～2h 或清晨服药前出现。减少左旋多巴单次剂量或睡前服用多巴胺受体激动剂可缓解症状。

（三）健康指导

1. 预防便秘　应指导患者多食含纤维素多、新鲜的蔬菜、水果，多喝水，指导腹部按摩，促进肠蠕动，每日养成定时排便的习惯以促进排便。如有顽固性便秘，可遵医嘱使用果导、番泻叶等缓泻剂或给予开塞露塞肛、灌肠、人工排便等。

2. 服药指导　①左旋多巴：一般每天三餐前 1h 的空腹状态下服用，可以保证药物充分的吸收，并发挥最大效果。每天服药的时间应该相对固定，要尽量避免忽早忽晚，甚至漏服、多服的不规则用药方式。美多巴和息宁两种药物不能同时服用，以避免左旋多巴过量。避免在每次吃药前，进食高蛋白食物，如牛奶、豆浆、鱼类、肉类，更不能用牛奶、豆浆替代开水服药（蛋白质在肠道内分解成氨基酸，妨碍左旋多巴的吸收，影响疗效）。可以在服药起药物疗效后，适当补充蛋白质食物。②金刚烷胺：不能与酒同时服用；对于失眠者，建议早、中各服 1 片，尽量避免晚上睡前服用，以免影响睡眠。③单胺氧化酶 B 型（MAO－B）抑制药：早、中餐后服用可避免恶心和失眠。④儿茶酚氧位－甲基转移酶抑制药：部分患者尿液可变成深黄色或橙色，与药物的代谢产物本身颜色有关，对健康无害。⑤抗胆碱药：槟榔是拟胆碱能食物，可降低该药疗效，应避免食用。

3. 照顾者指导　①应关心体贴患者，协助进食、服药和日常生活的照顾；②督促患者遵医嘱正确服药，防止错服和漏服，细心观察，积极预防并发症和及时识别病情变化，及时就诊；③患者外出有专人陪伴，如患者有精神、智能障碍，可在患者衣服口袋放置写有患者姓名、住址、联系电话的"安全卡片"，或佩带手腕识别牌、以防走失。

（杨后华）

第三节　血管性痴呆

血管性痴呆（vascular dementia，VD），指脑血管病变引起的脑损害所致认识功能障碍的综合征，称为血管性痴呆。VD 是在 Alzheimer 病（AD）之后第二常见的痴呆。VD 多在中老年起病，是 1 种在多次反复发作的脑血管病变基础上形成的以渐进获得性智能障碍为主的综合征。大多由脑梗死引起，当梗死脑组织的容量累积达 80～150ml 时，即可出现痴呆，梗死次数越多，引起 VD 的可能性越大。据流行病学调查，在欧美 VD 占老年性痴呆的 15%～20%，但在亚洲地区卒中率高，VD 患病率也相应增加。在我国，老年人 VD 患病率 324/10 万，AD 为 13 810 万，成为老年人致残的 3 大疾病之一，有日本学者报道，脑梗死后 20%～35% 患者发生痴呆，其中，6 个月内为 27%，1 年内 42%，2 年内 68%，3 年以上 86%。

一、病因与发病机制

（一）病因

1. 脑卒中　卒中是痴呆的高危因素，调查表明，卒中患者痴呆发生率是 26%，是未卒中者的 5.8 倍。早期研究认为梗死的体积和腔隙性梗死的数量与痴呆的严重程度相关，近来发现小范围梗死也可出现痴呆，因为痴呆的发生与病变部位有密切关系。目前认为，在关键部位如：尾状核、背侧丘脑、内囊膝部、角回等部位梗死易致痴呆。且左侧半球损伤的认知障碍较右侧重，因为认知功能更多依赖于左侧大脑，许多高级智能活动中枢在左顶叶，该部位梗死更易导致痴呆。

2. 高血压　高血压与 VD 关系密切，使用钙通道阻滞药可降低高血压患者痴呆发病率，中年期高血压可能是其后发生痴呆的先导，特别是中年期患高血压而未治疗的人群，痴呆的患病率更高，长期高血压可导致血管的动脉粥样硬化或形成为动脉瘤和微栓塞，致使脑血流动力学发生变化，造成局部脑组织的缺血、缺氧，神经元缺失而发生痴呆。

3. 糖尿病　糖尿病是造成多发性腔隙性脑梗死的独立具有决定意义的危险因素。高血糖可损伤血管内皮细胞，使红细胞聚集增强，增加无氧酵解，酸性产物堆积，使脑细胞能量代谢过程受损，促进大动脉和微小动脉粥样硬化。

4. 年龄　大多数研究认为，脑血管性痴呆的发病率随年龄的增加而增长。有研究报道，55 岁以上人群中，年龄每增加 5 岁，相对危险度增高 1.35 倍。

5. 教育水平　近来研究显示，受教育程度与脑血管性痴呆的发病率有关。受教育程度越低，脑血管性痴呆的发病率越高；低教育者患 VD 的可能性是高教育者的 1.66 倍，相对文化程度较高被认为是痴呆的一个保护因素。

6. 心理与社会因素　患抑郁症与不患有抑郁症的老年人中，前者患 VD 的相对危险度是后者的 1.91 倍。不参加集体活动老年人患 VD 的可能性是参加者的 3.65 倍。不良生活事件、心理健康感差和对生活不满意老人患 VD 的可能性都较高。

7. 其他　感染、心脏病、血脂、载脂蛋白、维生素、吸烟、遗传因素等也是患 VD 的危险因素。

（二）发病机制

1. 血管因素　血管性痴呆是血管因素和退行性因素共同作用的结果，其中血管因素在血管性痴呆发病机制中起主导作用。脑血管病性痴呆以多灶性缺血性脑血管病最常见。可能的机制为：多发脑血管病变可造成皮质下白质传导纤维多处断裂，对某些中枢结构造成损害，以及影响了中枢之间联系，故易发生痴呆。

2. 分子机制　短暂性脑缺血或缺血后再灌注，最易引起人和动物海马 CA1 区神经元损伤，几天后发生迟发性神经元死亡，其后果被认为是 VD 的机制之一。脑缺血后产生的损伤级联反应至少涉及 4 个不同的阶段，即能量衰竭和兴奋性氨基酸（EAA）毒性、梗死周围除极、炎性反应、程序性凋亡。

二、临床表现与诊断

（一）临床表现

VD 是脑血管病变所致的痴呆，因此其临床表现包括认知功能障碍及相关脑血管病的神经功能障碍两个方面。VD 的临床特点是痴呆可突然发生、阶梯式进展、波动性或慢性病程、有卒中病史等。VD 有皮质性（多梗死性）、关键部位梗死性（小血管性）、皮质下性、低灌注性、心源性、出血性、遗传血管性、AD 并发血管性痴呆等多种类型。下面介绍前 3 类型的临床表现。

1. 多梗死性痴呆（multi infarct dementia，MID）　为最常见类型，主要由脑皮质和皮质下血管区多发梗死所致的痴呆。常有高血压、动脉硬化，反复、多次缺血性脑血管事件发作的病史。典型病程为突然。数天至数周发作、阶梯式加重和波动性的认知功能障碍。每次发作后都遗留或多或少的神经与精神症状，最终发展为全面和严重的智力衰退。典型临床表现为一侧的感觉和运动功能障碍，突发的认知功能损害、失语、失认、失用、视空间或结构障碍。早期可出现记忆障碍但较轻，多伴有一定程度的执行能力受损，如缺乏目标性、主动性、计划性、组织能力减退和抽象思维能力差等。

2. 关键部位梗死性痴呆（strategic infarct dementia）　是与高级皮质功能有关的特殊关键部位缺血性病变引起的梗死所致的痴呆。这些损害常为局灶的小病变，可位于皮质或皮质下。可出现记忆障碍、淡漠、缺乏主动性和忍耐力、发音困难、意识障碍等。

3. 皮质下血管性痴呆（subcortical vascular dementia）或小血管性痴呆（small vessel dementia）　皮质下血管性痴呆包括腔隙状态和 Binswanger 病，与小血管病变有关，以腔隙性梗死、局灶和弥散的缺血性白质病变和不完全性缺血性损伤为特征。皮质下综合征是其主要的临床表现，例如纯运动性偏瘫、延髓体征和构音障碍、步态障碍、抑郁和情绪不稳，执行功能缺失明显。

皮质下血管性痴呆早期认知综合征的特点是：①执行障碍综合征：包括信息加工减慢。②记忆障碍（可轻度）。③行为异常及精神症状：执行功能减退，包括制定目标、主动性、计划性、组织性、排序和执行力、抽象思维能力等，记忆障碍相对于 AD 较轻，特点是回忆损害明显而认知和提示认知功能相对保持完好，遗忘不太严重。行为异常和精神症状包括抑郁、人格改变、情绪不稳、情感淡漠、迟钝、尿、便失禁及精神运动迟缓。起病常隐袭，病程进展缓慢、逐渐加重。

（二）诊断

血管性痴呆的诊断应符合脑器质性精神障碍的诊断标准，特别要符合智能减退的诊断标准。

（1）有智能缺损：严重程度是以妨碍工作或学习和日常生活。

（2）有短程记忆缺损的证据：对新近发生的事件常有遗忘。

（3）患者有抽象概括能力明显减退、判断能力明显减退或高级皮质功能障碍。如失语、失调、失认、计算及构图困难等。

（4）可有明显人格改变：以上改变不仅见于意识障碍期。

（5）病程至少在 4 个月以上。

（6）有多次短暂性脑缺血发作：局限性神经系统损害体征和 CT 检查的阳性结果。

（7）MRI 和 CT 证实多发性梗死：可伴有脑白质疏松改变。

三、治疗原则

本病目前尚无特效治疗，但由于有明确的致病因素和病因，因此积极控制其危险因素，干预脑卒中的发生和复发工作意义重大。

（一）一级防治

病因性预防。主要是避免和控制导致脑卒中和 VD 的各种危险因素。以控制高血压为主要措施，延缓认知功能减退。同时要戒酒戒烟，低盐、低脂、低糖饮食，多食蔬菜、豆类制品以及五谷杂粮等。防止过度疲劳和紧张，坚持有规律的生活，积极参加集体活动，提高文化素质。定期查体，积极控制不利因素。

（二）二级防治

此级着重于通过早期诊断和早期治疗来减轻痴呆的症状和进展。应在采用一级预防控制病因的同时，积极开展痴呆的药物治疗。虽然目前治疗 VD 尚无特效药物，但国内外大量临床研究表明，在使用下述药物后，患者的认知功能均有一定程度的改善。

1. 改善脑循环药物 用以减少脑血管阻力，增加脑血流量，提高氧利用率，并改善血液黏滞度。最常用的药物为钙离子拮抗药，如尼莫地平、氟桂利嗪、双氢麦角碱等。VD 患者应与脑血管病患者一样应用抗血小板药物。常用的中成药有如下几种：血栓通、普乐林、川芎嗪等，均有活血化瘀，改善血液黏滞度，抗血小板聚集的作用。

2. 脑细胞代谢复活药 此类药物具有促进脑细胞的摄氧能力，提高对氨基酸、磷脂及葡萄糖的利用，还能促进神经元三磷腺苷的合成，增强记忆力。如吡拉西坦、都可喜等。另外，甲氯芬酯、胞磷胆碱等中枢神经系统兴奋药以及脑活素、细胞色素 C、ATP、辅酶 Q 亦可增强脑代谢。

3. 抗胆碱酯酶药物 研究发现 VD 患者也存在胆碱能系统的损害，其认知功能受损程度与乙酰胆碱酯酶的活性相对增高及乙酰胆碱合成减少呈正相关，因此用胆碱酯酶抑制剂来阻止乙酰胆碱的降解是可行的。

4. 自由基清除剂 其作用是清除自由基，保护细胞膜和亚细胞的完整性，使毛细血管通透性降低，线粒体和溶酶体等亚细胞结构功能改善，能量恢复，从而防止和减轻脑水肿。常用药物有维生素 E、维生素 C 及银杏叶制剂。

5. 神经肽类神经生长因子（简称 NGF）　如神经节苷脂。它对受损的神经元有正性作用，使 VD 患者残余的胆碱能神经元得以保存或再生，从而改善记忆障碍。

6. 与神经递质有关药物　包括 5－羟色胺受体拮抗药和腺苷受体拮抗药。已用于临床，并取得一定的疗效。

（三）三级防治

主要涉及痴呆后期康复、提高患者的生活能力以及防治并发症，降低致残率和病死率的问题。其措施为在药物治疗的前提下，精心护理，进行心理教育，提高战胜疾病的信心，加强语言、肢体的功能锻炼。

（魏晓莉）

第四节　重症肌无力

重症肌无力是乙酰胆碱受体（AchR－Ab）介导的，细胞免疫依赖及补体参与的神经－肌肉接头处（NMJ）传递障碍的自身免疫性慢性疾病。本病在一般人群中发病率为（8～20）/10 万，患病率约 50/10 万，我国南方发病率较高。女性多于男性，约 1.5 ∶ 1。任何年龄均可患病，但有两个发病年龄高峰，其一为 20～40 岁，女性多见；其二为 40～60 岁，以男性多见，常并发有胸腺肿瘤。本病与自身免疫异常有关。少数病例可自然缓解，常发生在起病后 2～3 年内；个别病例呈暴发型；多数病例迁延数年至数十年，需用药维持，病情常有波动。临床表现为部分或全身骨骼肌易疲劳，常于活动后加重，休息后减轻。若累及呼吸肌则出现呼吸困难称为 MG 危象，是本病致死的主要原因。

一、护理评估

1. 询问患者的起病情况　内容如下。

（1）询问患者起病年龄，了解患者的起病形式：本病大多起病隐袭，首发症状多为一侧眼外肌麻痹，如眼睑下垂、斜视和复视，重者眼球运动明显受限，甚至眼球固定，但瞳孔括约肌一般不受累，双侧眼症状多不对称，10 岁以下小儿眼肌受损较为常见；患者通常主诉易于疲劳，在活动后加重，休息和服用抗胆碱酯酶药物后恢复。

（2）询问患者进食情况，四肢活动如何，了解患者有无构音不清、吞咽困难、四肢无力等症状：受累肌肉常明显地局限于某一组，如眼肌、延髓肌和颈肌等，常可因面肌、咽肌受累，表现面肌皱纹减少，表情动作困难，闭眼和示齿无力；连续咀嚼困难使进食经常中断，以及构音障碍、饮水反呛、吞咽困难、声音嘶哑或带鼻音；颈肌受损时抬头困难；肢体无力很少单独出现，一般上肢重于下肢，近端重于远端。

2. 观察患者神志、瞳孔和生命体征情况　如下所述。

（1）询问患者是否有"晨轻暮重"和疲劳后加重、休息后减轻等现象，症状多于下午或傍晚劳累后加重，早晨或休息后减轻，呈现较规律的晨轻暮重波动性变化。

（2）观察患者呼吸，了解是否有呼吸改变，病变累及呼吸肌时出现呼吸困难，如急骤发生，延髓支配肌肉和呼吸肌严重无力，以致不能维持换气功能即为危象，危象是导致 MG 患者死亡的原因。

二、治疗原则

根据病因、病情及时处理和抢救危象；合理选择抗胆碱酯酶药物，肾上腺糖皮质激素、免疫抑制剂、血浆置换、免疫球蛋白、胸腺切除和放射治疗等方法，减少和消除自身抗体、去除病因，改善症状。

三、护理措施

1. 一般护理　早期或缓解期让患者取主动舒适体位，可进行适当运动或体育锻炼，注意劳逸结合；

若病情进行性加重或出现呼吸困难时，需卧床休息，可适当抬高床头以利于呼吸道通畅。

2. 饮食护理　予以高维生素、高蛋白、高热量、低盐的饮食，避免干硬或粗糙食物，必要时遵医嘱给予静脉补充足够的营养。经常评估患者的饮食及营养状况，包括每日的进食量，以保证正氮平衡；进餐前充分休息或在服药后 15～30min 产生药效时进餐。对于进食呛咳、饮食从鼻孔流出，吞咽动作消失的患者，应予鼻饲流质，并做好口腔护理，预防口腔感染。

3. 症状护理　如下所述。

（1）呼吸困难的护理：对于呼吸肌无力、有呼吸频率和节律改变的患者，可因肺换气明显减少而出现发绀，喉头分泌物增多，咳嗽、咳痰无力，可引起缺氧、窒息、死亡。一旦出现上述情况，应立即通知医生，及时进行人工呼吸、吸痰、吸氧，保持呼吸道通畅，协助行气管切开并备好呼吸机。

（2）吞咽困难的护理：安排患者在用药后 15～30min 药效较强时进食；药物和食物宜压碎，以利吞咽；如吞咽动作消失、进食呛咳或气管插管、气管切开患者应予胃管鼻饲并给予相应护理。

4. 预防并发症的护理　如下所述。

（1）预防误吸和窒息的护理：指导患者掌握正确的进食方法，当咽喉、软腭和舌部肌群受累出现吞咽困难、饮食呛咳时，不能强行服药和进食，以免导致窒息或吸入性肺炎。加强呼吸道管理，鼓励患者咳嗽和深呼吸，抬高床头、及时吸痰，清除口鼻分泌物，防止肺部并发症。重症患者在床旁备负压吸引器、气管切开包、气管插管和呼吸机，必要时配合行气管插管、气管切开和人工辅助呼吸。

（2）预防营养失调的护理：了解患者吞咽情况和进食能力，记录每天进食量，防止患者摄入明显减少、体重减轻或消瘦、精神不振、皮肤弹性减退等营养低下表现。给予高蛋白、高维生素、高热量、富含钾、钙的软食或半流质饮食，鼓励患者少食多餐，少量慢咽，给患者创造安静的进餐环境、充足的进食时间，指导适当休息后再继续进食。对咀嚼无力、吞咽困难的患者，为改善患者的营养状况提高机体抵抗力，必要时可采取静脉营养和鼻饲营养并举的综合营养支持措施。

（3）预防重症肌无力危象的护理：密切观察病情，注意呼吸频率与节律改变，观察有无呼吸困难加重、发绀、腹痛、咳嗽无力、瞳孔变化、出汗、唾液或喉头分泌物增多等现象；避免感染、外伤、疲劳和过度紧张等诱发肌无力危象的因素。保持呼吸道通畅，遵医嘱予吸氧。遵医嘱正确予服药。发现病情变化立即报告医生，并配合抢救。

5. 用药护理　告知患者药物的作用、用法与注意事项，避免漏服，自行停服和更改药量，观察药物的疗效与不良反应，避免因服药不当而诱发肌无力危象和胆碱能危象，发现异常情况，及时报告医生处理。

（1）抗胆碱酯酶药物与阿托品：严格遵医嘱给予抗胆碱酯酶药物，宜自小剂量开始，逐渐加量，以防发生胆碱能危象，若患者出现呕吐、腹泻、腹痛、出汗等不良反应时，可用阿托品拮抗，或遵医嘱对症处理；抗胆碱酯酶药物必须按时服用，对咀嚼和吞咽无力者，应在餐前 30min 给药，做好用药记录。

（2）糖皮质激素：可通过抑制免疫系统而起作用。使用大剂量激素治疗期间，大部分患者在用药早期（2 周内）会出现病情加重，甚至发生危象，应密切观察病情，尤其是呼吸变化，警惕呼吸肌麻痹，常规做好气管切开及上呼吸机的准备；同时应遵医嘱补钙、补钾；对长期用药患者，应注意观察有无消化道出血、骨质疏松、股骨头坏死等并发症，必要时遵医嘱服用抑酸剂，以保护胃黏膜。

（3）免疫抑制剂：使用硫唑嘌呤或环孢素时，应遵医嘱随时检查血常规，并注意肝肾功能变化。一旦发现外周血白细胞计数低于 4×10^9/L，应停止上述药物。

（4）注意用药禁忌：对神经－肌肉传递阻滞的药物如氨基糖苷类抗生素（庆大霉素、链霉素、卡那霉素、丁胺卡那霉素等）、奎宁、普鲁卡因胺、普萘洛尔、氯丙嗪以及各种肌松剂、镇静剂等，可能使肌无力加剧或诱发危象，应注意避免使用。

6. 心理护理　做好患者的心理护理是保证治疗的重要环节。重症肌无力患者因病程长、病情重、常有反复、影响面部表情和吞咽困难等而产生自卑情绪，常为病情变化担忧、焦虑。因此，护士在护理工作中应经常巡视，做到对病情心中有数；并耐心仔细地向患者讲解疾病知识及病情加重的诱因，告知过分忧郁及情绪波动，都可能造成中枢神经功能紊乱、免疫功能减退，不利于肌无力的恢复；同时了解患者的心理状况，帮助患者保持情绪稳定和最佳心理状态，树立战胜疾病的信心，以便主动积极与医护人员配合治疗，从而达到整体的最佳治疗效果。

四、健康教育

（1）注意休息，建立健康的生活方式，生活有规律，保证充分的休息和充足的睡眠，根据季节、气候增减衣服，尽量少去公共场所，预防感冒、感染，注意保暖。

（2）避免过度劳累、外伤、精神创伤，保持情绪稳定。

（3）在医生指导下合理使用抗胆碱酯酶药物；掌握注射抗胆碱酯酶药物后 15min 再进食或口服者在饭前 30min 服药的原则。忌用影响神经－肌肉接头的药物如氨基糖苷类抗生素卡那霉素、庆大霉素、链霉素等以及氯丙嗪等肌肉松弛剂。

（4）育龄妇女应避免妊娠、人工流产等，预防诱发危象。

（5）照顾者指导：家属应理解和关心患者，给予精神支持和生活照顾；细心观察和及时发现病情变化，当患者出现肌无力症状加重、呼吸困难、恶心、呕吐、腹痛、大汗、瞳孔缩小时可能为肌无力危象或胆碱能危象，应立即就诊。

（6）就医时要随身携带病历及出院小结，了解目前用药及剂量，以便抢救时参考。

（张元芬）

第九章

感染性皮肤病护理

第一节　带状疱疹

带状疱疹（herpes zoster）是由水痘－带状疱疹病毒感染引起的急性疱疹性皮肤病。本病常突然发生，表现为成群的密集性小水疱，沿一侧周围神经呈带状分布，常伴有神经痛和局部淋巴结肿痛，愈后极少复发。在临床工作中，常发现有些小儿在接触了带状疱疹患者后发生水痘，而有些成人在接触了水痘患者后患带状疱疹。

一、一般护理

（1）安排病室时，相同病原的患者可同居一室，避免与免疫力低下的患者同病室。

（2）保持病室安静、整洁，温湿度适宜，每日定时通风，每日2次空气消毒，用物专人专用。

（3）选择营养丰富、清淡易消化的饮食，多吃新鲜水果、蔬菜；急性期避免摄入辛辣、刺激性食物；治疗期间不宜饮浓茶、咖啡，戒烟、戒酒，禁止饮用一切含有酒精的饮料。

（4）提供良好的睡眠、休息环境，保证充足的睡眠，有助于疾病康复。

（5）评估患者二便情况，尤其是外阴部带状疱疹患者要密切观察其二便情况。

（6）每日测量生命体征，注意体温变化。严重病例、泛发性患者以及偶见有复发者常伴高热等全身症状，往往提示免疫功能有缺陷及有潜在的恶性疾患。

二、专科护理

（一）皮损护理

（1）保持皮损处清洁干燥，贴身衣物应选择宽松、纯棉织品，避免抓挠、挤压和冷热刺激，以免继发感染。

（2）皮疹处有水疱者，按照"疱液抽取法"处理，局部皮损采用清除全部水疱和痂皮，可以缩短患者皮损干燥结痂的时间，减少感染机会，缩短疼痛的时间，减轻患者的痛苦，并外用抗菌溶液湿敷，每日2次，每次20~30min，紫外线照射治疗。保持皮疹清洁、干燥。皮疹面积较大时，应用一层无菌纱布覆盖，避免摩擦皮损处，预防感染。

（3）皮疹发生感染时，给予清除腐痂，外用抗菌药、复方壳聚糖膜剂，伴有糖尿病的带状疱疹溃疡者，外用每毫升生理盐水含有普通胰岛素1单位溶液湿敷，效果较好。

（4）红光、微波照射治疗，促进表面干燥，必要时可使用促进表皮生长的药物。

（5）皮疹处痂皮较厚的患者，可外用抗菌药物软膏，促进痂皮软化、脱落。

（二）病情观察及护理

（1）观察皮疹情况，有无继发感染、水疱形成及皮损处是否清洁、干燥。

（2）注意体温变化，高热者给予物理降温或适量应用退热药并按高热患者护理，儿童避免服用阿司匹林。

（3）不同部位皮疹观察及护理

1）皮疹发生在头面部，观察有无周围性面瘫；耳壳及外耳道疱疹，观察有无耳和乳突深部疼痛，有无唾液腺和泪腺分泌减少，有无眩晕、恶心、呕吐、眼球震颤、听力障碍等 Ramsay – Hunt 综合征表现；皮疹发生在头面部，应选择纯棉、色浅的枕巾，每日更换。

2）皮疹累及眼部时，应观察患者视力情况，角膜和结膜有无充血、穿孔等。避免强光刺激，避免用手揉眼及不洁物接触双眼，如有分泌物，及时用一次性消毒棉签拭去，每日应用无菌生理盐水冲洗双眼，定时滴用抗病毒眼药水。

3）皮疹累及口腔者，餐前、餐后、睡前应漱口，晨晚间进行口腔护理，影响进食者，应给予半流食或流食，必要时补液。

4）皮疹发生在乳房部位，避免穿文胸、紧身内衣，乳房下皮疹伴水疱、破溃时，应将乳房托起，暴露皮损，促进通风干燥，预防感染。

5）皮疹发生在手部，应避免提拿物品，避免接触水、污物等；皮疹发生在足部，避免穿袜子，鞋子应穿宽大的拖鞋。伴有肿胀者，应抬高患肢，促进血液及淋巴液回流，睡眠时应采取健侧卧位。

6）皮疹发生在会阴处，观察二便排出情况，便后用 1：10 000 高锰酸钾溶液清洗，确保皮损处清洁干燥。穿纯棉长裙，避免穿内裤，必要时给予支被架。尿潴留者，可采取听流水声、热敷、按摩、局部刺激等措施帮助排尿，若以上方法均无效，B 超提示膀胱残余尿量超过 400mL，予间歇导尿或留置导尿，留置导尿期间指导患者每日饮水 2 500～3 000mL，达到自然冲洗尿道的目的。尿道口每日消毒 2 次，膀胱每日冲洗 1 次。间歇式夹闭导尿管，训练膀胱反射功能。排便困难者，除神经麻痹原因外，给予开塞露肛注、口服疏肝理气具有泻下作用的中药并观察排便情况，必要时遵医嘱予以灌肠。

7）注意观察有无特殊类型带状疱疹，带状疱疹性脑炎会出现头痛、呕吐、惊厥或其他进行性感觉障碍；内脏带状疱疹引起的胃肠道、泌尿道、腹膜及胸膜刺激症状等。

（三）疼痛护理

（1）协助患者取舒适体位，操作时动作应轻柔、迅速，夜间操作应尽量集中。

（2）与患者充分沟通，评估疼痛的原因、性质和程度等。

（3）了解患者既往疼痛的处理办法及效果，指导患者应用物理方法分散注意力，鼓励患者进行文娱活动，如看报、听收音机或音乐等，根据病情适当运动，如有节律地呼吸或按摩局部皮肤，有目的性地想象或者回忆过去愉快的经历，减轻疼痛，促进睡眠。

（4）疼痛严重时可遵医嘱给予物理治疗、中医针刺疗法，必要时给予药物止痛并观察疗效。

（四）发热护理

（1）保持床单位及被服的整洁、干燥，出汗后及时拭干汗液，更换衣服，注意保暖。

（2）监测生命体征，每日 4 次并记录，体温≥38.5℃时遵医嘱给予物理降温或药物降温，降温 30min 后测量体温，并记录在体温单上。待体温正常 3 日后改为每日 1 次。

（3）做好口腔护理。

（4）无禁忌证患者，鼓励其多喝水，给予清淡易消化、高蛋白、高维生素的饮食。

（5）遵医嘱应用抗菌药物并观察疗效。

（五）用药护理

（1）抗病毒药物宜早期应用，常用药物如更昔洛韦、阿昔洛韦，都是通过肾脏代谢的，告知患者要多饮温水，注意有无肾脏损害发生。输注阿昔洛韦注射液可促使小血管收缩，冬季输液时应注意输液肢体的保暖，以避免因血管收缩引起输液不畅、疼痛。

（2）营养神经的药物和止痛药应饭后服用，长期服用止痛药时应注意成瘾性。

（3）中药应根据药物性质服用。常用疏肝清热、活血化瘀的药物，少量患者服用后发生腹泻，应观察大便的次数和性状。服用中药时不宜饮浓茶，如有饮茶习惯的患者建议其饮淡茶。

（4）急性期疼痛时，遵医嘱合理应用糖皮质激素可抑制炎症过程，缩短疼痛的病程，主要用于病程 7d 内、无禁忌证的老年患者，可口服泼尼松 7 ~ 10d。

（5）使用退热药应及时补水，注意观察、记录用药后体温变化。

三、健康教育

（1）注意休息，避免因劳累、感冒等降低机体免疫力，影响疾病恢复。

（2）结痂未脱落前，禁搓澡、泡澡、蒸桑拿等，会阴部有结痂应避免性生活，以防止感染发生。

（3）部分患者在皮损完全消失后，仍遗留有神经痛，可采取热敷、针灸、理疗等缓解疼痛。

（4）患病期间禁止接触未行免疫接种的儿童、老人、免疫力低下的人群。

附：疱液抽取法

一、目的

清除水疱内的疱液，促进皮损愈合，预防及减轻感染。

二、适应证

（1）各种皮肤病引起的水疱、脓疱、血疱，疱壁完整无破溃。

（2）冷冻治疗后、冻伤及烫伤后等引起的水疱。

三、禁忌证

皮下组织严重感染者。

四、操作前准备

1. 评估患者并解释

（1）患者的病情、疼痛耐受程度、有无酒精过敏史、心理状态及合作程度。

（2）局部皮肤及水疱情况。

（3）解释：向患者及家属解释疱液抽取法的目的及注意事项。

2. 患者准备　了解疱液抽取法的目的及注意事项，局部皮肤清洁。

3. 护士准备　衣帽整洁、修剪指甲、洗手、戴口罩。

4. 用物准备　治疗盘、无菌持物钳、一次性注射针头或注射器、无菌手套1副、无菌换药包（内装弯盘2个、镊子2把、剪刀1把）、无菌棉球、75%酒精棉球（糜烂面用0.1%依沙吖啶溶液棉球）、无菌纱布数块、胶布、一次性治疗单；需要时备湿敷用物。

5. 环境准备　温湿度适宜、关闭门窗，需要时用屏风或围帘遮挡患者。

五、操作步骤

操作步骤，见表9-1。

附表 9-1　疱液抽取法

步骤	要点与说明
1. 核对　携用物至患者床旁，核对患者、医嘱执行单	• 严格执行查对制度
	• 确认患者，双向核对，至少两种方式
	①住院患者核对姓名、床头卡、腕带
	②门诊患者核对姓名、性别、年龄
2. 体位　铺一次性治疗单，协助患者取合理体位，暴露抽疱部位	• 注意保暖
	• 需要时用屏风或围帘遮挡，保护患者隐私

步骤	要点与说明
3. 二次核对	
4. 消毒　皮肤戴手套，置弯盘于患者旁，用镊子夹取75%酒精棉球消毒水疱，待干	• 消毒顺序：以水疱为中心，由内向外，环形消毒 • 消毒面积：略大于水疱
5. 抽疱 (1) 直径≥1厘米的水疱，用一次性注射针头平行刺破低位疱壁抽吸疱液，用镊子夹无菌棉球，自高位向低位处挤压疱壁，使疱液流尽 (2) 直径＜1厘米的水疱，用一次性注射针头掀开疱壁，用镊子夹无菌棉球吸尽疱液	• 针刺时，动作轻柔，与平肤平行，不可过深，防止刺伤周围皮肤及皮下组织 • 脓疱或血疱应清除疱壁，防止感染
6. 需要时根据医嘱湿敷药物	
7. 操作完毕根据病情采用局部暴露或用无菌纱布覆盖，胶布固定，撤一次性治疗单，脱手套	• 观察皮肤、黏膜及疱液性质
8. 再次核对	
9. 操作后处理 (1) 协助患者取舒适体位，整理床单位 (2) 清理用物 (3) 洗手 (4) 记录并签全名	• 严格按消毒隔离原则处理用物 • 记录时间，水疱性质、数量、局部皮损情况

六、注意事项

（1）严格执行无菌操作原则和消毒隔离原则，用物一人一用一消毒，防止感染。

（2）皮损部位有毛发时，可先浸湿后剪除，再行抽疱。

（3）针刺水疱的创口可适当扩大，挤尽疱液，防止创口太小，疱壁愈合后再次形成水疱。

（4）操作过程中要观察患者一般情况，随时询问患者感受，如有躯体不适等反应，应暂停操作，通知医生。

（5）水疱数量过多、面积较大时，应分批处理，以防患者不耐受。

七、健康教育

（1）疱液抽取后，皮损处保持清洁、干燥，勿抓挠，不可沾水，防止感染。

（2）向患者说明抽疱过程中会出现疼痛、出血等现象，若疼痛不能耐受及时通知医护人员，可暂停片刻，待恢复后再行操作。

（杨　芳）

第二节　传染性软疣

传染性软疣（molluscum contagiosum）是由传染性软疣病毒感染所致的皮肤病，多见于儿童及青年人，具有传染性。潜伏期14天至6个月，主要传播方式是皮肤间的密切接触，此外，亦可通过性接触、日常生活用品接触等途径传播。

一、一般护理

（1）皮损无感染者，可给予正常的饮食。

（2）保持皮肤清洁干燥，防止继发感染。

（3）避免用手搔抓皮损，以免自身传染或传染给他人；内衣应柔软、宽松，防止摩擦。

（4）患病期间洁具不应混用，衣服及接触物应单独使用，定期清洗、消毒。

二、专科护理

（一）皮损护理

（1）无感染的皮疹，在严格无菌操作下，用刮匙将软疣小体刮除，以2%碘酊外涂创面。第2d开始，遵医嘱涂擦抗菌药物软膏每日2次，5~7d，预防感染。告知患者及家属皮损部位不用包扎，尽量避免摩擦及刺激伤口，禁止淋浴及搓澡。

（2）皮疹发生感染时，可给予抗菌药物（如呋喃西林软膏等）外用，待炎症消退后再刮除。避免抓挠，因抓破皮疹可导致感染或接种正常皮肤出现新的软疣。

（二）病情观察

（1）观察儿童皮损发生的部位，好发于手背、四肢、躯干及面部，也可发生于外阴部。

（2）观察成人皮损发生的部位，经性接触传播，可见于生殖器、臀部、下腹部、耻骨部及大腿等，也可发生于躯干、四肢及面部。

（3）观察皮损的大小、形状、颜色、数量及有无破溃、感染，皮损典型表现为直径3~5mm大小的半球形丘疹，呈灰色或珍珠色，表面有蜡样光泽，中央有脐凹，内含乳白色干酪样物质即软疣小体。

三、健康教育

（1）向患者或家属讲解疾病的病因、传染方式及预防的方法。

（2）为防止传染性软疣扩散，告知患者避免到公共游泳池游泳、使用公共洗浴设施、参加接触性体育活动等，直至皮疹完全消退。避免搔抓，防止病变自身接种传染。

（3）皮疹刮除后，贴身的内衣裤应开水煮沸，毛巾、拖鞋等个人洁具应专人专用，禁止共用搓澡巾，防止交叉感染。

（4）皮损愈合期间，每天遵医嘱用抗菌药物软膏涂1~2次，预防皮损感染。愈合后局部可出现色素沉着，逐渐吸收。

（5）创面1周内勿沾水，1周后可淋浴，1个月内禁搓澡、泡澡、蒸桑拿等，防止感染。

（6）指导患者加强锻炼，提高机体抵抗力。

（7）根据传染性软疣的疾病特点，治疗将进行多次，方可治愈。如发现有新生皮疹，应及时治疗。

（8）告知患者沾污的衣物要消毒处理，可开水煮沸或日晒6h。

（9）幼儿园或集体生活勿共用衣物和浴巾，并注意消毒。

（张丹丹）

第三节　手足口病

手足口病（hand-foot-mouth disease）是由多种肠道病毒引起的常见传染病，以婴幼儿发病为主，多发生于学龄前儿童，尤以1~2岁婴幼儿最多。大多数患者症状轻微，以发热和手、足、口腔等部位的皮疹或疱疹为主要特征。少数患者可并发无菌性脑膜炎、脑炎、急性弛缓性麻痹、肺水肿、循环障碍、呼吸道感染和心肌炎等，个别重症患儿病情进展快，易发生死亡，致死原因主要为脑干脑炎及神经源性肺水肿。少年儿童和成人感染后多不发病，但能够传播病毒。潜伏期一般3~5d，病程一般约1周，愈后极少复发。

一、一般护理

（1）建立传染病登记卡，根据规定及时据实上报。

（2）安排病室时，同病种患者应安排同一病室，以免传染他人，实施接触性、空气传播、飞沫传播的隔离。限制探视及陪护人员，陪护人员相对固定，禁止与其他患者相互接触。

（3）病室每日空气消毒2次，地面、家具、物品用含氯消毒液每日擦拭2次，衣物、毛巾、玩具、餐具等个人用品均应消毒处理。患儿呕吐物、排泄物等倾倒前用等量含氯消毒剂浸泡30min后弃去。床头配备快速消毒洗手液，陪护及家属接触患者前后均应洗手消毒。

（4）保持口腔清洁，餐前、餐后、睡前漱口，每日2次口腔护理。

（5）对于低热及中等发热的患者不需要特殊处理（有高热惊厥史者除外），多饮水，注意保暖。对于高热患者，每日4次测量体温，给予物理降温或遵医嘱服用药物降温。高热持续患者，药物降温每日不超过4次。出现高热不退、肢体抖动或肌阵挛者，年龄在3岁以内，病程在5d以内，降温的同时，给予安定等镇静剂。大量出汗、食欲不佳及呕吐时，及时补充液体，防止虚脱。

（6）饮食以清淡为主，宜选择温凉、无刺激、富含维生素、易消化、流食或半流食。多饮温开水，注意饮食卫生，避免饮生水及食用腐败、不洁食物。忌食辛辣腥发刺激性食物。口腔有糜烂者给予流质或半流质饮食。母乳喂养的患儿，母亲也应禁食辛辣刺激性食物，保持乳头部位的清洁卫生，每次哺乳前应用温水擦净乳头再行哺乳。

二、专科护理

（一）皮肤护理

（1）保持口腔、手足等部位皮肤、黏膜的清洁卫生。选择柔软、舒适、宽大的棉质衣服，经常更换，保持清洁干燥。剪短指甲，婴幼儿可戴手套，避免抓伤皮肤，预防感染。

（2）臀部皮疹者，保持臀部清洁、干燥，加强看护，防止搔抓，及时清理患儿的大小便，便后清洗臀部，防止疱疹破溃。

（3）手足及臀部疱疹溃疡者给予抗菌溶液湿敷或外用抗菌药物软膏。

（4）口腔黏膜疱疹溃疡者，餐前、餐后、睡前给予漱口液漱口，以减轻进食时口腔黏膜的疼痛，预防感染。每日2次生理盐水棉球口腔护理。对不会漱口的患儿，用棉棒蘸漱口液轻轻地擦拭口腔黏膜。遵医嘱使用西瓜霜等药物涂擦口腔患处，每天2~3次。

（5）口腔及咽部疱疹溃疡严重者可遵医嘱应用抗病毒、抗菌药物进行雾化吸入。

（二）病情观察及护理

（1）普通病例观察。

1）观察体温变化，注意热型，有无低热、全身不适、腹痛等前驱症状，有无咳嗽、流涕和流口水等类似上呼吸道感染的症状，如体温≥38.5℃，按高热护理，遵医嘱使用物理降温或药物降温。

2）观察患者手足、口腔黏膜、齿龈、舌和腭部、臀部和身体其他部位有无疱疹、溃疡及皮疹消退情况；有无咽痛、疼痛性口腔炎、恶心、呕吐等。

（2）重症病例观察。

1）观察神经系统表现：患者的精神状态，有无脑膜炎、脑炎、脑脊髓炎症状，如嗜睡、易惊、头痛、呕吐，甚至昏迷，有无肢体抖动、肌阵挛、肢体瘫痪、共济失调眼球运动障碍等表现。

2）观察有无肺水肿、循环障碍、心肌炎等表现：如呼吸急促，呼吸困难，口唇发绀，咳嗽，咳白色、粉红色或血性泡沫样痰液。

3）观察循环系统表现：有无面色苍灰、皮肤花纹、四肢发凉，指（趾）发绀、出冷汗、毛细血管再充盈时间延长、心率增快或减慢、脉搏浅速或减弱甚至消失、血压升高或下降。

（3）密切观察周围人群，包括患者家属、医护人员有无感染症状。

（三）用药指导

遵医嘱给予利巴韦林、阿昔洛韦等抗病毒治疗。利巴韦林常见不良反应有溶血、血红蛋白减少及贫血、乏力等。

三、健康教育

（1）教会患者及家属皮肤护理及消毒方法。

（2）患病期间应隔离治疗，一般1~2周，不能外出，限制在室内活动，以免传染他人。

（3）养成良好的卫生习惯，进行分餐制，餐具应专人专用，不与他人共用生活用品，患者用过的毛巾、手绢、牙杯、玩具、食具、奶具以及床上用品均应消毒处理，接触患者和被患者污染的衣服、用物、分泌物、排泄物的前后均应及时洗手。保持皮肤清洁，选择纯棉、宽松衣物，勤换洗。

（4）保持环境卫生清洁，空气新鲜，经常开窗通风。

（5）避免与患者或有可疑症状者接触，不要随意使用别人的餐具或其他生活用品，尽量少去人口密集的公共场所，教导小儿勿随意将手放入口中。

（吴书芹）

第四节　风疹

风疹（Rubella）又称德国麻疹（Germari Measles），是一种由副病毒引起的急性呼吸道发疹性传染病。以红色斑丘疹，枕后、颈、耳后淋巴结肿大，伴低热等轻微全身症状为特征。在大城市春季流行，多见于儿童及青年，潜伏期14~21d，平均18d，潜伏期有传染性，出疹后传染性迅速下降。

一、一般护理

（1）建立传染病登记卡，根据规定及时据实上报。确诊后应实施空气传播的隔离，戴口罩，防止传染他人。

（2）安排病室时，同病种患者可安排同一病室，避免接触孕妇及未行免疫接种的儿童、青少年，防止传染。

（3）病室每日空气消毒2次，呼吸道分泌物、排泄物等应按消毒隔离原则处理。

（4）给予富含营养的高蛋白和维生素的流质或半流质饮食为宜，多饮水。切忌盲目忌口，造成营养不良和维生素缺乏，导致机体抵抗力下降，疾病康复减慢，甚至加重病情，引发并发症发生。

（5）监测生命体征，密切观察体温变化。高热者，应多饮水，每日测量4次体温，实施物理降温或药物降温，注意保暖。

二、专科护理

（一）病情观察与护理

（1）观察有无发热、咳嗽、流涕、腹泻、呕吐、头痛、咽痛等情况发生，应嘱患者注意休息，多饮水，饮食应清淡、易消化，如体温≥38.5℃，按高热护理，遵医嘱给予物理降温或药物降温。

（2）观察有无枕后、颈、耳后淋巴结肿大、触痛的情况。

（3）观察皮肤黏膜出疹及消退情况，一般发热1~2d后出现淡红色大小不一的丘疹、斑丘疹或斑疹，部分融合成片，先见于面部，第2d扩展至躯干和四肢，而面部皮疹消退，第3d躯干皮疹消退，第4d四肢皮疹消退。皮疹消退后不留痕迹。部分患者皮疹可持续数周或没有皮疹。

（4）注意风疹并发症的观察及护理

1）风疹综合征：孕妇在妊娠4个月内患风疹，可发生流产、死产、早产或畸胎。加强对孕妇及育龄妇女的观察。

2）关节炎：成人及较大的儿童应注意有无关节肿痛情况，出现关节肿痛应注意卧床休息和保暖，减少活动，疼痛严重者遵医嘱给予止痛剂。

3）观察有无并发中耳炎、支气管炎、心肌炎、脑炎、紫癜的发生。

（二）用药护理

根据患者病情遵医嘱给予退热药、止咳药等对症处理，同时观察疗效、药物作用及不良反应。

三、健康教育

（1）本病传染期短，自皮疹出现后须隔离5d，必须外出时，应戴口罩，防止传染。

（2）对已确诊风疹的早期孕妇，应终止妊娠。

（3）对儿童、青少年及易感育龄妇女可接种风疹减毒活疫苗。

（符　娟）

参考文献

[1] 李娟. 临床内科护理学. 西安：西安交通大学出版社，2014.

[2] 翁素贞，叶志霞，皮红英. 外科护理. 上海：复旦大学出版社，2016.

[3] 刘梦清，余尚昆. 外科护理学. 北京：科学出版社，2016.

[4] 徐燕，周兰姝. 现代护理学. 北京：人民军医出版社，2015.

[5] 姜安丽. 新编护理学基础. 第2版. 北京：人民卫生出版社，2013.

[6] 李小寒. 基础护理学. 第5版. 北京：人民卫生出版社，2012.

[7] 尤黎明，吴瑛. 内科护理学. 北京：人民卫生出版社，2006.

[8] 黄人健，李秀华. 现代护理学高级教程. 北京：人民军医出版社，2014.

[9] 王爱平. 现代临床护理学. 北京：人民卫生出版社，2015.

[10] 唐少兰，杨建芬. 外科护理. 北京：科学出版社，2015.

[11] 黄素梅，张燕京. 外科护理学. 北京：中国医药科技出版社，2013.

[12] 李淑迦，应岚. 临床护理常规. 北京：中国医药科技出版社，2013.

[13] 李建民，孙玉倩. 外科护理学. 北京：清华大学出版社，2014.

[14] 尹安春，史铁英. 内科疾病临床护理路径. 北京：人民卫生出版社，2014.

[15] 史淑杰. 神经系统疾病护理指南. 北京：人民卫生出版社，2013.

[16] 于为民. 肾内科疾病诊疗路径. 北京：军事医学科学出版社，2014.

[17] 蔡金辉. 肾内科临床护理思维与实践. 北京：人民卫生出版社，2013.

[18] 张静芬，周琦. 儿科护理学. 北京：科学出版社，2016.

[19] 武君颖，王玉玲. 儿科护理. 北京：科学出版社，2016.

[20] 陈玉瑛. 儿科护理学. 北京：科学出版社，2015.

[21] 胡莹. 儿科护理学实训指导. 杭州：浙江大学出版社，2012.

[22] 申文江，朱广迎. 临床医疗护理常规. 北京：中国医药科技出版社，2013.

[23] 屈红，秦爱玲，杜明娟. 专科护理常规. 北京：科学出版社，2016.

[24] 潘瑞红. 专科护理技术操作规范. 湖北：华中科技大学出版社，2016.

[25] 唐英姿，左右清. 外科护理. 上海：上海第二军医大学出版社，2016.

[26] 沈翠珍. 内科护理. 北京：中国中医药出版社，2016.

[27] 孟共林，李兵，金立军. 内科护理学. 北京：北京大学医学出版社，2016.

[28] 陆一春，刘海燕. 内科护理学. 北京：科学出版社，2016.

[29] 王骏，万晓燕，许燕玲. 内科护理学. 大连：大连理工大学出版社，2016.

[30] 游桂英，方进博. 心血管内科护理手册. 北京：科学出版社，2015.

[31] 赵爱萍，吴冬洁，张凤芹. 心内科临床护理. 北京：军事医学科学出版社，2015.